건강하고 날씬한 나를 찾아가는 첫걸음

이경영벤에세레 1회 관리권
70,000원

사용 기간 : 2012년 10월 31일까지
사전 예약 : 02-511-8790~1

• 본 관리권을 사용하실 분은 미리 전화 예약을 부탁드립니다.

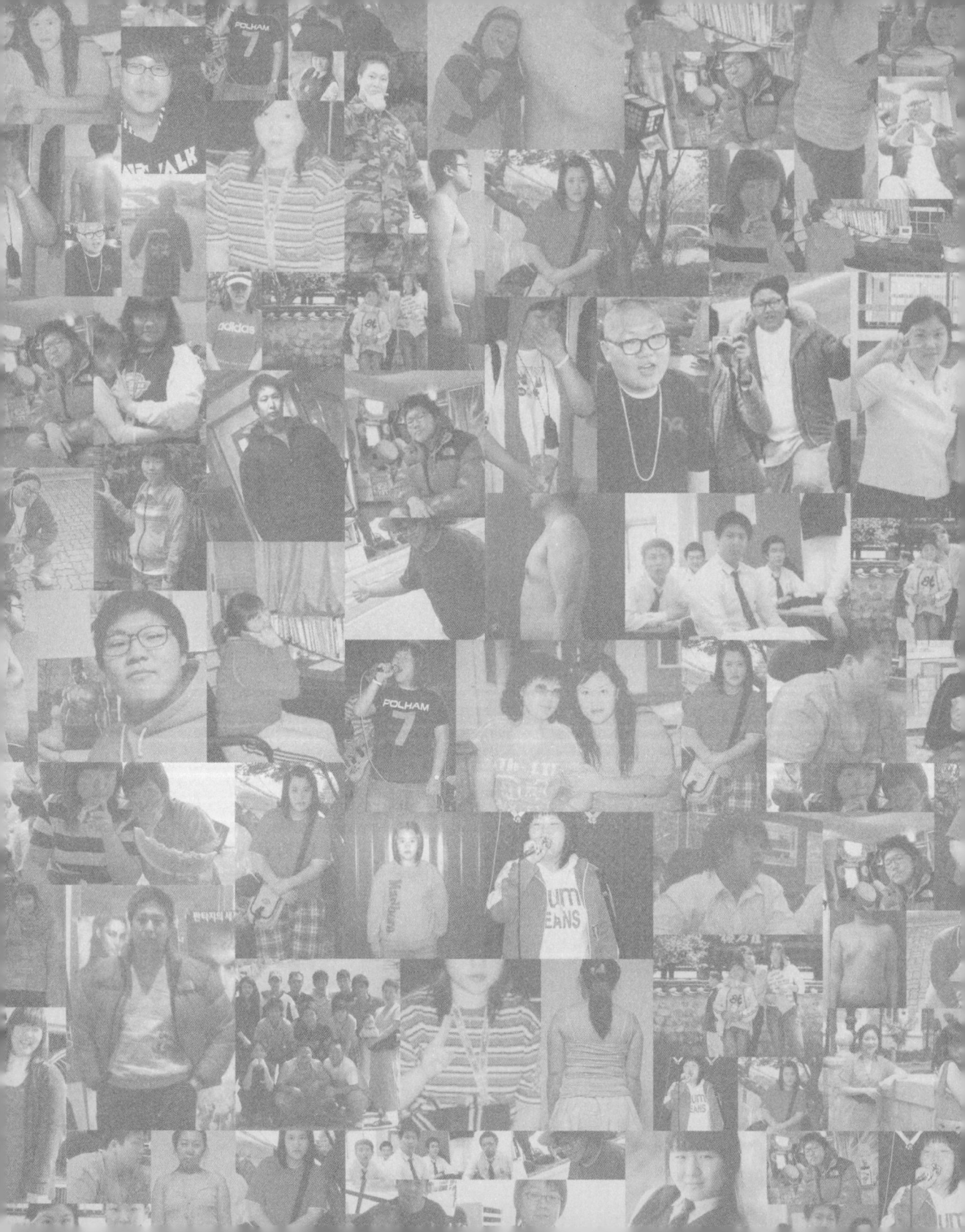

비만 유형에 따른
맞춤형 운동 전략을 제시

장수시대를 살아가는 현대인들에게 삶의 질 향상 문제는 단순한 수명 연장이 아닌 건강하게 오래 사는 것을 포함한다. 따라서 삶의 질을 하락시키는 주요 원인인 비만을 해결하기 위해서 규칙적인 운동이 선행되어야 하고 이에 따른 체계적인 운동 처방이 필요하다. 이 책에서 이경영 박사는 다양한 비만 유형에 따른 맞춤형 운동 전략을 제시함으로써 운동 처방의 과학화를 추구하고 있다. 이 책을 통해 많은 독자들이 자신에게 적합한 운동을 찾아 비만 해결과 함께 운동의 즐거움을 평생 느낄 수 있는 계기가 되길 바란다.

_ 서울대학교 체육교육학과 전태원 교수

우리나라의 전형적인
비만 체형 6가지를 소개

다이어트는 과학을 기반으로 하는 융합기술이다. 성공적인 다이어트를 위해서 무조건 적게 먹는 것이 아니라 올바른 식품 영양 지식을 바탕으로 한 식사 구성과 식습관 교정이 필수적이다. 이 책에는 이경영 박사가 다이어트프로그래머로 활동하면서 만나게 된 우리나라의 전형적인 비만 체형 6가지를 소개하고 있다. 이경영 박사가 제안하는 체형별 맞춤형 식사요법은 자신만을 위한 특별한 다이어트가 필요한 독자들의 수준 높은 요구를 충족시켜 줄 것이라고 기대한다.

_ 서울대학교 식품영양학과 이연숙 교수

이경영 박사의
119 다이어트

Copyright ⓒ 2012, 이경영
이 책은 한국경제신문 한경BP가 발행한 것으로
본사의 허락 없이 이 책의 일부 또는 전체를 복사하거나 전재하는 행위를 금합니다.

이경영 박사의 119 다이어트

34kg을 감량한 다이어트계의 성공 신화

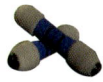

최초의 다이어트 프로그래머
이경영 박사 지음

한국경제신문

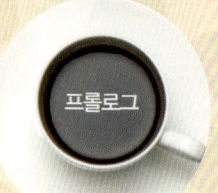

죽기 전에 한번쯤은 비키니를 입자!

삐뽀삐뽀! 응급조치가 필요하다

불과 20년 전만 해도 비만은 고열량 햄버거나 피자, 콜라를 자주 먹는 서양인들만의 문제였다. 할리우드 영화에 나오는 비만인의 모습 역시 우리에겐 낯설기만 했다. 그때는 단식원 외에는 특별히 비만 관리를 해주는 곳이 없었다. 강산이 두 번 변한 지금 한국 성인 3명 중에 1명이 비만이라는 우울한 통계를 거리 곳곳에서 확인할 수 있게 되었다. 80년대 맥도널드가 압구정동에 생겼을 때 신기해하며 햄버거를 사 먹었는데 이제는 5분만 걸어도 햄버거나 피자 가게를 쉽게 찾을 수 있다. 자고 나면 하나씩 생기는 빵집 때문인지 밥 대신 빵을 주식으로 삼는 이들이 늘면서 날씬한 한국인들의 고유체형이 변하기 시작했다. 통통한 수준을 넘어 비만, 고도비만 유병률이 증가하고 있다. 한국인의 비만 문제에 비상불이 켜진 것이다.

해마다 줄어드는 쌀 소비량 대신 늘어나는 밀가루 소비량, 점점 사라지는 학교 체육시간, 과일보다 싸진 패스트푸드, 삼겹살보다 비싼 야채쌈, 따뜻한 엄마

표 밥상 자리를 차지한 편의점 삼각김밥… 이들 모두 대한민국이 무거워지는 데 큰 역할을 하고 있다. 설상가상으로 TV, 컴퓨터 등으로 활동량은 점점 줄어들고 있다. 밤 12시가 넘어도 대부분 아파트 불이 켜져 있는 야행성 한국인의 라이프 스타일은 야식증후군과 아침 결식의 위험을 높인다. 만병의 원인이라는 스트레스 역시 이상 식욕을 만들고 우리 몸을 지치게 해 운동 의욕을 줄인다. 결국 우리를 둘러싼 환경은 살이 빠지기는커녕 점점 우리를 뚱뚱하게 만드는 지뢰밭인 것이다. 이제 한국인의 비만은 특단의 응급 조치가 필요한 시점이 왔다.

Before 다이어트 응급 조치가 필요했던 대학교 3학년 88kg 시절

내게 맞는 응급조치는 따로 있다

한국인의 비만 문제가 심각해지면서 다이어트에 대한 관심도 상상을 초월할 정도로 높아졌다. 나홀로 다이어트뿐만 아니라 다이어트 센터나 비만 클리닉 등 전문가의 도움을 받는 프로그램에 참가하는 이들도 많아졌다. 최근에는 다이어트 서바이벌 쇼가 케이블 TV뿐만 아니라 지상파까지 장악할 정도로 대한민국 전국민이 다이어트를 하고 있다. 10년 전만 해도 다이어트는 여성의 전유물이었는데 이제는 남자도 당당히 다이어트를 선언한다.

    다이어트 인구가 늘어난 만큼 다이어트 방법도 다양해졌다. 집에서 혼자 할

수 있는 식이요법과 운동요법부터 다이어트 프로그래머, 퍼스널 트레이닝, 다이어트 식품, 마사지, 다이어트 양약, 지방 흡입까지 셀 수 없이 다양한 방법이 있다. 아이돌 가수가 성공했다는 방법부터 이웃집 언니가 효과를 봤다는 방법까지 온갖 수단을 동원해서 독한 마음으로 다이어트를 결심한다.

방송에서 식초에 콩을 절여 먹는 다이어트로 효과를 봤다는 남자 연예인의 이야기에 자신의 위장 상태는 고려하지 않은 채 따라하다가 위염이 악화된 고등학생부터 복싱 다이어트가 효과가 크다고 해서 무리해서 복싱을 하다가 관절염만 생긴 주부, 닭가슴살로 원푸드 다이어트를 하다가 변비 악화로 관장을 하게 된 여대생까지 자신에게 맞지 않는 다이어트 방법은 적합한 응급조치가 될 수 없다.

17년 동안 6,000명 다이어터의 인생을 바꿔준 119 다이어트 프로그램

이 책에서 소개된 20명의 다이어터는 고도 비만에서 저근육형 비만까지 다양한 체형 문제를 가지고 있었다. 이들은 수술이나 약물에 의존하지 않고 순수하게 식이요법과 운동요법으로 총 600kg의 체중을 감량하는 데 성공했다. 이들의 다이어트 방법 20가지를 통해 자신의 체형과 상황에 맞게 다이어트하는 방법을 배울 수 있다. 유전적 비만부터 후천적 비만까지, 2개월 단기 다이어트부터 4년에 걸친 최장기 다이어트까지, 수능 다이어트에서 산후 다이어트까지 다양한 형태의 다이어트가 등장한다.

17년 동안 다이어트 프로그래머로 일을 하면서 응급조치가 필요한 6,000명에게 맞춤 다이어트법을 제시해 건강한 다이어트의 기쁨을 누리게 도와주었다. 17년 전 필자는 90kg에 가까운 비만 여대생으로 응급 조치가 절실한 상태였다. 스스로 만든 프로그램으로 6개월 34kg을 감량한 후 지금까지 만난 6000명에게 전수한 다이어트 응급조치가 이 책에 낱낱이 소개되어 있다. 과학적인 다이어트를 위한 습관 교정부터 지긋지긋한 요요 현상 탈출법까지 성공적인 다이어트 위해 꼭 필요한 이론들이 선보이고 있다. 특히 다이어트 중

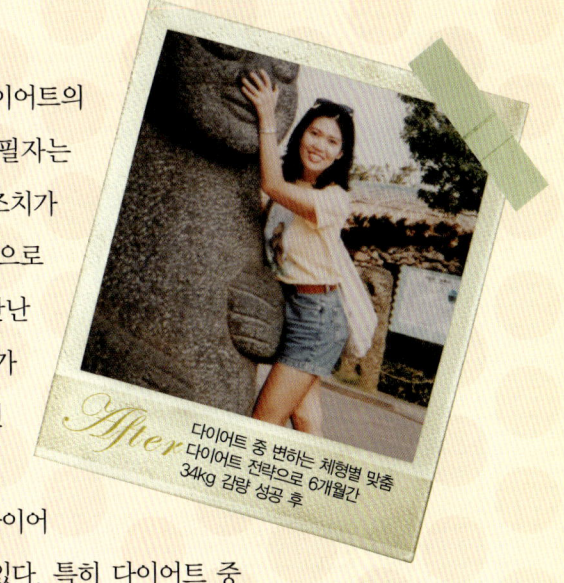

After 다이어트 중 변하는 체형별 맞춤 다이어트 전략으로 6개월간 34kg 감량 성공 후

나타나는 돌발 상황인 다이어트 터닝 포인트, 정체기에 효과적인 응급조치는 큰 도움이 될 것이다. 또한 지방을 태우는 놀라운 다이어트 식품을 소개해서 음식이 다이어트의 적이 아닌 동지라는 사실을 배우게 될 것이다. 이 밖에도 시급한 다이어트에도 꼭 챙겨야 하는 다이어트 준비물 팁은 다이어트 시작 과정을 효과적으로 도와줄 것이다. 다이어트도 과학이다. 아무리 응급이 필요한 당신의 비만 문제에도 체계적으로 응급 조치를 해야 문제가 발생하지 않는다.

한국인의 대표 비만 체형 6가지에 맞는
응급 다이어트 프로그램

비만은 사람마다 다른 체형 문제를 유발하는데 젊은 여성들에게 주로 나타나는 하체 비만, 대부분 남성에게 나타나는 상체 비만, 체중은 정상이지만 체지방률

이 높은 저근육형 비만, 단순히 살이 찐 것이 아니라 건강 문제까지 동반되는 고도 비만, 상하체에 골고루 지방이 분포된 단순 비만, 정상 체중에서 조금 살이 찐 과체중형 등 6가지로 크게 나눌 수 있다. 위급한 다이어트일수록 자신의 체형에 적합한 프로그램을 해야 단기간 효과를 볼 수 있다.

하지만 대부분 다이어트 정보는 이런 체형별 특성을 무시한다. 하체 비만이 고민인 20대 여성이 2개월간 줄넘기를 해서 얼굴 살과 가슴살만 빠졌다는 웃지 못할 에피소드 역시 그 때문이다. 고도 비만에서 정상 체중으로 감량했다면 달라진 체형에 따라 다이어트 전략을 바꿔야 한다. 고도 비만용 프로그램을 계속 수행해도 더 이상 다이어트 효과는 나타나지 않는다.

이 책은 독자들이 다이어트 중 변한 체형에 따라 다이어트 전략을 효과적으로 적용할 수 있도록 도와준다. 시행착오를 겪지 않고 빠르게 원하는 체형을 이룰 수 있는 지름길인 '응급 다이어트 프로그램(Emergency Diet Program)'인 것이다. 자신의 비만 유형을 정확하게 진단하고 체형별 맞춤형 다이어트 프로그램을 선택해서 열심히 실천한다면 절대 실패하지 않는다. 다이어트 프로그램은 고정된 것이 아니라 계속 업그레이드되고 변화해야 한다.

필자 역시 90kg에 가까운 고도비만에서 다이어트를 시작했을 때는 하루 20분만 걷고 저녁 식사만 줄여도 살이 금방 빠졌다. 이런 패턴은 70kg 대에 들어서니 더 이상 감량은 없었다. 운동 방법을 바꾸고 식사 패턴도 좀 더 많은 개선이 필요했다. 50kg대에 들어서면서 상체에 비해 하체 살이 여전히 말썽이었다. 하체 비만에 좋은 저염식과 요가를 하면서 최후의 살인 하체살이 정리되기 시작했다. 30대에는 체중 문제 보다 근육이 줄고 지방이 많아지는 저근육형 체형으로 변해버렸다. 출산 후에는 전혀 고민이 없었던 뱃살부터 등살, 팔뚝살의 시급한 처리가 필요한 상체 비만 문제가 생겼다. 이처럼 다이어트 중 체형 변화에 맞게 응급 다이어트 프로그램이 필요하다. 누구에게나 적합한 응급 조치가 아닌 나의 체형에 맞는 응급 조치만이 특효가 있기 때문이다.

이 책을 쓰면서 만난 스무 명의 다이어터는 각고의 노력 끝에 필자와 같은 기적을 경험했다. 한겨울에 운동하면서 땀의 가치를 알게 됐고, 달콤한 케이크 외에도 세상에는 먹을 것이 많다는 것을 경험했다. 자신의 다이어트 비결을 기꺼이 공개해준 스무 명의 성공 다이어터에게 무한한 감사를 보낸다. 비만 응급상황에 처한 많은 분들이 이들처럼 기적을 경험했으면 하는 바람으로 이 책을 내게 되었다. 이 책을 통해 비만 문제 해결이 급한 이들이 건강한 다이어트를 할 수 있도록 도와주는 계기가 되기를 소망한다.

부족한 제자에게 항상 용기를 주시는 서울대 체육교육학과 전태원 교수님과 식품영양학과 이연숙 교수님의 추천글이 두 스승님의 성함에 누가 되지 않도록 열심히 책을 쓰는데 원동력이 되었다. 이 책이 나오기까지 노력해 주신 한국경제신문사 출판팀과 벤에세레 김성경 실장을 비롯한 직원들에게도 고맙다는 말을 전한다. 마지막으로 항상 내 인생의 비타민 같은 가족들에게 무한한 사랑을 보낸다.

다이어트 프로그래머
이경영 박사

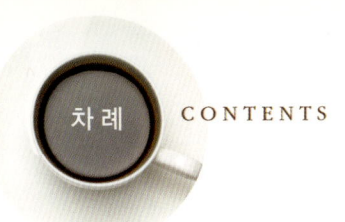

차 례 CONTENTS

프롤로그 죽기 전에 한번쯤은 비키니를 입자! 004
미리보기 015

PART 1

All that diet
당신이 다이어트에 관해 궁금했던 모든 것

STORY 1 댄스 다이어트
저주받은 하체에서 25인치 바지 입기까지 • 016
하체 비만, 재즈댄스, 소원 리스트, 디톡스

STORY 2 두부 다이어트
건강 다이어트의 비밀, 단백질에 주목하라 • 026
수능 다이어트, 단백질 다이어트, 웨이트 트레이닝, 첫 다이어트

STORY 3 정석 다이어트
170cm 52kg 다이어트 중임을 선포하라 • 034
저염식, 삼시 세끼, 틈새 스트레칭, 수험생 다이어트

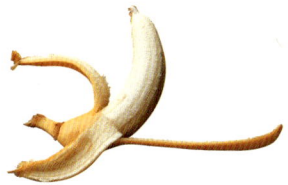

STORY 4 파트너 다이어트
고통은 반, 즐거움은 두 배 • 040
파트너, 다이어트 다이어리, 견과류, 공약 다이어트, 고도 비만, 하체 강화

STORY 5 고구마 다이어트
변비 없는 달콤한 다이어트 • 048
출산 전후 다이어트, DQ, 녹차, 원두커피

STORY 6 스파르타식 다이어트
계획한 식단과 운동 시간을 철저히 지킨다 • 056
군대 다이어트, 한식 식단, 맨손 스쿼트, 불용성 식이섬유

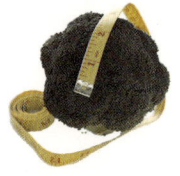

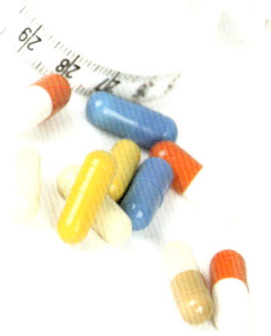

STORY 7 수영 다이어트
살이 빠지면 저절로 건강해진다 • 062
수중운동, 상체 비만, 미시반

STORY 8 피트니스 다이어트
땀 흘린 만큼 돈도 벌고, 살도 뺀다 • 070
헬스클럽, 피트니스 다이어트, 고단백 저탄수화물 식단, 몸짱 사진

STORY 9 릴렉스 다이어트
다이어트의 늪, 요요 현상 걱정 없다 • 076
다이어트용 밥공기, 작은 숟가락, 해조류, 습관 교정, 오버 트레이닝 방지

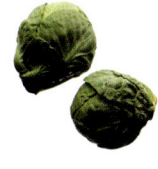

STORY 10 삼시 세끼 다이어트
쫄쫄 굶는 다이어트는 가라 • 082
녹차, 줄넘기, 든든한 아침밥, 두유, 장기 다이어트

STORY 11 생애 첫 다이어트
효과는 높고 부작용은 없는 처음 다이어트 • 088
고구마, 삶은 계란, 세끼 소식, 기초대사량 조절

STORY 12 스텝 다이어트
단계별 다이어트로 여드름까지 치료 • 094
1단계 식사조절, 2단계 운동, 콩, GI 다이어트

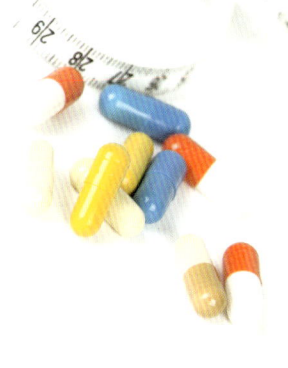

STORY 13 장시간 다이어트
똑똑하게 다이어트하며 자격증까지 취득 • 100
잡곡밥, 자격증, 다이어트 표어, 단계별 목표 설정, 행동 수정요법

STORY 14 냉장고 다이어트
다이어트의 적, 비만을 원천봉쇄하라 • 106
하체부종, 단호박, 양배추, 냉장고 정리, 다이어트 비디오

STORY 15 인터벌 트레이닝 다이어트
운동 강도 up&down으로 칼로리 연소율을 높인다 • 112
명품 복근, 식스팩, 가족 다이어트, 파워 보디, 구간훈련, 전력질주 후 파워 워킹

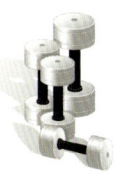

STORY 16 칼로리 다이어트
칼로리 계산으로 음식의 유혹을 물리쳐라 • 118
과학 다이어트, 칼로리 계산, Before 사진, 마인드 컨트롤

STORY 17 자연식 다이어트
몸에 좋은 음식이 다이어트에도 좋다 • 124
최장기 다이어트, 자연식, 친환경, 유기농, 생식, 기혼 여성 다이어트

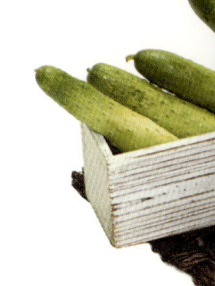

STORY 18 이미지 다이어트
이미지 트레이닝으로 다이어트하라 • 132
미니스커트, 스키니 패션, 이미지 트레이닝, 레크리에이션 운동요법

STORY 19 라이벌 다이어트
상주고 벌 받는 신나는 다이어트 • 138
불타는 승부욕, 하체 비만 운동, 벌칙, 과식 방지 팁

STORY 20 식판 다이어트
균형식으로 식탐 조절까지 한 번에 해결 • 144
식판, 균형식, 군대 식단, 규칙적인 식사 시간, 적정 수면 시간

 **PART 2**

Get ready

성공한 사람만 아는 다이어트의 조건

1 보디 혁명 20인이 꼽은 다이어트 성공의 조건 • 154

2 비만을 부르는 식습관의 함정 • 158
   다이어트 필살 전략 1 야식 증후군을 없애라 159
   다이어트 필살 전략 2 입맛을 바꿔라 160
   다이어트 필살 전략 3 커진 위를 줄여라 161
   다이어트 필살 전략 4 운동을 사랑하라 162

3 다이어트의 늪, 요요 현상에서 탈출하라 • 163
   100% 요요 오는 무서운 다이어트 163
   요요 현상, 정공법이 답이다 165

요요 현상 절대 방지 십계명 166

4 나를 분석하면 다이어트의 답이 보인다 • 168
나는 얼마나 뚱뚱한가? 168
하루 동안 얼마나 먹을 수 있나 170
나에게 맞는 운동 강도를 정하라 172

5 다이어트 중 만나는 특별한 시기에 주목하라 • 176
터닝 포인트! 변화를 인식하라 176
정체기! 명심하자, 빠지지 않는 살은 없다 178
황금기! 기회는 찬스, 목표를 향해 질주하라 179

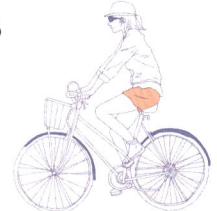

6 먹으면서 살 빼는 똑똑한 식이요법 • 180
행운을 부르는 매직 다이어트 푸드 180
칼로리를 줄이는 똑똑한 조리법 182

7 다이어트도 준비물이 필요하다 • 184

PART 3
Take action
이제 진짜 내 몸에 맞는 다이어트를 해야 할 때

1 다이어트 운동의 시작과 끝 | 준비운동과 정리운동 • 192

2 여성들의 공통 고민 '하체 비만' | 저염식+요가 • 197
하체 비만을 위한 상차림 전략 197
하체 비만을 위한 운동 전략 198
하체 비만 일주일 식단 200
하체 비만에 좋은 요가 동작 202

3 겉보기만 날씬한 '저근육형 비만' | 균형식+복합 트레이닝 • 211
저근육형 비만을 위한 상차림 전략 211
저근육형 비만을 위한 운동 전략 212
저근육형 비만 일주일 식단 214
저근육형 비만을 위한 웨이트 트레이닝 216

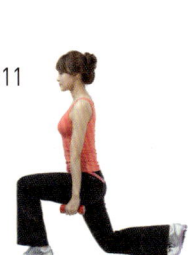

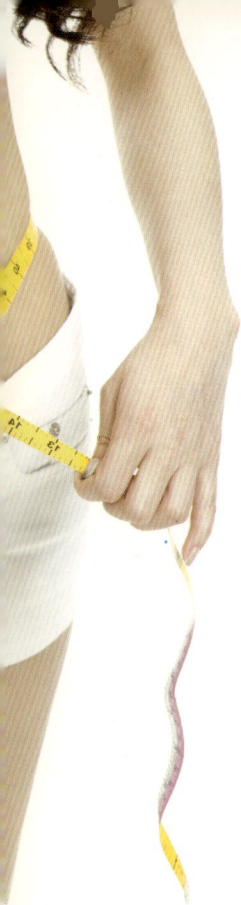

4 오동통이 귀여운 건 아니지 '비만' | 저칼로리식+밴드 트레이닝+파워 워킹 • 225
　비만을 위한 상차림 전략 225
　비만을 위한 운동 전략 226
　비만 일주일 식단 228
　비만을 위한 밴드 트레이닝 230

5 앉아 있으면 억울해 '상체 비만' | 고섬유식+자전거 트레이닝+수영 • 238
　상체 비만을 위한 상차림 전략 238
　상체 비만을 위한 운동 전략 239
　상체 비만 일주일 식단 241

6 조금만 노력하면 나도 착한 몸매 '과체중' | 균형식+줄넘기 트레이닝+파워 워킹 • 242
　과체중을 위한 상차림 전략 242
　과체중을 위한 운동 전략 243
　과체중 일주일 식단 245
　과체중을 위한 줄넘기 트레이닝 247

7 내 몸에 맞게 뺀다 '고도 비만' | 초저열량식+워킹+하체 근육 운동 • 250
　고도 비만을 위한 상차림 전략 250
　고도 비만을 위한 운동 전략 251
　고도 비만 일주일 식단 253
　고도 비만을 위한 하체 근력 트레이닝 255

부록 지금은 다이어트 비타민 시대 258
부록 이제는 다이어트도 SNS 시대 266
부록 자주 먹는 음식, 내가 하는 운동 칼로리 BOOK 269

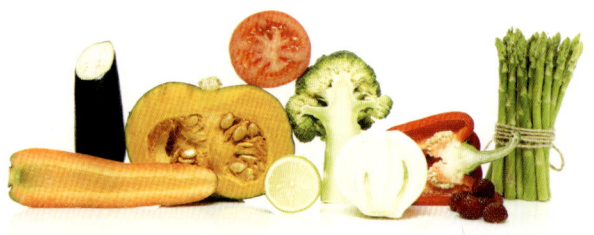

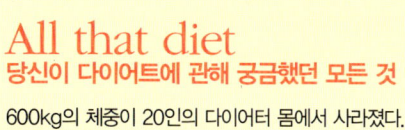

미리보기

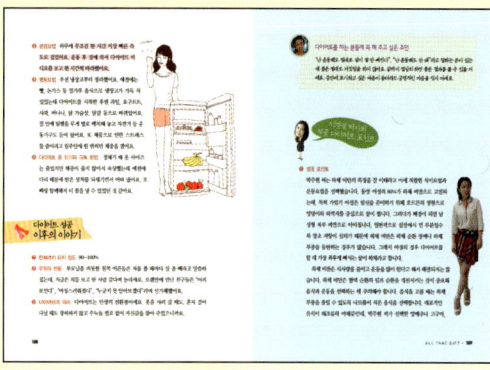

All that diet
당신이 다이어트에 관해 궁금했던 모든 것

600kg의 체중이 20인의 다이어터 몸에서 사라졌다. 몸무게의 3분의 1을 줄인 다이어터 20인의 생생한 다이어트 성공 스토리! 55kg 감량부터 저주받은 하체 비만 탈출까지! 기적의 다이어트 성공을 보여준 감동의 스토리를 대한민국 최고의 다이어트 멘토 이경영 박사의 첨삭지도를 받으며 배워본다.

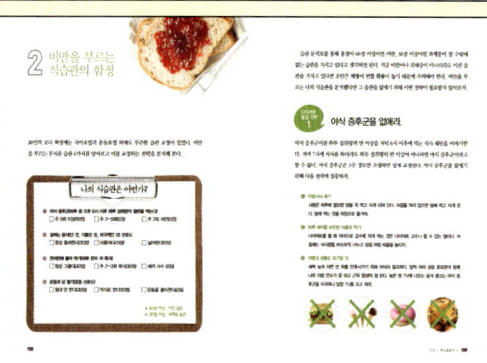

Get ready
성공한 사람만 아는 다이어트의 조건

부러우면 지는 거다. 무서운 요요 현상 없이 15년을 무사히 지낼 수 있었던 저자의 노하우 공개! 건강한 음식은 다이어트의 적이 아니라 동지, 내 몸의 체지방을 활활 태우는데 도움을 주는 파워 다이어트 푸드 10가지와 다이어트 중 주의해야 할 조리법, 실전 다이어트에 돌입하기 전 꼭 필요한 준비물 10가지를 꼼꼼히 체크해 본다.

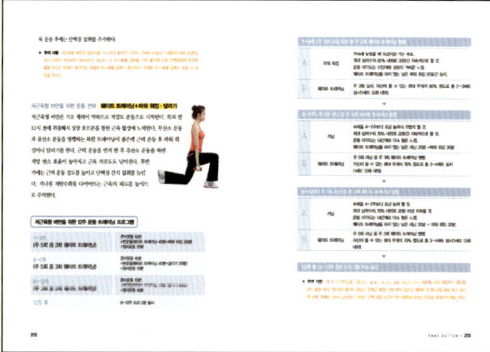

Take action
이제 진짜 내 몸에 맞는 다이어트를 해야 할 때

체형에 따라 다이어트 전략도 달라야 한다. 대한민국의 대표적인 비만 체형 6가지를 분석해 체형별 전략을 알아본다. 가정에서 쉽게 따라할 수 있는 식단과 칼로리, 상차림 전략을 배워보고, 12주 동안 3단계로 업그레이드하는 운동전략을 배워본다. 다이어트 중 변하는 체형에 맞게 새로운 전략을 능동적으로 응용한다면 누구나 원하는 몸매를 가질 수 있다.

음식·운동 칼로리북

내가 자주 먹는 음식의 칼로리는 얼마나 되고, 지금 하고 있는 운동으로는 몇 칼로리를 소비할 수 있을까? 일상생활 속에서 자주 먹는 음식의 칼로리와 몸무게에 따른 운동량 칼로리를 알아본다. 같은 메뉴라도 조리법에 따라 칼로리는 변할 수 있고, 같은 운동도 체중에 따라 칼로리 소모율은 다르다.

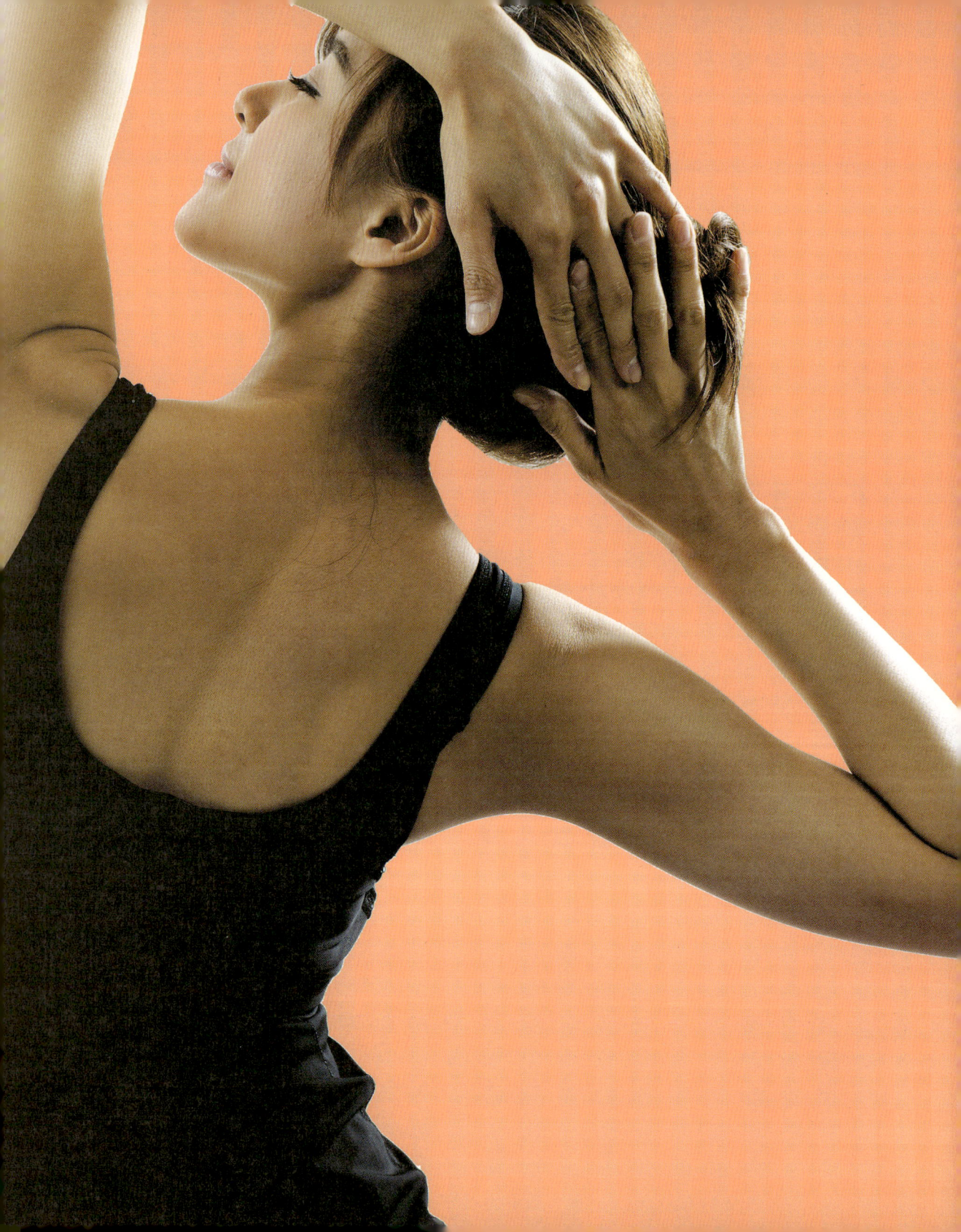

All that diet
당신이 다이어트에 관해 궁금했던 모든 것

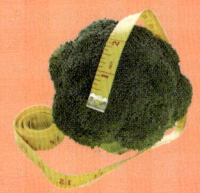

20인의 다이어터에게서 총 600kg의 체중이 사라졌다. 수술이나 약물이 아닌 식이요법과 운동요법으로 몸무게의 3분의 1을 줄인 다이어터 20인의 생생한 다이어트 성공 스토리! 최대 55kg 감량부터 저주받은 하체 비만 탈출까지……. 많은 이가 꿈꾸는 기적의 다이어트 비법! 133kg 초고도 비만부터 55kg의 허벅지 비만까지 각기 다른 비만 상태와 체형 문제를 가졌던 이들은 처음부터 승자가 아니었다. 오히려 다이어트 성공 확률이 희박한 절망적인 조건을 가진 경우가 많았다. 75%가 다이어트에 성공하기 힘든 유전적 한계를 가지고 있거나 셀 수 없이 다이어트를 시도했던 가슴 아픈 전력이 있다. 특별히 좋은 조건도 아닌 이들이 짧게는 2개월 만에 다이어트에 성공한 비결은 무엇일까? 그리고 다이어트에 성공한 후 무섭다는 요요 현상 없이 유지할 수 있었던 이유는 무엇일까? 이들의 특별한 노하우를 알아보자.

PART 1

STORY 1

하체 비만, 재즈댄스, 소원 리스트, 디톡스

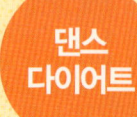
댄스 다이어트

저주받은 하체에서 25인치 바지 입기까지

댄스 다이어트
칼로리 소모도 높고 음악에 맞춰 춤을 추다 보면 운동치에서 탈출하는 것은 물론 다른 운동을 하는 것도 즐거워져요. 하체를 많이 움직이기 때문에 지방형 하체 비만에 좋아요.

☺ **강추** 운동은 좋아하지 않지만 음악이나 춤을 좋아하는 다이어터
다이어트 강박관념 때문에 스트레스를 받는 다이어터

☹ **비추** 상체에 살이 많고 하체 관절이 약한 상체 비만 다이어터
하체에 지방보다 근육이 많은 하체 근육형 비만 다이어터

비만도 비만
중등도 비만
(비만 2단계, BMI=30.5kg/㎡)
+하체 비만

이름 김성희(여, 25)

키 162cm

감량체중 80kg ➔ 46kg
1년 동안 34kg 감량,
42.5% 감량하는 데 성공

가족력 아버지 및 친가 쪽 비만,
어머니 및 외가 쪽 날씬

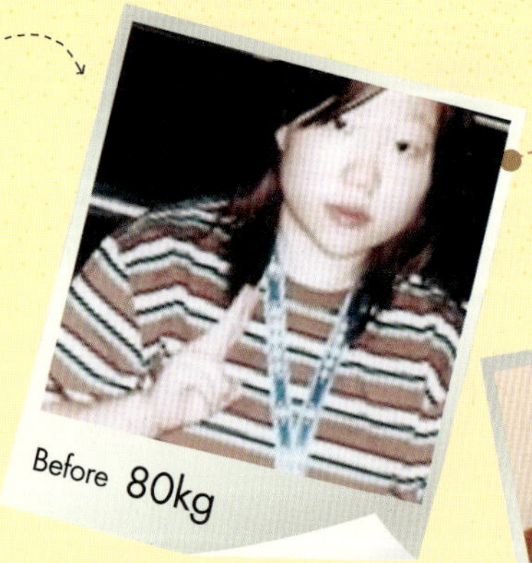

-34kg

Before 80kg

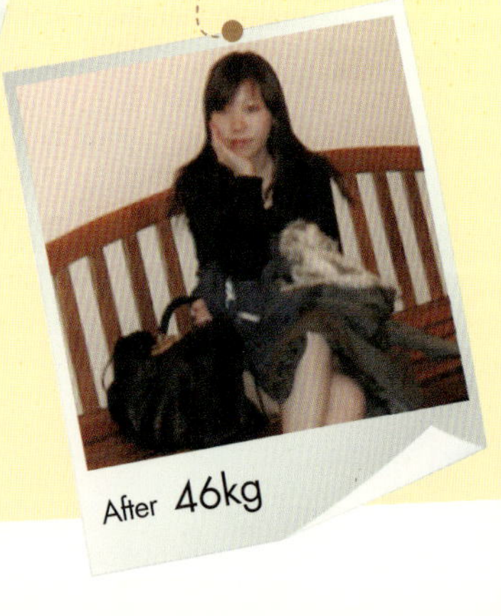

After 46kg

다이어트 결심에서 성공까지

처음 다이어트를 시작한 것은 엄마의 강요 때문이었어요. 초등학교 때부터 식욕 억제제, 한약, 다이어트 식품, 경락 등 다이어트에 좋다는 것은 모두 섭렵했지만 매일 약이 먹기 싫어서 울다가 엄마 몰래 버리기도 했어요. 자의가 아닌 타의로 시작했기 때문에 큰 효과가 없었던 것 같아요. 단식원에서 6kg 감량한 적이 있는데 요요 현상으로 한 달 만에 다시 4kg이 쪘고, 그때는 평생 이렇게 살아야 할 운명이라는 생각이 들었지요.

여중, 여고를 다녀 이성과 접할 기회가 없어서인지 외모 콤플렉스는 거의 없었어요. 대학교에 진학한 후 함께 다니던 친구가 하필이면 우리 과에서 제일 예쁘고 날씬한 애였어요. 자연스럽게 저와 비교 대상이 되었지요. 남자 선배들은 저를 철저히 무시하고 그 친구에게만 관심을 보였고, 그제야 이전에는 보이지 않던 제 모습이 조금씩 눈에 들어오기 시작했어요.

그날부터 본격적으로 다이어트를 시작했어요. 당시 80kg이 조금 넘었는데 여름방학이 시작되고 처음으로 타의가 아닌 제 의지로 단식원에 갔어요. 비용이 생각보다 많이 들었지만 오히려 그것이 더 자극이 될 지도 모른다는 생각을 했어요. 그렇게 6kg 정도 감량한 뒤 집에 왔는데 생각만큼 빠지지 않아 너무 속상했어요. 이것을 기회로 다이어트에 더욱 매진하게 되었어요. 뮤지컬 학원에 다니면서 스트레칭을 하고, 노래 연습을 하다 보니 자연스레 2~3kg이 빠져서 67kg이 되었어요. 쥐꼬리만 한 감량이지만 저 자신이 너무나도 예뻐 보이는 거예요. 작은 희망이 보이기 시작했어요. 다이어트에 효과적이라는 재즈 댄스를 시작하는 등 계속 노력하다 보니 고민되던 허벅지 살과 얼굴 살이 빠진 것은 물론 34인치 바지를 입던 제가 25인치 바지를 입게 되었답니다.

나만의 다이어트 노하우

❶ **식이요법** 굶는 다이어트로 첫 발을 뗐지만 단식원을 나와서는 절대 굶지 않았어요. 식탐이 많아 과식을 하는 경향이 있어 배가 많이 나왔기 때문에 음식량을 줄이려고 노력했어요. 아침은 작은 컵에 시리얼과 우유를 담아 일반 숟가락이 아닌 찻숟가락으로 먹었어요. 학교에 다니다 보니 점심은 주로 밖에서 해결했는데, 밥은 두 숟가락 정도만 먹고 찌개나 짠 음식은 허벅지에 좋지 않다고 해서 절대 먹지 않았어요. 반찬은 시금치, 우엉 조림, 검정콩 조림 등으로만 골라 먹었어요. 저녁에는 무조건 굶었고 햄버거, 피자, 치킨, 탄산음료는 절대로 먹지 않았어요. 술자리에서도 안주는 먹지 않고 물만 마셨어요.

❷ **운동요법** 재즈 댄스 학원까지 버스로 7~8코스 정도(1시간 반 정도) 되는 거리를 음악을 들으면서 걸어서 다녔어요. 50분씩 하는 재즈 댄스 수업을 2시간 연장했고요. 학원을 마친 후에는 버스 타고 집으로 갔는데 2~3정거장 먼저 내려서 걸어가는 방법으로 운동량을 늘렸어요. 이렇게 꾸준히 노력하다 보니 의지박약에 운동치인 제가 어느새 운동 마니아가 되었어요.

❸ **행동요법** 밥을 다 먹으면 앉아 있지 않고 바로 일어났어요. 그리고 밥량이 적었기 때문에 다른 아이들과 속도를 맞추기 위해 천천히 먹었어요. 배가 부르면 바로 숟가락, 젓가락을 놓는 습관을 들였어요. 예전에는 과식해서 배가 부르면 기분이 무척 좋았는데 지금은 배가 부르면 기분이 좋지 않아요. 한동안 새벽에 일어나 저도 모르게 냉장고 속의 음식들을 마구 먹어 댄 적이 있는데 방문에 테이프를 붙여 못 나가게 하기도 했어요. 너무 배가 고파 잠이 안 올 때는 "이것만 참으면 내일 아침 얼굴이 달라져 있겠지"라는 기대감으로 버텨 냈어요.

❹ **다이어트 중 위기와 극복 방법** 재즈 댄스를 한 지 한 달쯤 됐을 때 갑자기 앞이 보이지 않았어요. 샤워실에 누워 있다가 나도 모르게 기절한 적도 있어요. 병원에 찾아

갔더니 의사 선생님이 너무 적게 먹으면 오히려 살이 찔 수 있다는 청천벽력 같은 말씀을 하셨어요. 그래서 점심을 조금 더 먹기로 했어요. 그렇게 하고 나니 신기하게도 살이 더 잘 빠졌어요. 무조건 안 먹고 운동하는 것이 최고의 다이어트 방법이라고 알았던 제 생각이 잘못됐다는 것을 깨닫게 되었어요.

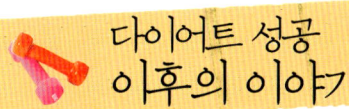

다이어트 성공 이후의 이야기

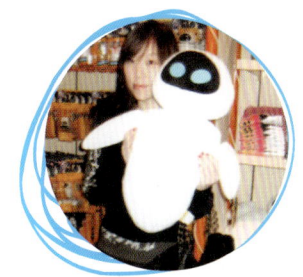

❶ **현재까지 유지 정도** 90~100%

❷ **주위의 반응** 가족끼리 외식을 하러 갔는데 그곳에서 아르바이트하던 동생 친구가 저를 보고 동생에게 "너희 누나 정말 예쁘다"라고 말하는 거예요. 동생이 기뻐하는 모습을 보니 덩달아 기뻤어요. 살이 빠진 뒤 까칠해졌다는 소리를 듣기도 하지만 가족이나 친구들은 마치 자기 일인 것처럼 좋아해 주었어요. 한 친구는 "나한테 두 명의 친구를 알게 해 줘서 고맙다"며 기뻐해 줬어요.

❸ **다이어트의 의미** 인생의 큰 즐거움입니다. 하루하루 변해 가는 게 너무 즐거워요. 수술보다 변화가 뚜렷해 성취감도 큽니다. 가장 고민이던 얼굴 살과 허벅지 살이 이렇게 많이 빠질 것이라고 상상도 못 했어요. 기대하지 않은 즐거움이라 더 행복해요.

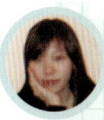

다이어트를 하는 분들께 꼭 해 주고 싶은 조언

다이어트를 심하게 해서 그런지 위가 많이 상했어요. 거듭 강조하지만 욕심 부리지 말고, 이왕 하는 거 즐겼으면 좋겠어요. 대신 "무조건 소식하자!", "간식 먹지 말자" 같이 자신과 한 약속은 반드시 지켜야 해요. 그리고 건강하게 다이어트를 하려면 혼자 밀고 나가기 보다는 경험자나 전문가의 조언을 듣는 게 중요해요.

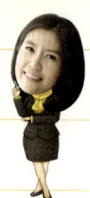

이경영 박사의 성공 다이어트 포인트

❶ 성공 포인트

김성희 씨의 다이어트 성공 비결은 긍정적인 마인드와 자신감입니다. 다이어트를 성공한 이들의 하나같은 공통점은 높은 자신감과 자존감입니다. 자신을 학대하거나 비하한다면 다이어트 과정에서도 자신감이 떨어지기 마련입니다. 단, 자신감과 자존감이 높은 이들은 주위에서 아무리 강력하게 권해도 자각이 없으면 다이어트를 시작하지 않습니다. 김성희 씨의 경우도 어머니가 수많은 다이어트 방법을 권했지만 본인에게 절실하지 않았기 때문에 계속 실패한 겁니다. 하지만 자신의 신체 상태를 자각하고 적극성과 집중력을 보이면서 1년간 노력해 결국 다이어트에 성공했습니다.

김성희 씨의 다이어트 사례에서 주목할 것은 또 있습니다. 김성희 씨는 행동 수정 요법에 적극성을 보였습니다. 배가 부르기 전에 숟가락을 놓고 바로 일어나는 것은 과식을 막고 위를 줄이는 데 도움이 됩니다. 과식을 하면 위가 늘어나는데 이렇게 늘어난 위는 쉽게 포만감을 느끼지 못하고 더 많은 음식을 달라고 뇌에 끊임없이 요구해 과식하는 악순환이 되풀이됩니다. 결국 부족한 듯 먹는 것부터 연습해야 하는데 이것은 말처럼 쉽지 않습니다. 초기 4주 정도는 위를 줄이는 트레이닝을 적극적으로 실천합니다. 정한 양을 다 먹었는데도 계속 반찬을 집어 먹는다든지 보상 심리로 디저트를 많이 먹는 것 역시 고쳐야 합니다.

잠 자기 전 배가 고플 때 "이것만 참으면 내일 아침 얼굴이 달라져 있겠지"라는 기대감으로 버텨냈다고 말했는데, 이것은 일종의 소원 리스트입니다. 다이어트에 성공한 다음 꼭 하고 싶은 일을 적어 보세요. 섹시한 비키니 수영복 사기, 멋진 이성 친구 만나기, 예쁜 청바지 입기, 동창회에 당당히 가기 등 소원 리스트를 방에 붙여 두고 결심이 흔들릴 때마다 크게 읽어 보면 도움이 됩니다. 밤에 몽유병 환자처럼 음식을 습격할까 봐 방문에 테이프를 붙여 못 나가게 한 적도 있다고 했는데, 이상 식욕 현상은 낮보다 감성이 풍부한 밤에 많이 나타나므로 다이어트 초기에는 이런 유난스러운 행동들이 필요한 경우도 있습니다. 신기한 것은 어느 정도 단련되면 밤중에 선물로 케이크가 들어와도 별로 먹고 싶다는 생각이 들지 않는다는 겁니다. 이런 경지에 오르면 다이어트 성공은 예약된 것이나 다름없습니다.

❷ **성공 포인트 응용하기 : 하체 비만을 위한 식이요법**

동양 여성에게 흔히 나타나는 하체 비만은 엉덩이, 허벅지, 종아리에 군살이 많은 유형으로, 하체의 혈액 순환과 림프 순환의 장애로 하체 부종형 비만이 되기 쉽습니다. 여성의 경우 에스트로겐 등 호르몬의 영향으로 하체 쪽 지방 축적 효소가 활성화되는데, 이는 출산을 준비하기 위한 인체 시스템입니다. 그런데 살은 심장에서 가까운 쪽부터 빠지기 때문에 말초 저항이 심한 하체로 갈수록 다이어트 효과가 떨어집니다. 김성희 씨 역시 허벅지 때문에 고민이었는데, 하체 비만에 짠 음식을 피하고 싱겁게 먹으려고 노력한 것은 좋은 생각입니다. 특히 찌개나 국은 피하는 것이 좋습니다. 하체 비만은 식사량보다 반찬량을 줄이는 것이 효과적입니다.

반찬으로는 혈액 순환에 좋은 미역, 다시마, 파래 등 해조류가 좋습니다. 김은 소금을 뿌리지 않고 생김을 구워서 그냥 먹습니다. 나트륨이 많은 문어, 오징어, 훈제연어, 참치 캔 섭취도 줄여야 합니다. 간식으로는 과일이나 야채가 좋은데, 특히 칼륨이 많아 부종에 좋은 포도나 바나나를 추천합니다.

❸ **개선 포인트!**

> 저녁은 굶었어요. ➡ 저녁에는 단백질 중심으로 소식해요.

다이어트를 할 때 대부분이 저녁을 먹지 않습니다. 그러나 이렇게 하면 위가 장시간

비기 때문에 위염이 생기기 쉽고 지방 흡수율이 높아져 다이어트가 끝난 후 다시 저녁을 먹으면 소식하더라도 쉽게 살이 찝니다. 또 공복감이 심하면 숙면하기 힘들고, 심한 경우 새벽에 일어나서 냉장고를 습격하는 몽유병 증세를 보이기도 합니다. 물론 아침, 점심에 비해 저녁에 먹는 음식이 체내에 저장될 확률이 높은 것은 사실입니다. 이런 점을 고려해 에너지 발산 능력이 높은 단백질 중심으로 저녁 식단을 구성합니다. 우리 몸은 음식을 섭취하면 이를 소화하는 과정에서 에너지를 발생시키는데, 지방은 4%, 탄수화물은 10%, 단백질은 20%의 식품 에너지를 발산합니다. 저녁에는 닭가슴살 샐러드, 두부, 삶은 달걀, 저지방 우유, 생선 구이, 삶은 콩 등 단백질 중심으로 식단을 구성해 봅시다.

단식원에 갔어요. ▶ 일주일 해독 식이요법을 시도해요.

김성희 씨는 처음 다이어트를 결심하고 단식원에 갔습니다. 단식은 요요 현상이 가장 큰 다이어트 방법입니다. 하루 50~100g의 탄수화물을 섭취하지 않으면 케톤체라는 독성 물질이 축적돼 몸을 산성화시킵니다. 케톤증을 예방하려면 하루에 밥 1공기는 먹어야 합니다. 뿐만 아니라 음식이 지속적으로 들어오지 않으면 근육, 심장, 간 등에 있던 단백질이 빠져 나가 몸이 쇠약해지고 기초대사량이 떨어지는 악순환이 이뤄집니다. 단식은 음식을 아예 먹지 않는 것으로, 식사량을 서서히 줄여서 몸에 신호를 보내는 소식 다이어트와는 차원이 다릅니다. 때문에 이상을 느낀 뇌가 음식에 비정상적으로 집착해 평소에 먹지 않던 음식까지 먹고 싶어집니다. 실제로 단식원에서 가장 많이 하는 대화가 무슨 음식이 먹고 싶다는 것이라고 합니다.

독한 마음으로 다이어트를 하기 위해 단식을 결심하는 분들이 많은데, 단식원에 가기보다는 일주일 정도 해독 식이요법을 해 보라고 권하고 싶습니다. 몸에 쌓인 독소를 제거하는 해독 식이요법은, 하루 800~900칼로리 정도 섭취하되 육류와 해산물은 피하고 일주일 정도 채식하는 겁니다. 하루 한 끼는 생식을 먹는데, 동물성 식품인 우유 대신 식물성 식품인 두유에 섞어 먹는 것이 포인트입니다. 외식을 많이 하게 되는 점심이 좋으나, 저녁으로 변경해도 괜찮습니다. 이때 찌개나 국, 탄수화물 중독성이 높은 빵은 피하고 곤약, 묵, 해조류 등 식이섬유가 많고 비타민과 무기질이 풍부한 나물 중심으로 반찬을 구성합니다. 주식은 현미밥, 발아현미밥, 콩밥, 팥밥, 무밥 등 다양한 잡곡밥으로 반 공기 정도 먹습니다. 간식은 오전에는 사과, 자몽, 오렌지, 키위를, 오후에는 토마토를 추천합니다. 해독 식이요법은 지나친 저열량 식단이기 때문에 일주일 정도가 적당하고 20kg 이상 감량을 원하는 고도 비만의 경우 2주일까지 실시합니다. 아래 4일치 해독 식이요법을 소개합니다. 4일간 해 본 후 문제가 없으면 3일간 더 해 보세요.

해독 식이요법 식단

	1일	2일	3일	4일
아침	220.4칼로리 현미밥 반 공기, 콩나물 무침, 배추김치, 미역·오이 샐러드	266.5칼로리 발아현미밥 반 공기, 가지 무침, 멸치 볶음, 청국장 우거지 무침	275.9칼로리 콩나물밥 반 공기, 배추김치, 호박 나물 무침, 두부 구이	295칼로리 현미밥 반 공기, 청포묵 무침, 연근 구이, 취나물 무침
오전 간식	50칼로리 사과 반 개	30칼로리 자몽 반 개	50칼로리 사과 반 개	54칼로리 키위 1개
점심	278칼로리 생식 1포+두유 1개	278칼로리 생식 1포+두유 1개	278칼로리 생식 1포+두유 1개	278칼로리 생식 1포+두유 1개
점심 간식	28칼로리 토마토 큰 것 1개	15.5칼로리 토마토 셀러리 주스	28칼로리 토마토 큰 것 1개	28칼로리 토마토 큰 것 1개
저녁	197.5칼로리 콩밥 3분의 1공기, 피망 두부 구이, 브로콜리 데친 것	198.5칼로리 팥밥 3분의 1공기, 부추 된장 무침, 버섯 구이, 우엉채 무침	245.5칼로리 콩밥 3분의 1공기, 가지 두부 찜, 멸치 된장 볶음, 미역 오이 무침	167.5칼로리 팥밥 3분의 1공기, 청국장 우거지 무침, 콩나물 무침, 미역 연두부 무침
하루 총칼로리	773.9칼로리	788.5칼로리	877.4칼로리	822.5칼로리

STORY 2

수능 다이어트, 단백질 다이어트, 웨이트 트레이닝, 첫 다이어트

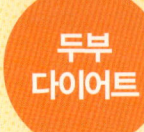
두부 다이어트

건강 다이어트의 비밀, 단백질에 주목하라

✈ 두부 다이어트
필수 아미노산이 많은 다이어트 식품인 두부로 한 끼 식사를 해결하면 기초대사량이 높아지고 몸도 가벼워져요.

- 😊 **강추** 하루 세끼 한식을 먹기 지겹거나 한 끼 대체식이 필요한 다이어터
  다이어트 중 골다공증이 걱정되는 다이어터
- 😞 **비추** 원푸드 다이어트로 요요 현상을 많이 겪은 다이어터
  씹는 느낌이 포만감으로 바로 연결되는 과식 성향을 가진 다이어터

비만도
경도 비만
(비만 1단계, BMI=26.1kg/m²)

이름
한정현(남, 20)

키
173cm

감량체중
78kg ▸ 59kg
(두 달 반 동안 19kg 감량, 24% 감량하는 데 성공)

가족력
아버지, 어머니, 여동생 중 어머니만 비만

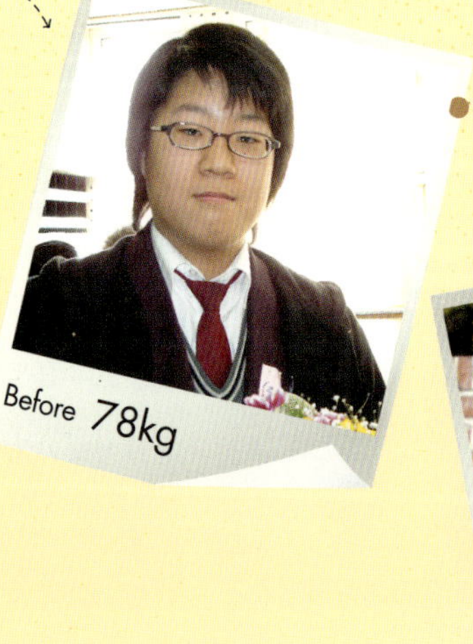

Before 78kg

-19kg

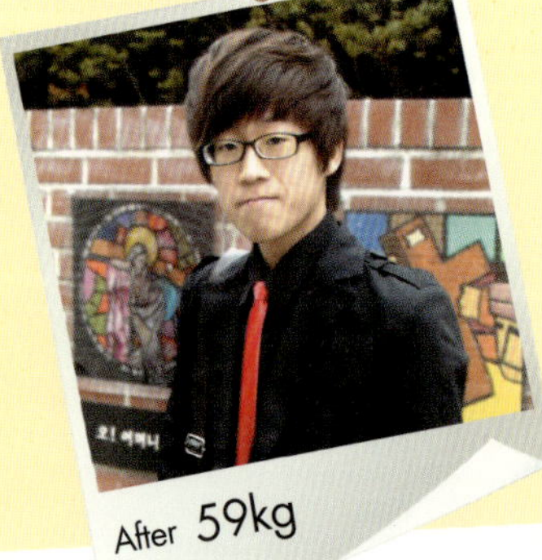

After 59kg

다이어트 결심에서 성공까지

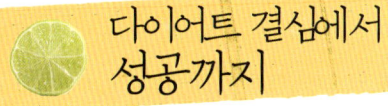 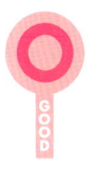 

다이어트에 대한 관심이 높지는 않았지만 수능이 끝나면 반드시 해야겠다는 생각은 있었어요. 고등학교 때는 방학을 해도 학원에 가야 했고 학교에서 주는 급식으로는 식사 조절이 어려웠기 때문에 다이어트를 할 수 없는 상황이었지요. 수시합격한 뒤 본격적으로 다이어트를 시작했어요. 어렸을 때부터 통통했기 때문에 잘 해낼 수 있을까 하는 두려움도 있었어요. 그래도 안 하는 것보다는 해 보고 후회하는 것이 나을 것 같아 **큰 결심을 하고 다이어트를 시도했어요.** 헬스클럽에 등록해 두 달 반 동안 19kg 정도 감량했어요. 32인치 바지를 입었는데 이제는 28인치 바지도 편안하게 입을 수 있어요. 가장 고민이던 허벅지 사이즈도 많이 줄어 마음 놓고 옷을 고를 수 있어요.

나만의 다이어트 노하우

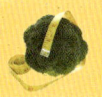

❶ **식이요법** 아침은 시리얼 한 공기, 점심에는 선식, 저녁에는 데친 **두부 반 모**와 김치를 먹었어요. 6시쯤 되면 배가 고파서 차라리 일찍 자는 게 더 낫겠다 싶어 **일찍 자고 일찍 일어나**는 등 일정한 **생활 패턴을 유지하려고 노력했어요.**

❷ **운동요법** 일어나자마자 옷을 갈아입고 근처 공원에 가거나 산에 올라가는 등 바로 운동을 했어요. 점심 식사 후에는 헬스클럽에 가서 1시간 반 정도 운동을 하다가 점차 시간을 늘려 나중에는 총 3시간을 했어요. 헬스클럽에 가면 제일 먼저 거울 보면서 10분 정도 스트레칭을 한 후 20분 정도 사이클을 하고, 러닝머신을 20분 한 후 웨이트 트레이닝을 했어요. 특히 복근 운동은 매일 했어요. 첫째 날에는 가슴 운동,

둘째 날에는 어깨 운동, 셋째 날에는 등 운동, 넷째 날에는 하체 운동, 이렇게 4일을 주기로 돌아가면서 운동했는데 운동이 끝난 후에는 1시간 정도 러닝머신을 하고 30분 정도 정리운동을 했어요.

❸ **행동요법** 아이스크림과 과자를 좋아해서 집에 항상 이런 간식거리가 있었어요. 처음에는 얼마나 하겠느냐며 부모님이 계속해서 아이스크림이며 과자를 사다 놓았지만 제가 먹지 않자 요즘은 절대로 사지 않아요. 다이어트를 하는 동안 기름진 음식은 절대 먹지 않았고, 음식을 먹을 때는 배부르다는 생각이 들 때까지 먹지 않도록 조심했어요. 수업이 있을 때는 아침 일찍 일어나 헬스클럽에서 2시간 정도 운동하고 학교에 갔어요. 돌아올 때도 멀리 돌아가는 길을 택해 조금이라도 많이 걸으려고 노력했어요. 체육 시간에 뺀질거리던 제가 지금은 찾아서 운동하는 게 놀랍기만 해요.

❹ **다이어트 중 위기와 극복 방법** 다이어트를 시작한 후 한 달 정도 되었을 때 10kg 정도 감량했는데, 그 후 2주일 동안 아무리 운동을 해도 살이 빠지지 않았어요. 주변에서는 정체기니 조금만 참으면 빠질 거라고 위로했지만 힘이 빠지더라고요. 자칫 포기할 수도 있었던 그 순간에 당분간 체중을 측정해 보지 말라는 트레이너의 조언으로 조급함을 이겨 낼 수 있었어요. 그 뒤 3주 정도 지나서야 감량되는 체중을 보며 주위 사람들의 조언에 귀를 기울여야 한다는 것을 깨닫게 되었어요. 가족끼리 외식할 때도 홀로 두부를 먹는 제 모습이 처량하게 느껴지기도 했지만 날씬해진 모습을 생각하며 마음을 다스렸어요. 가장 큰 위기는 술자리였어요. 학기 초엔 술자리가 많지요. 선배들과 대면하는 자리이다 보니 의무적으로 참석해야 하는 것은 물론 당연히 술은 피할 수 없는 과제였어요. 다행히 친구들이 도와줘서 술을 먹지 않을 수 있었어요. 주위사람들의 관심과 도움이 큰 힘이 된 것은 두말할 나위 없지요.

다이어트 성공 이후의 이야기

① **현재까지 유지 정도** 90~100%

② **주위의 반응** 다이어트에 성공한 후 주변의 반응은 놀라움의 연속이에요. 살이 빠져 커져 버린 교복을 입은 제 모습에 친구들은 아빠 옷 입고 왔느냐면서 부러움 섞인 농담을 건넸어요. 대학교에 입학한 후 스승의 날을 맞이해 담임선생님을 뵈러 갔는데 목소리로 저인지 겨우 알아보셨어요. 선생님뿐만 아니라 친구들 역시 저를 한눈에 알아보지 못했어요. 살 뺀 후 옷과 머리 등 전체적인 스타일을 바꾼 탓인지 많이 멋있어졌다며 모두 비법을 가르쳐 달라며 부러워했어요. 별로 친하지 않던 친구들까지도 다이어트 상담을 요청해 와요. 무엇보다 마음에 드는 옷을 망설임 없이 살 수 있다는 게 너무 좋아요.

③ **다이어트의 의미** 다이어트는 제게 제2의 인생을 열어 주었어요. 다이어트에 성공하고 난 뒤, 이전과는 전혀 다른 삶을 살게 되었거든요. 외모만 변한 게 아니에요. 많은 사람에게 다이어트 상담을 해 주다 보니 친한 친구들과만 이야기를 나눌 정도로 소극적이던 제가 낯선 사람에게 스스럼없이 말을 건넬 정도로 성격이 활발해졌어요.

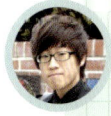

다이어트를 하는 분들께 꼭 해 주고 싶은 조언

시간이 없어서 운동을 못 한다는 말을 많이 하는데 운동은 시간이 있을 때 하는 게 아니라 시간을 내서 하는 거예요. 시간이 없어서 운동을 못 한다는 것은 변명일 뿐이에요. 운동을 하기 위해 좀 더 일찍 일어나거나 자기 전에 시간을 내는 등 생각을 바꾸어 보세요. 단 몇 개월 노력해서 오랫동안 행복할 수 있다면 충분히 투자할 만한 가치가 있지 않을까요.

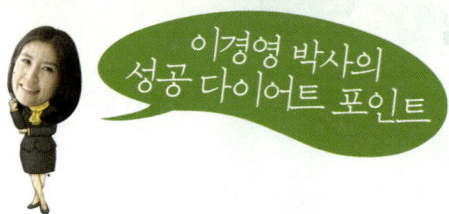

① 성공 포인트

한정현 씨의 다이어트 성공 비결은 놀라운 집중력입니다. 수능 후 다이어트를 계획하는 사람은 많지만 성공하는 이는 드뭅니다. 작심삼일로 끝나는 경우가 대부분이지요. 한정현 씨는 두 달 반 동안 19kg을 감량했는데 처음 다이어트를 할 때 체질량지수가 26 정도로, 고도 비만이 아닌 비만 상태에서 정상 상태인 19.7로 줄이는 성공적인 다이어트를 했습니다. 이것은 100kg가 넘는 고도 비만 상태에서 19kg을 감량하는 것보다 세 배 정도 힘든 것으로, 대단히 성공적인 다이어트라고 할 수 있습니다.

이렇게 단기간에 체중을 감량한 비결은 처음 시도한 다이어트였다는 데 있습니다. 바로 인체가 요요 현상에 노출되지 않았기 때문이지요. 다이어트를 여러 번 시도하면 에너지 항상성을 유지하려는 경향이 강해져 식이요법이나 운동요법 등의 자극에 대한 반응이 적어집니다. 그래서 다이어트를 할 때는 처음 다이어트에 승부수를 걸어야 합니다. 정체기 역시 마찬가지입니다. 정체기는 다이어트 경험이 많을수록 길어집니다. 일반적으로 정체기는 짧게는 1주일, 길게는 두 달까지 가는데, 한정현 씨 역시 3주 정도 정체기가 왔지만 조급한 마음을 버리고 현명하게 극복했습니다. 정체기 때 가장 흔히 하는 실수가 식사량을 줄이는 것인데, 이렇게 하면 기초대사량이 떨어지므로 활동량과 운동량을 늘리고 명상 등을 하면서 스트레스를 줄이는 것이 좋습니다.

한정현 씨의 다이어트 방법에서 특히 주목할 만한 점은 밤에 일찍 잤다는 것입니다. 일찍 자면 야식 증후군을 극복하기 쉽습니다. 또한 성장 호르몬 분비가 촉진돼 낮에 운동할 때 효과가 높아집니다. 어린이의 경우 키

성장을 돕고 어른의 경우 지방 연소를 활성화하고 근육 합성을 돕는 성장 호르몬은 새벽 2~3시에 가장 많이 분비되니 그 전에는 자는 게 좋습니다.

❷ 성공 포인트 응용하기 : <mark>두부 다이어트</mark>

한정현 씨는 저녁에 두부 반 모를 데쳐서 김치랑 같이 먹었습니다. 두부 다이어트는 기초대사량을 높이고 식품 에너지를 늘리는 단백질 다이어트입니다. 두부는 콩보다 소화율이 30%나 높아 소화 기능이 떨어지는 다이어트 시 좋은 식품입니다. 특히 저녁에는 기초대사량을 높이는 단백질을 섭취하는 것이 좋은데 두부는 육류에 버금갈 정도로 우수한 단백질이 잔뜩 들어 있습니다. 또한 저열량 다이어트로 생기는 골다공증의 위험을 줄일 수 있는 칼슘 역시 풍부합니다. 하지만 콩을 두부로 만들면 비타민 B가 손실되기 때문에 야채와 같이 먹는 게 좋습니다. 두부 김치나 두부 샐러드, 두부 스테이크 등 다양한 메뉴를 활용해 보십시오. 두부의 종류별 칼로리와 영양은 다음과 같습니다. 참고하세요.

- 칼로리(80g 기준) : 연두부(32칼로리)<순두부(37칼로리)<두부(63칼로리)
- 단백질(80g 기준) : 순두부(3g)<연두부(4g)<두부(6g)
- 칼슘(80g 기준) : 순두부(38mg)<연두부(49mg)<두부(127mg)

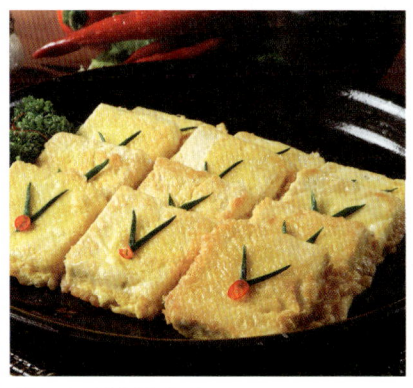
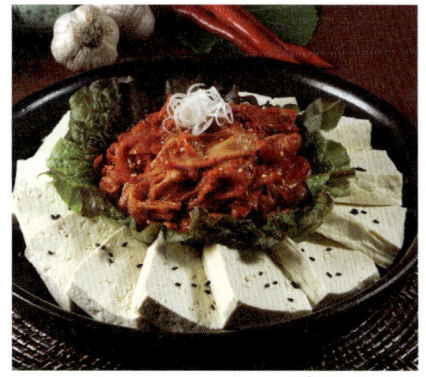

❸ 개선 포인트!

> 한 그릇 음식을 먹었어요. ➡ 하루 최소 한 끼 이상은 균형 식단으로 구성해요.

한정현 씨는 극단적인 굶는 다이어트를 선택하진 않았지만 세끼 식사가 모두 한 그릇 중심의 불균형식으로 구성되어 영양 불균형을 일으킬 수 있습니다. 밥과 반찬으로 구성된 균형식이 한 끼도 없기 때문에 탄수화물, 단백질, 지방, 비타민, 무기질 균형이 무너지기 쉽지요. 또한 한 그릇 음식은 식사 시간을 15분 이상 확보하기 힘들기 때문에 포만감을 줄 수 없어 항상 뇌가 공복감에 시달릴 수 있습니다.

아침 식사로 시리얼 한 공기를 먹었는데 한국인들이 가장 많이 먹는 시리얼인 콘 프레이크의 경우 45g 한 그릇이 177칼로리입니다. 여기에 우유 한 잔(200ml)을 같이 먹으면 120칼로리가 추가되어 모두 297칼로리가 됩니다. 점심은 주로 선식을 먹었는데 선식 한 포는 150칼로리로, 저지방 우유 한 잔(200ml)을 추가하면 총 252칼로리를 섭취하게 됩니다. 저녁에는 두부 반 모를 먹었는데, 두부 반 모 200g은 158칼로리고, 김치 1인분 60g(17칼로리)을 같이 먹으면 저녁 한 끼는 175칼로리가 됩니다. 하루에 총 724칼로리 정도로 20대 남성의 에너지 필요량인 2600칼로리의 3분의 1 수준에 불과합니다. 기초대사량을 고려한다면 최소한 1200칼로리는

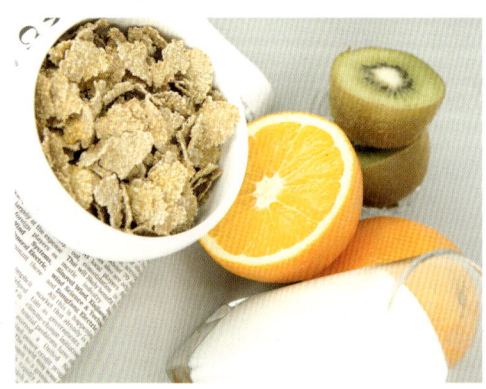

넘게 먹어야 근육 손실을 막을 수 있습니다. 한정현 씨의 식단을 다음과 같이 수정해 봅시다. 아침에는 식이섬유가 많은 오트밀과 저지방 우유를 먹은 뒤 자몽이나 사과로 비타민과 무기질을 추가합니다. 점심은 밥과 3~5가지 정도의 반찬으로 15분

이상 식사할 수 있는 균형식으로 구성하는데, 밥은 현미나 콩 등이 섞인 잡곡밥으로 하고 다이어트 중 골다공증의 위험을 예방하기 위해 멸치 볶음을 반찬으로 먹습니다. 글루타민이 풍부해서 육류의 씹는 느낌을 즐길 수 있는 버섯을 굽거나 데쳐서 먹고 대사량을 높일 수 있는 해조류, 비타민과 무기질이 풍부한 브로콜리를 곁들입니다. 저녁은 두부를 데치거나 구워서 두부 야채 샐러드를 만들어 봅시다. 간장과 식초가 들어간 오리엔탈 드레싱이 두부와 궁합이 잘 맞습니다. 여기에 포만감을 주고 장 청소에 좋은 찐 고구마 반 개를 곁들여 먹으면 밤에 배가 고픈 것을 막을 수 있습니다. 간식은 오전에는 혈당지수가 낮은 신맛이 나는 과일(사과, 키위, 오렌지, 자몽, 토마토 등)을, 오후에는 포만감을 주며 근육 합성을 돕는 삶은 달걀을 먹어 공복감을 줄입니다.

영양 균형 식단

기존 식단	교정 식단
아침 : 시리얼 1공기(177칼로리)+일반 흰우유(120칼로리)=297칼로리	오트밀 1공기(174칼로리)+저지방 우유(102칼로리)+자몽 1개(100)=376칼로리
오전 간식 : 없음	오전 간식 : 토마토 1개=28칼로리
점심 : 선식(150칼로리)+저지방 우유(102칼로리)=252칼로리	잡곡밥 반 2공기(150칼로리)+브로콜리 데친 것 6조각(20칼로리)+멸치볶음(88칼로리)+버섯 구이(30칼로리)+미역 오이 초무침(25칼로리)=313칼로리
오후 간식 : 없음	오후 간식 : 삶은 달걀 2개=150칼로리
저녁 : 두부 반 모(158칼로리)+김치(17칼로리)=175칼로리	두부 야채 샐러드 (280칼로리)+찐 고구마 반 개(88칼로리)=368칼로리
총 724칼로리	총 1235칼로리

STORY 3

저염식, 삼시 세끼, 틈새 스트레칭, 수험생 다이어트

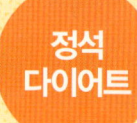
정석 다이어트

170cm 52kg
다이어트 중임을 선포하라

정석 다이어트
세끼 다 식사를 하고 꾸준히 운동량을 늘이는 정석 다이어트.
아침 식사를 챙겨 먹으면 공부도 잘되고 살도 빠져요.

- **강추** 따로 운동 시간을 많이 낼 수 없는 수험생 다이어터
  잘못된 다이어트로 건강이 나빠진 다이어터
- **비추** 단기간에 빠른 효과를 원하는 성격 급한 다이어터
  헬스클럽에서 땀을 잔뜩 흘리면서 장시간 해야 운동했다는 생각이 드는 다이어터

비만도
경도 비만에 가까운 과체중
(BMI=24.9kg/㎡)+하체 비만

이름
최윤정(여, 23)

키
170cm

감량체중
72kg ▶ 52kg
(3개월간 20kg 감량,
28% 감량하는 데 성공)

가족력
어머니는 통통,
나머지 가족들은 다 날씬

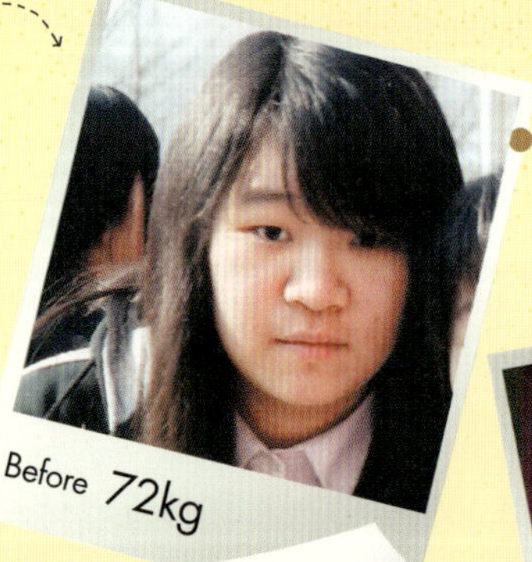

-20kg

Before 72kg

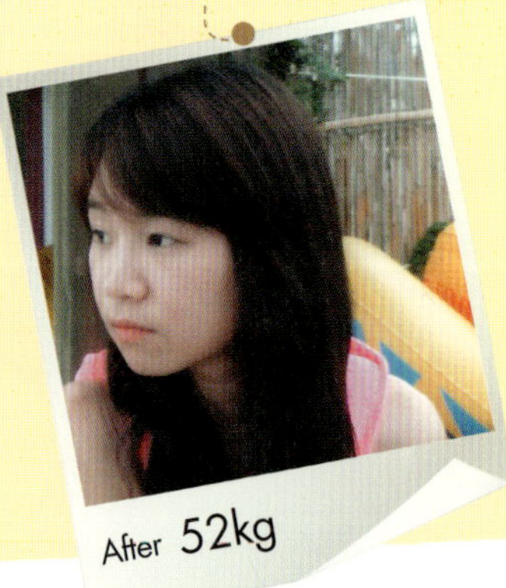

After 52kg

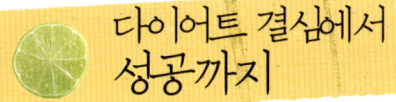  

다이어트 결심에서 성공까지

인터넷에서 너무 마음에 드는 옷을 발견하고 주문했는데, 옷이 맞지 않았어요. 그 옷이 너무 마음에 들어서 잘 보이는 곳에 걸어 두고 다이어트를 하기로 결심했어요. 의자에 앉는데 접힌 뱃살 사이로 땀이 차는 모습은 다이어트 결심을 더욱 굳혀 주었어요. 다이어트하면 절대로 먹지 말아야 할 패밀리레스토랑의 기름진 음식과 닭발 등을 잔뜩 먹고 그 다음 날부터 다이어트에 매진했죠. 건강을 중시하는 집안 분위기 때문에 굶거나 다이어트 약을 먹는 편법을 쓰지 않고 정석대로 하려고 노력했어요. 고등학교 때 2개월간 다이어트해서 72kg이던 체중을 58kg으로 감량한 뒤 대학생이 되고 나서 다시 52kg으로 감량하는 데 성공했어요. 중간중간에 식이요법과 운동요법을 바꿔 가면서 다이어트를 했기 때문에 정체기가 길지 않았어요. 정체기에 매일같이 체중을 재며 관리했기 때문에 그 사이에 체중이 늘어나지는 않았어요. 77사이즈를 입다가 이제는 55사이즈를 입게 되었고 고민되던 하체도 어느 정도 날씬해졌어요.

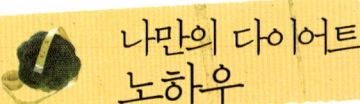

나만의 다이어트 노하우

❶ **식이요법** 아침은 반드시 먹었고 점심은 급식량을 반으로 줄여 먹었어요. 정말 먹고 싶은 음식이 있으면 아침에 딱 한입만 먹었어요. 저녁에는 찐 고구마 한 개, 생식이나 검은콩 두유를 먹었어요. 과자나 튀김, 피자, 햄버거 등 패스트푸드 등은 절대 입에 대지 않았어요. 지금은 아침에만 밥을 먹고 이후에는 단호박, 토마토 등을 먹고 있어요. 견과류와 검은콩은 간식으로 꾸준히 먹어요. 고등학교 때부터 다이어트를 했기 때문에 술은 현재까지도 입에 대지 않고 있어요. 다이어트를 시작한 이후 계속

식단 패턴을 바꾸었는데 58kg에서 52kg이 되기까지는 저염식 식단으로 먹었어요.

❷ **운동요법** 다이어트를 결심한 후에는 학교까지 비가 오거나 눈이 오거나 되도록 걸어서 갔어요. 쉬는 시간마다 스트레칭을 하고 틈틈이 줄넘기도 했는데, 하루에 몇백 번은 한 것 같아요. 조금만 틈이 나도 움직이려고 노력했어요. 한번은 교실 의자에 고무줄을 묶어 놓고 고무줄놀이를 하다가 선생님한테 혼난 적도 있었어요. 58kg까지 감량한 후 52kg까지 빼 보려고 헬스클럽과 요가 학원에 다니기도 했어요.

❸ **행동요법** 한창 학교에 다닐 때라 집에 있을 시간이 많지 않았던 게 도움이 된 것 같아요. 집에 있을 때 나도 모르게 고칼로리 음식을 입에 대는 것을 막기 위해서 단호박, 토마토, 야채 위주로 냉장고를 정리했어요. 과식을 방지하기 위해 집에 들어가기 전에 구강청정제로 입안을 개운하게 했어요. 밖에서 사 먹는 음식은 조미료가 많이 들어가서 가능하면 집에서 만든 음식을 먹도록 노력했어요.

어딜 가든 걸어 다녔고, 운동도 즐기도록 노력했어요. 6시 이후에는 절대 먹지 않기와 밥 먹기 30분 전에 물 마시기는 다이어트 중에 반드시 지킨 생활습관이에요. 학교 선생님들이나 친구들 모두 제가 다이어트하고 있다는 것을 알고 있었기 때문에 저를 격려해 주었어요. 이렇게 주변 사람들에게 알린 것이 다이어트에 성공한 비결 같아요.

싱겁게 먹기 위한 조리법

❶ 채소 쌈 먹을 때 쌈장 대신 김치 곁들이기
❷ 볶음 요리 시 소금 대신 김치 썰어 넣기
❸ 생선은 소금을 뿌리지 않고 구워서 무즙 또는 레몬즙 뿌려 먹거나 양념간장에 찍어 먹기
❹ 국, 찌개는 건더기만 건져 먹기
❺ 국이나 찌개는 하루에 한 번만 먹기(하체 비만은 하루 한 끼도 좋지 않아요.)
❻ 반찬은 세 가지 정도로 정한 후 그중 한 가지는 싱겁게 해서 먹기
❼ 생선 회를 먹을 때 초고추장은 앞뒤로 찍지 말고 한 번만 살짝 찍기
❽ 마른반찬은 칼슘이 풍부한 멸치 볶음이나 뱅어포 조림만 먹기
❾ 해조류는 물에 담갔다가 염분을 완전히 뺀 다음 먹기

❹ **다이어트 중 위기와 극복 방법** 오후 6시 이후로는 절대로 먹지 않는 다이어트를 했기 때문에 시험 기간이면 늘 어려움을 겪었어요. 빈속으로 새벽 4시까지 공부를 할 때면 정말 힘들었어요. 물론 과자 한 개쯤 먹는다고 금방 어떻게 되는 것은 아니지만 제가 정한 시간 이후에 조금이라도 먹으면 나 자신에게 지는 것만 같아서 꾹 참았어요. 다른 사람들에게 예쁘고 날씬해진 제 모습을 보여 주고 싶어서 쉽게 포기할 수 없었죠.

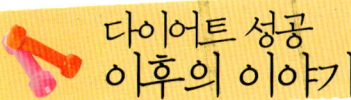

다이어트 성공 이후의 이야기

❶ **현재까지 유지 정도** 90~100%
❷ **주위의 반응** 살을 빼고 완전히 달라진 제 모습을 보고 친척분들이 굉장히 놀라셨죠. 동생도 달라진 제 모습을 자랑스러워하는 것 같아요. 중고등학교 동창들은 거의 저를 알아보지 못하더라고요. 오랜만에 엄마 친구분을 만났는데, 제가 옆에 있는데도 몰라보셨어요.
❸ **다이어트의 의미** 다이어트는 평생 과제예요. 어렸을 때부터 뚱뚱했기 때문에 긴장의 끈을 놓으면 언제든 다시 예전 모습으로 돌아가게 될 것 같거든요. 불평하기보다는 건강한 삶을 위해 계속 노력하려고요.

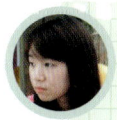

다이어트를 하는 분들께 꼭 해 주고 싶은 조언

무엇보다 자신의 건강을 위해 다이어트를 했으면 좋겠어요. 미래를 위해 최선을 다해 올바른 식습관을 지키고 살이 찌는 요인을 하나하나 제거해 나가야 해요. 세상에는 공짜가 없어요. 매일매일 꾸준히 노력하지 않는다면 어떤 일도 성공할 수 없어요. 자기만의 운동법을 찾아내 지속적으로 실행하세요. 다이어트는 그 누구도 아닌 바로 나를 위한 것임을 절대로 잊지 마세요.

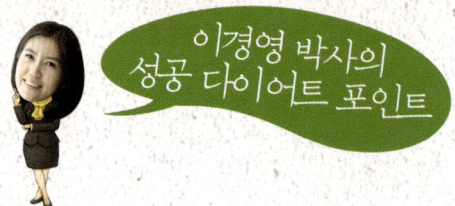

❶ 성공 포인트

170cm로 키가 큰 편인 최윤정 씨는 72kg에서 52kg까지 감량했는데 키가 큰 분들은 골격근의 무게 때문에 50kg대 몸무게로 진입하는 것이 쉽지 않습니다. 그런데도 이렇게 성공한 비결은 무리수를 두지 않고 정석대로 다이어트를 했기 때문입니다. 전문가의 도움을 받지 않고 다이어트를 하다 보면 하루에 한두 끼만 먹거나 지나치게 많이 운동을 하기 쉽습니다. 하지만 최윤정 씨는 건강을 해치지 않는 올바른 다이어트를 하려고 노력했습니다. 따로 운동할 시간을 내지 못했기 때문에 등하교 때 걸으려고 노력하고, 쉬는 시간에도 스트레칭을 해 활동량을 늘리는 등 주어진 환경에서 충분히 다이어트할 수 있다는 것을 보여 주었죠. 식이요법 역시 굶지 않고 세끼 다 먹으려고 노력했는데, 뇌의 적극적인 활동이 필요한 학생들은 아침을 굶는 것이 성적과 연결이 된다는 연구 결과가 있듯 아침 식사는 꼭 하는 것이 좋습니다. 아침 식사 후 음식을 소비하는 에너지는 저녁보다 많기 때문에 같은 음식도 아침에 먹는 것이 살이 덜 찝니다. 간식으로 견과류와 검은콩을 먹은 것 역시 좋은 습관입니다. 이런 음식들은 포만감을 줘 과식을 방지할 수 있었습니다. 아침과 점심은 밥과 반찬 중심의 균형식, 저녁은 고구마나 생식 등 변형식으로 한 것 역시 바람직합니다. 하루 세끼 밥을 먹는 것이 부담스럽다면 과식하기 쉬운 저녁에 변형식을 선택하는 것이 다이어트에 좋습니다.

❷ 성공 포인트 응용하기 : 저염식 식단

비만인은 자신의 체형 문제를 정확히 분석하기가 어렵습니다. 다이어트를 하려면 무엇보다 자신의 체형을 정확히 알아야 합니다. 최윤정 씨는 72kg에서 58kg이 되면서 하체 비만 상태를 파악하고 식이요법을 바꿔 하체 비만 프로그램으로 전략을 바꿨습니다. 하체 비만은 하체의 혈액 순환과 림프 순환 장애가 많아 손발이 차고 자궁이 찬 여성들에게서 많이 나타나는데, 수분이 하체에 정체되는 경우가 많기 때문에 저염식 다이어트가 도움이 됩니다. 젓갈, 장아찌, 찌개, 패스트푸드, 말린 생선 등에는 나트륨이 많기 때문에 상차림에서 제외합니다. 이때 염화나트륨 함량을 줄이고 염화칼륨을 첨가한 후 소금 맛을 내기 위해 황산마그네슘과 라이신을 첨가한 저염 소금은 크게 도움이 됩니다. 이 외에 저염 간장, 저염 된장도 좋습니다. 진간장의 염도는 16%인데 저염 간장을 사용하면 12%까지 낮출 수 있습니다. 된장의 염도는 10.8%, 고추장의 염도는 6.9%, 국간장의 염도는 23.8%이니 주의해서 사용합시다.

❸ 개선 포인트!

> **오후 6시 이후에 절대로 먹지 않았어요.**
> **밤 늦게 공부할 때는 저지방 우유나 토마토 등을 간식으로 먹어요.**

최윤정 씨처럼 오후 6시 이후 아무것도 먹지 않는데 공부나 일 때문에 늦게 자야 한다면 배가 고파서 집중력이 떨어집니다. 물론 야식은 비만의 원인이 됩니다. 낮에는 교감신경이 활성화돼 에너지 소비가 많지만 밤에는 부교감신경이 활성화되어 교감신경의 작용이 억제되기 때문에 섭취하는 에너지가 대부분 체지방으로 전환됩니다. 똑같은 음식을 먹어도 낮과 밤의 지방 전환율은 크게 다릅니다. 그래서 밤에 고열량 음식을 먹으면 다이어트의 절대적 실패를 초래할 수 있습니다. 하지만 밤늦게까지 공부를 하거나 일을 해야 한다면 업무 수행 능력을 높이기 위해 소량의 간식을 먹는 것이 도움이 됩니다. 이때는 토마토나 저지방 우유처럼 칼로리가 적으면서 지방 전환율이 떨어지는 식품을 선택하는 것이 좋습니다.

STORY 4

파트너, 다이어트 다이어리,
견과류, 공약 다이어트, 고도 비만, 하체 강화

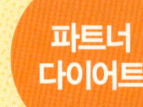
파트너 다이어트

고통은 반, 즐거움은 두 배

파트너 다이어트
결단력이 약해 다이어트를 지속하기 힘들다면, 파트너 다이어트로 위기를 극복하세요.
이성 파트너를 구하면 자존심 때문에 성공 확률이 더 높아져요.

😊 **강추** 자신의 다이어트 과정을 체크하고 교정 받고 싶은 다이어터.
다이어트 과정을 기록하는 것을 좋아하는 꼼꼼한 다이어터.

☹ **비추** 자신의 체형과 몸무게를 남에게 공개하는 것이 싫은 다이어터.
정해진 프로그램이 있어 중간 변경이 어려운 다이어터.

비만도
초고도 비만
(비만 4단계, BMI=42kg/㎡)

이름
이동은(남, 25)

키
178cm

감량체중
133kg ➔ 78kg
6개월간 55kg 감량,
41% 감량하는 데 성공

가족력
부모님은 모두 통통한 편,
형은 통통했으나 다이어트에 성공

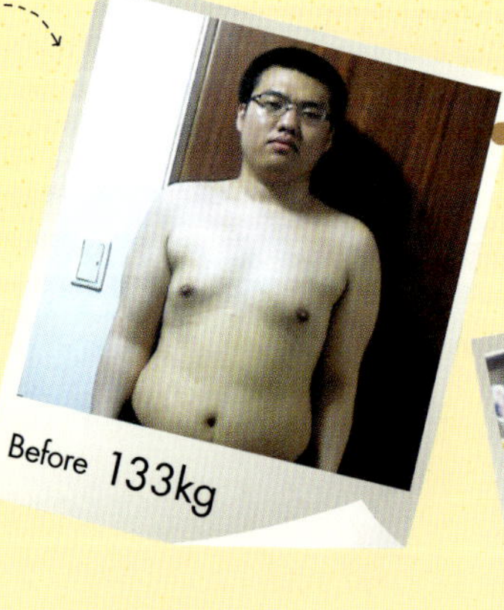

-55kg

Before 133kg

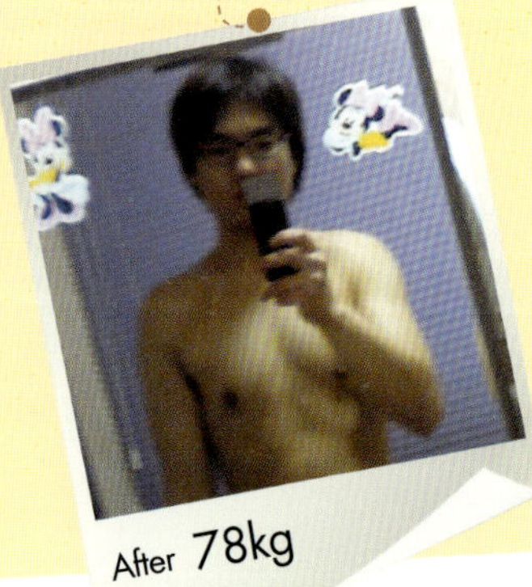

After 78kg

다이어트 결심에서 성공까지

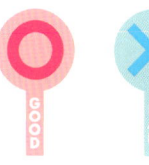

스무 살 이후 거의 매년 다이어트를 했지만 작심삼일이었어요. 심지어 아침에 결심했다가 저녁에 포기한 적도 있어요. 참다가 한번 먹기 시작하면 자포자기하듯 더 많이 먹었기 때문이죠. 운동도 "오늘만" 하는 마음에 한두 번 빼먹다가 결국 포기했어요. 어머니가 다이어트에 좋다는 한약도 지어 주셨지만 약 냄새가 역겹기도 하고 건강에 좋지 않다고 해서 모두 버려 버렸어요.

체중 때문에 현역이 아닌 공익으로 군 복무를 했어요. 훈련소에 입소했을 땐 133kg이었는데, 입소 동기들에게 반드시 살이 빠진 모습을 보여 주겠다고 약속했어요. 훈련소에서 식이조절을 해서 110kg까지 감량했어요. 이를 계기로 본격적으로 다이어트를 시작했어요. 다이어트 정보를 얻기 위해 인터넷 다이어트 카페에 가입했어요. 다이어트 작전을 치밀하게 써 놓은 한 친구의 글을 보고 같이 다이어트를 하자고 먼저 말을 걸었어요. 고맙게도 그 친구가 흔쾌히 동의해서 함께 다이어트에 매진하게 되었어요. 그 친구가 이성이라서 처음에는 부끄럽기도 했지만 오히려 그게 자극제가 되었던 것 같아요. 그렇게 해서 133kg이던 제 몸무게를 78kg으로 감량했어요. 제 몸의 41%가 빠져나간 거죠. 체중 과다로 훈련소에 오는 친구들 때문에 준비한 큰 사이즈 바지를 입어야 할 정도로 복부와 허벅지에 살이 많던 제가 이제 28인치 바지를 편안하게 입을 수 있어요.

나만의 다이어트 노하우

❶ **식이요법** 훈련소에서 밥은 최대한 적게 먹고 기름진 음식이 나오면 절대로 먹지 않았어요. 간식으로 건빵이 나오면 옆 사람에게 주었고, 일주일에 한 번씩 떡이 나올 때는 내게 상을 준다고 생각하고 조금 먹었어요. 본격적으로 다이어트를 할 때는 소량의 탄수화물, 극소량의 지방, 많은 단백질로 식단을 구성했어요. 탄수화물인 밥은 잘 먹지 않았고 훈제 닭 가슴살 등 되도록 간단하게 조리할 수 있는 음식을 먹었어요. 운동 후에는 단백질을 바로 섭취하는 게 근육 합성에 좋다고 해서 꼭 챙겨 먹었어요. 그리고 제철과일도 많이 먹었어요. 간식은 무지방 우유와 견과류(아몬드)를 먹었어요. 견과류는 한꺼번에 많이 먹을 수 있기 때문에 양을 조절하기 위해 먹은 개수를 기록했어요.

❷ **운동요법** 주로 유산소 운동인 걷기를 했어요. 집에서 공익으로 일하는 근무지까지 1시간 정도 걸렸는데, 음악을 들으면서 걸어 다녔어요. 오후 근무라서 가기 전에 운동을 했는데 근력 운동은 20~30분 정도했어요. 체중이 많이 나갈 때는 무릎이 아파서 러닝머신보다는 주로 사이클을 했어요. 하루라도 쉬면 제 결심이 무너질까 봐 하루도 빼먹지 않으려고 노력했어요. 헬스클럽이 열지 않는 주말에는 유산소 운동을 했어요.

❸ **행동요법** 음식점 옆을 지나갈 때면 음식 냄새를 맡지 않기 위해서 코로 숨을 쉬지 않고, 끼니 때마다 먹은 음식의 칼로리를 기록해 음식량을 줄였어요. 물론 운동하는 시간도 적었어요. 그리고 기록한 것은 인터넷 카페 친구와 교환했어요. 일주일에 한 번씩 제 몸의 정면, 후면, 옆면 사진을 찍어 교환했어요. 체지방 검사로 몸의 상태를 정확히 파악하려고 노력했어요. 체중보다는 체지방을 줄이는 것이 중요하다는 사실을 되새기면서 다이어트를 하는 동안 마인드를 컨트롤을 했어요.

❹ **다이어트 중 위기와 극복 방법** 음식이 먹고 싶을 때마다 조금만 더 참자며 스스로를

달랬어요. 힘들고 지치면 그동안 찍어 놓은 사진을 보면서 예전 모습으로 돌아가지 않겠다고 다짐했어요.

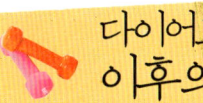
다이어트 성공 이후의 이야기

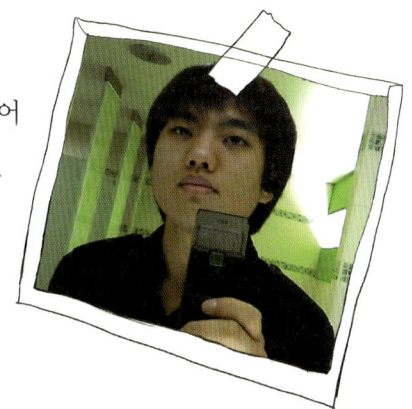

❶ **현재까지 유지 정도** 90%

❷ **주위의 반응** 어머니께서는 어떤 선물보다 제가 다이어트에 성공한 게 가장 큰 선물이라며 무척 기뻐하세요. 오랜만에 만난 친구는 불과 1m 떨어진 거리에서도 절 알아보지 못하더니 웃는 모습을 본 후에야 눈치 채더라고요. 가족들은 다이어트에 성공한 저를 주위 사람들한테 자랑하기 바빠요.

❸ **다이어트의 의미** 다이어트는 새로운 세상을 여는 문이에요. 열기까지 어려운 고비를 겪기도 하지만 일단 그 문을 여는데 성공하면 새로운 세상을 만날 수 있죠.

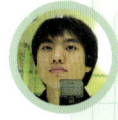
다이어트를 하는 분들께 꼭 해 주고 싶은 조언

실패하더라도 영원한 실패는 아니에요. 저 역시 수많은 요요 현상을 겪었지만 결국 성공했으니까요. 성공할 수 있다는 긍정적인 마음을 갖고 중간에 실패하더라도 계속해서 도전하는 마음을 가지세요. 너무 빨리 결과를 얻기 위해 조급해하면 안 돼요. '천천히 빠지더라도 하루하루 열심히 해야지' 라는 마음으로 다이어트에 임하면 좋은 결과가 있을 거예요.

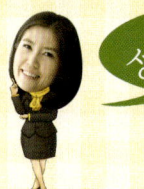

이경영 박사의 성공 다이어트 포인트

① 성공 포인트

이동은 씨의 다이어트 성공 비결은 파트너십 다이어트입니다. 다이어트는 혼자 하는 것보다는 파트너와 함께할 때 성공률이 2배 이상 높습니다. 전문가와 함께하는 다이어트 역시 파트너십 다이어트의 일종입니다. 파트너십 다이어트를 할 때는 파트너를 잘 선택해야 합니다. 책임감이 강하고 의지가 강한 파트너를 골라야 성공 확률이 높아집니다. 이성 파트너가 조금 더 자극이 되기 때문에 도움이 됩니다.

이동은 씨는 공약 다이어트를 했습니다. 다이어트 성공에 대해 공약을 하고 그 약속을 지키려고 노력을 했습니다. 이렇게 다이어트에 대한 의지를 주위 사람들에게 분명히 보이는 것은 아주 좋은 태도입니다. 다이어트를 시작할 때 미리 이야기를 한다면 친구들이 음식을 권하는 일이 줄어들 뿐만 아니라 공약 자체가 스스로에게 족쇄로 작용합니다.

간식으로 견과류를 많이 먹었는데 견과류는 DHA, EPA 등 불포화지방산이 풍부해서 심혈관 질환을 예방하는 데 큰 도움이 됩니다. 스트레스나 지나친 운동으로 세포가 산화되는 것을 막아 주고 면역력을 증가시킵니다. 땅콩이나 호두껍질 등에 있는 떫은맛이 나는 '레스베라트롤'은 강력한 항산화 물질로 탄력 있는 혈관을 만들어 주니 껍질째 먹습니다. 다이어트 중 비상 식품으로 견과류를 많이 선택하는데, 배고픔을 참지 못할 때 견과류를 먹으면 위장관에서 분비되는 호르몬인 콜레시스토키닌(cholecystokinin)을 자극해 포만감을 줍니다. 하지만 견과류는 대부분 기름에 튀긴 후 간을 한 것이 많고 빨리 산화되기 때문에 튀기지 않고 소금으로 간을 하지 않는 것을 구입합시다. 칼로리가 높기 때문에 한번에 많이 먹지 않도록 미리 양을 정해 둡니다.

❷ **성공 포인트 응용하기** : 초고도 비만을 위한 하체 강화 운동

이동은 씨 같은 초고도 비만은 운동을 선택할 때도 신중해야 합니다. 초고도 비만인들은 상체의 무게를 지탱하는 하체의 근력이 부족해 운동을 할 때 어려움을 겪습니다. 이런 경우에는 달리기, 줄넘기, 에어로빅처럼 하체 관절에 부담을 많이 주는 운동보다는 가벼운 산책이나 자전거 타기가 좋습니다. 초고도 비만인들은 유산소 운동만 해야 한다고 오해하는 경우가 많습니다. 이는 유산소 운동이 근력 운동에 비해 지방 연소율이 높고 칼로리 소비량이 높기 때문입니다. 하지만 운동 수행력을 높이기 위해서는 하체의 근력을 강화하는 웨이트 트레이닝을 일주일에 세 번 정도 하는 것이 좋습니다. 처음에는 부하 없이 시작하고 조금씩 무게를 늘이면서 하체의 근력을 강화하면 유산소 운동 수행 능력도 커집니다. 대표적인 하체 강화 운동으로는 아래 소개된 스쿼트와 런지가 있습니다.

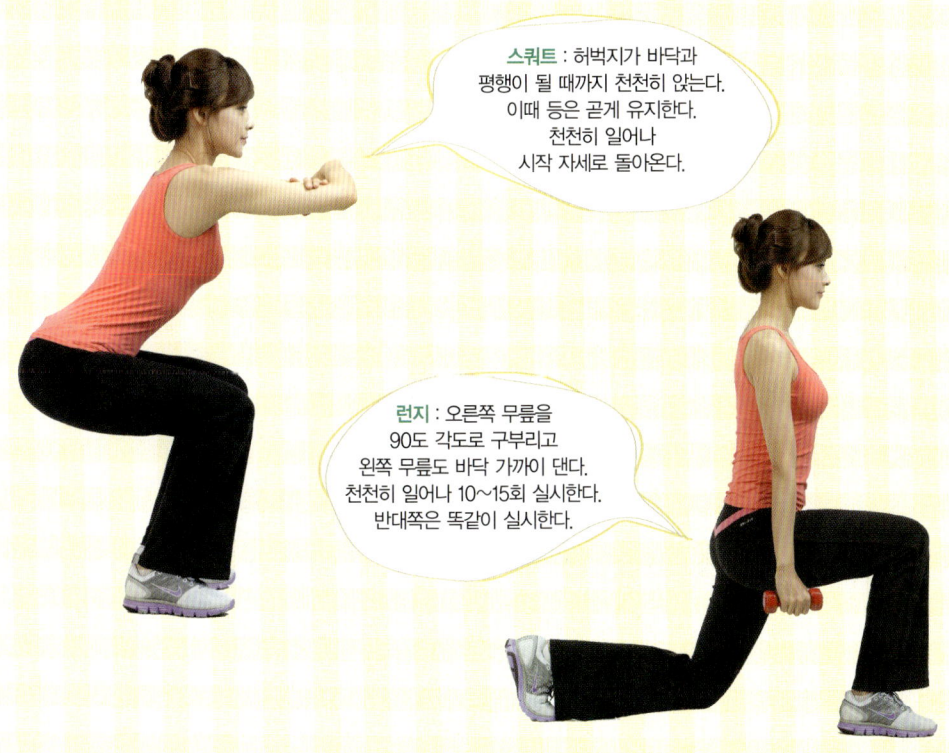

스쿼트 : 허벅지가 바닥과 평행이 될 때까지 천천히 앉는다. 이때 등은 곧게 유지한다. 천천히 일어나 시작 자세로 돌아온다.

런지 : 오른쪽 무릎을 90도 각도로 구부리고 왼쪽 무릎도 바닥 가까이 댄다. 천천히 일어나 10~15회 실시한다. 반대쪽은 똑같이 실시한다.

❸ 개선 포인트!

> 밥은 적게, 과일은 많이 먹었어요. ➡ 밥량을 늘리고 과일량을 줄여요.

밥을 다이어트의 원흉이라고 생각하는 경우가 많은데 초고도 비만인들의 식사 패턴을 조사해 보면 밥은 한 끼에 반 공기밖에 되지 않고 반찬이나 간식을 많이 먹습니다. 밥을 적게 먹는 것은 특유의 포만감을 싫어하기 때문입니다. 하지만 반찬 역시 칼로리가 적지 않고, 소금 섭취량이 많아지기 때문에 반찬을 많이 먹는 것은 좋지 않습니다. 반찬을 줄이기 힘들다면 단백질 식품 섭취를 늘리고 소금이 많이 들어간 밑반찬 양을 줄입시다.

밥 대신 과일을 먹는 경우가 많은데 과일의 과당은 단순당으로 밥의 녹말 성분인 복합당에 비해 빨리 분해되기 때문에 식사 대용이 될 수 없습니다. 현미밥 같은 잡곡밥에 들어 있는 티아민 성분은 탄수화물 대사를 도와줘 다이어트 효과가 있습니다. 과일은 생각보다 칼로리가 높은 편이어서 250g짜리 포도 한 송이는 139칼로리며, 120g짜리 바나나 한 개는 98칼로리입니다.

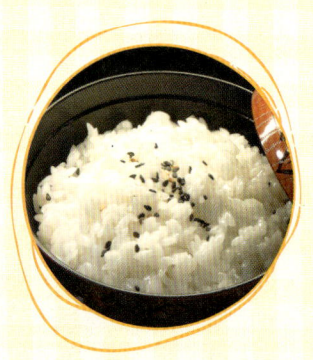
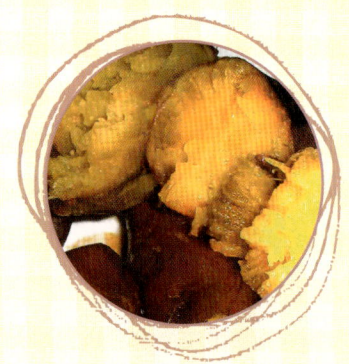

밥 반 공기가 150칼로리인 점을 감안하면 밥 대신 과일을 많이 먹는다고 해서 다이어트에 도움이 되는 것은 아닙니다. 특히 당도가 높아 혈당지수가 높은 과일은 주의해야 합니다. 당도가 높은 수박, 포도, 바나나보다는 신맛이 나는 딸기, 귤, 오렌지, 자몽 등 저혈당지수 과일이 다이어트에 좋습니다. 혈당지수가 높아지면 인슐린 분비량이 많아져 지방 합성률이 높아집니다. 다이어트를 할 때는 사과 반 개, 귤 한 개, 자몽 반 개, 키위 한 개 등 다양하게 선택해서 먹습니다. 바나나는 당도가 높지만 칼륨이 많아 부종에 좋기 때문에 한 번에 작은 것 1개 정도를 먹되, 저녁에는 피합니다.

영양학자들은 지나친 저탄수화물 다이어트로 인해 생길 수 있는 케톤증으로 혈액이 산성화되고 독성이 생기는 것을 방지하기 위해 하루에 최소한 50~100g의 탄수화물을 섭취하라고 조언합니다. 아래 표와 같이 하루에 밥 한 공기와 고구마 한 개를 먹으면 케톤증이 생기는 것을 막을 수 있습니다.

주요 탄수화물 식품의 열량

식품	탄수화물 함량(g)	열량(kcal)
현미밥 한 공기	67	318
쌀밥 한 공기	69	313
고구마 한 개 140g(찐 것)	40	175
찰옥수수 한 개 190g(찐 것)	43	233
식빵 세 쪽 100g	46	277
감자 한 개 130g(찐 것)	20	93

STORY 5

출산 전후 다이어트, DQ, 녹차, 원두커피

고구마 다이어트

변비 없는
달콤한 다이어트

✱ 고구마 다이어트

혈당 지수가 낮고 식이섬유가 풍부한 고구마로 한 끼를 대신해 보세요.
간식으로 먹어도 다음 식사의 과식을 막을 수 있고 장을 청소하는 데도 좋아요.

😊 **강추** 만성 변비로 고통 받는 다이어터
생리 증후군이 심해 다이어트 중 단맛에 집착하는 다이어터
하체 부종과 하체 비만이 심한 다이어터

☹ **비추** 원푸드 다이어트에 집착해서 하루 세끼 고구마로 몰입할 것 같은 다이어터
육류를 먹어야 제대로 식사했다는 느낌을 받는 다이어터
장염이 있어 장에 자극을 주는 식이섬유가 많은 음식을 피해야 하는 다이어터

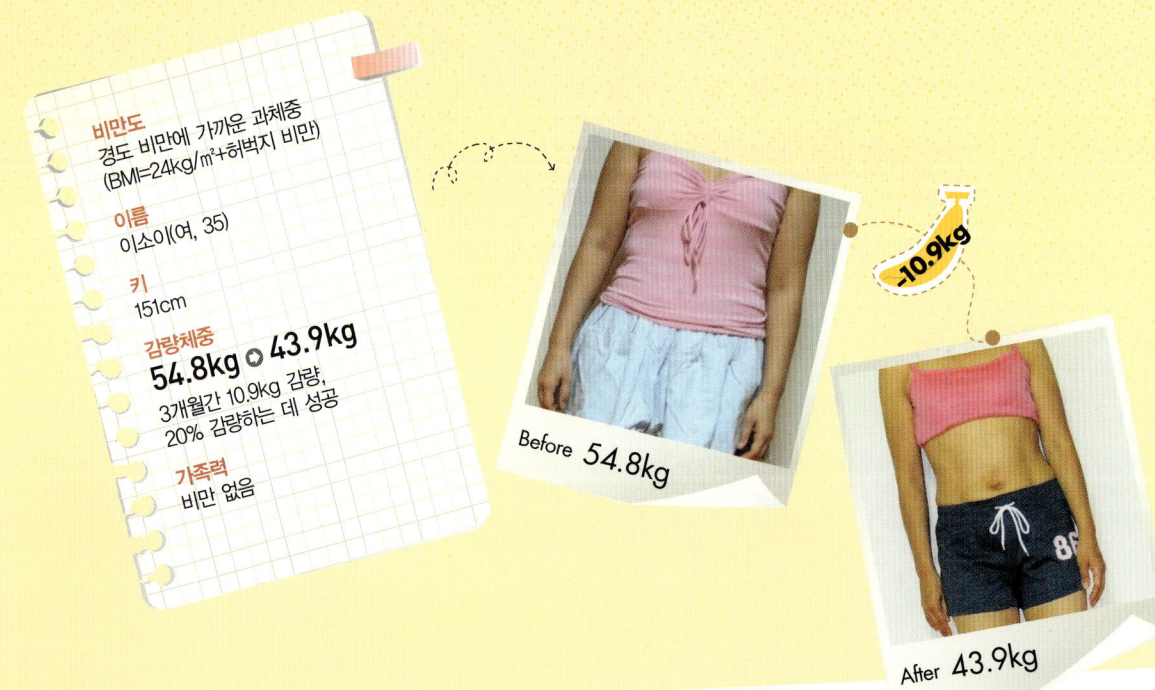

비만도
경도 비만에 가까운 과체중
(BMI=24kg/㎡+허벅지 비만)

이름
이소이(여, 35)

키
151cm

감량체중
54.8kg ▶ 43.9kg
3개월간 10.9kg 감량,
20% 감량하는 데 성공

가족력
비만 없음

-10.9kg

Before 54.8kg

After 43.9kg

다이어트 결심에서 성공까지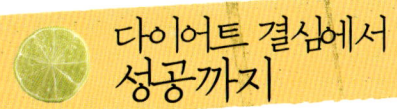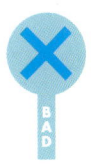

임신 전 과체중 상태였는데 출산 후 아이가 젖을 뗀 뒤 살이 찌고 빠지기를 반복하더니 비만 상태가 되었어요. 아마도 모유 수유 때 먹던 양을 줄이지 못하고 식이조절에 실패했기 때문인 것 같아요. 저녁을 굶고 운동하는 걷기 다이어트를 시도한 적이 있는데 오히려 살이 더 찌고 말았어요. 그러던 중 다이어트에 성공한 이웃을 보고 자극을 받아 3개월간 열심히 노력해서 26인치 바지를 입는 행복한 아줌마가 되었어요. 특히 가장 고민되던 허벅지 살이 많이 빠져서 무엇보다 기쁘답니다.

나만의 다이어트 노하우

❶ **식이요법** 요요 현상을 막기 위해서 최대한 평상시 식단을 유지하려고 노력했어요. 세끼를 모두 챙겨 먹으면서 밥량을 줄였어요. 반찬 중에는 특히 김치를 많이 먹었어요. 하루 2~3잔 믹스 커피를 마셨는데, 대신 녹차와 원두커피를 마셨어요. 다이어트를 한 지 한 달쯤 변비가 생겼는데, 하루 한 끼는 고구마를 먹었더니 얼마 후 변비가 없어졌어요.

❷ **운동요법** 새벽 6~7시에 일어나 하루도 쉬지 않고 1kg짜리 덤벨을 양손에 들고 아파트 단지를 1시간 정도 빠른 속도로 걸었어요. 그리고 틈 날 때마다 훌라후프를 40분 정도 했어요.

❸ **행동요법** 최대한 규칙적인 생활을 하도록 노력했고 저녁 식사는 8시 이전에 했어요. 집이 11층인데, 엘리베이터 대신 계단으로 걸어 올라갔어요.

❹ **다이어트 중 위기와 극복 방법** 겨울에 다이어트를 시작했는데 날씨 때문에 힘들었어요. 정말 허벅지가 얼어붙도록 걸었던 것 같아요. 다이어트를 하다 보니 변비가 무척 심했는데 고구마를 먹으니까 어느 정도 해결되었어요. 식사량을 줄이다 보니 너무 어지러워서 포기하고 싶었던 적도 있었어요.

다이어트 성공 이후의 이야기

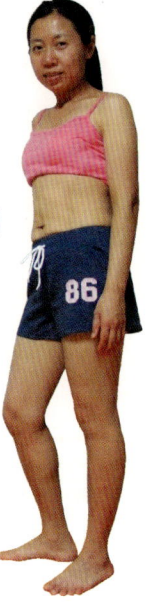

❶ **현재까지 유지 정도** 90~100%
❷ **주위의 반응** 다이어트에 성공한 후 시댁에 갔는데 형님이 깜짝 놀라시면서 "소녀시대보다 날씬하다"라며 부러워하셨어요. 다이어트 카페에 다이어트 전후 사진을 올렸는데 많은 분들이 관심을 보여서 신기했어요. 그제야 내가 살을 뺐다는 것을 실감할 수 있었고, 굉장히 기뻤어요.
❸ **다이어트의 의미** 다이어트는 결국 습관인 것 같아요. 습관을 잘못 들이면 살이 찌기 때문에 평생 좋은 습관을 가지도록 노력해야 해요.

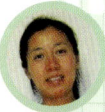 **다이어트를 하는 분들께 꼭 해 주고 싶은 조언**

다이어트는 무엇보다 꾸준히 하는 게 좋아요. 너무 극단적인 방법은 독이 된다는 것을 명심하고요. 몇 개월 동안의 극단적인 식사 조절로 잠깐은 날씬해질 수 있어도 지속적으로 극단적인 식사량을 유지할 수는 없어요. 평상시 꾸준히 할 수 있는 운동량과 식사량을 정해 지키세요.

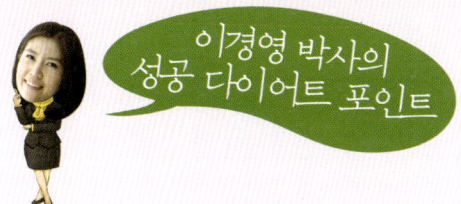

이경영 박사의 성공 다이어트 포인트

❶ 성공 포인트

이소이 씨의 다이어트 성공 비결은 높은 DQ(Diet Quotient, 다이어트 지수)에 있습니다. DQ는 다이어트 성공 정도를 나타내는 지수입니다. DQ가 높은 이들은 과학적인 식이요법과 운동요법, 그리고 행동 수정요법의 중요성을 잘 알고 있어 다이어트 성공 확률이 높습니다. 특히 좋은 습관 만들기가 무엇보다 중요하다는 것을 잘 알고 있기 때문에 살을 빼기 위해 무조건 단식하는 조급한 행동은 하지 않습니다. 이소이 씨는 걷는 운동을 하면서 저녁 식사를 거를 때는 요요 현상이 생겼는데 세끼를 다 먹으면서 운동을 하니까 오히려 다이어트에 성공했다고 이야기했습니다. 이소이 씨처럼 과체중 상태에서 다이어트를 할 때는 고도 비만이나 비만과 달리 굶는다고 해서 빨리 체중이 빠지는 게 아닙니다. 특히 하체 비만의 경우 식사량을 줄이는 게 큰 도움이 되지 않습니다.

이소이 씨는 또한 평소에 즐기던 믹스 커피를 칼로리가 거의 없는 녹차나 원두커피로 대체했습니다. 믹스 커피의 프림은 중성지방이 많이 포함되어 있어서 복부지방 합성률이 높아져 장 운동을 저해합니다. 다이어트를 할 때는 이소이 씨처럼 고구마를 먹는다면 변비를 예방하는 데 큰 효과를 볼 수 있습니다.

❷ 성공 포인트 응용하기 : 변비 잡는 고구마 다이어트

이소이 씨는 세끼를 다 먹는 현명한 다이어트 방법을 선택했는데, 다이어트를 시작한 지 한 달 정도 되었을 때 변비가 생겨 하루 두 개씩 고구마를 먹으니 변비가 사라졌다고 했습니다.

고구마는 감자에 비해 칼로리가 높지만 혈당지수가 낮아 복부 비만에 좋고 식이섬유가 많아 변비를 예방하는 데 효과적입니다. 특히 고구마의 껍질에 식이섬유가

고구마 다이어트

1. **고구마의 칼로리 (1개 140g 기준)**
   군고구마(168kcal) < 찐 고구마(175kcal) < 생고구마(179kcal)
2. **고구마의 식이섬유 (1개 140g 기준)**
   찐 고구마(5g) > 군고구마(4g) > 생고구마(3g)

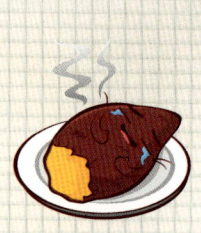

많이 있으니 잘 씻어서 껍질째 먹도록 합니다. 고구마는 굽거나 날로 먹는 것보다 쪄서 먹는 게 영양적 관점에서 좋습니다.

다이어트를 할 때 변비에 잘 걸리는 것은 식사량이 적어져 변을 만들 재료가 부족해지기 때문입니다. 변비를 예방하기 위해 보리, 현미, 수수, 율무, 콩 등 잡곡으로 밥을 짓고 매끼 채소, 해조류, 버섯 중 한 가지 이상을 밥상에 올립니다. 하루에 한 번 이상 생과일을 섭취하고 인스턴트식품, 탄산음료, 가공 식품 섭취를 줄입니다. 수분 섭취가 부족하면 대장에서 흡수되는 수분량이 줄어들어 대변이 딱딱해지고 양이 줄어들기 때문에 하루에 1.5~2리터 정도 물을 마시는 것이 좋습니다.

다이어트 중 줄어든 식사량 때문에 배변량이 감소하면 변비 유사 증세가 나타나는데 배변량을 증가시키고 배변 속도를 빠르게 하는 불용성 식이섬유가 많은 식품을 자주 섭취해야 합니다. 보리, 현미, 브로콜리, 셀러리, 양배추, 시금치, 사과, 견과류에는 불용성 식이섬유가 많이 함유되어 있습니다. 하지만 갑자기 지나치게 많이 먹으면 복부 팽만감이 생길 수 있고 체내 철분과 칼슘 흡수를 방해할 수도 있습니다. 장 운동을 촉진하고 변비를 예방하는 데는 근육 운동보다 유산소 운동이 좋습니다. 걷기, 조깅, 수영, 스트레칭 등이 좋으며 요가나 명상으로 심리적 안정을 취하는 것도 도움이 됩니다.

> **TIPS** 생활 속 변비 개선 방법
>
> ❶ 참지 마세요! 일단 변의가 느껴지면 참지 말고 바로 화장실에 가야 합니다. 변의가 느껴져도 계속 참으면 직장이 확장된 상태에 몸이 적응하기 때문에 더 많은 대변이 고여 변비를 악화시킬 수 있습니다.
>
> ❷ 아침 식사 후 배변하는 습관을 기르세요! 밤에 비워진 대장에 음식물이 들어가면 대장이 반사적으로 수축해 화장실에 가고 싶어집니다. 위 대장 반사가 가장 활발한 아침 식사 후에 변을 보는 것을 습관화하면 좋습니다.
>
> ❸ 10분 이상 변기에 앉아 있지 마세요! 오래 앉아 있으면 직장이 확장되기 때문에 변이 나올 때까지 오기로 앉아 있는 나쁜 습관은 버려야 합니다. 신문이나 책을 보면서 10분 이상 화장실에 앉아 있는 습관 역시 버려야 합니다.
>
> ❹ 발밑에 보조 받침대를 준비해 두세요! 좌변기를 이용할 때 발밑에 보조 받침대를 두면 엉덩이와 허벅지 사이에 굴곡을 만들어 대장 반사를 촉진시킬 수 있습니다. 마땅한 것이 없으면 두꺼운 사전을 놓아 두어도 좋습니다.

❸ **개선 포인트!**

> 밥량을 줄이고 김치를 많이 먹었어요.
> 김치는 물론 나트륨이 많은 반찬량도 같이 줄여요.

이소이 씨는 세끼를 다 먹는 현명한 다이어트 방법을 선택했는데, 밥량을 줄이면서 김치를 특히 많이 먹었다고 했습니다. 발효 음식인 김치는 유산균이 많아 장 건강에 좋은 건강식품입니다. 하지만 한 사람이 한 끼에 먹는 배추김치에는 나트륨 700mg 정도가 들어 있어 하루 세끼를 섭취하면 상한 섭취량인 2000mg을 넘기게 됩니다. 영양학자들은 하루 나트륨 섭취량은 1500mg으로도 충분하다고 합니다. 나트륨을 과다 섭취하면 고혈압, 부종의 원인이 될 수 있습니다. 밥량을 줄이면서 반찬량을 늘리는 것은 부종의 원인이 될 수 있습니다. 다이어트 중 밥은 최소한 반 공기 이상 섭취하고, 반찬도 그에 맞춰 줄이는 것이 좋습니다. 그래도 배가 고플 때는 양배추나 토마토같이 나트륨이 적고 칼륨이 많은 야채로 포만감을 줍니다. 야채 쌈을 먹을 때도 쌈장은 최대한 적게 먹고 김치 등의 반찬으로 간을 맞춥니다. 평소 짜게 먹는 경향이 있었다면 포타슘 섭취량을 증가시키는 것이 좋은데 토마토, 오이, 가지, 콩, 바나나, 우유, 우엉, 무, 당근, 생강, 연근에 많이 들어 있으니 밥상을 차릴 때 참고합시다. 특히 하체 부종을 막기 위해서는 나트륨 섭취량을 줄여야 합니다. 소금 1g에 해당하는 조미료의 양을 파악하면 도움이 되겠지요. 소금이 아닌 고추장이나 버터를 많이 넣어도 나트륨 섭취량이 늘어나니 주의하세요.

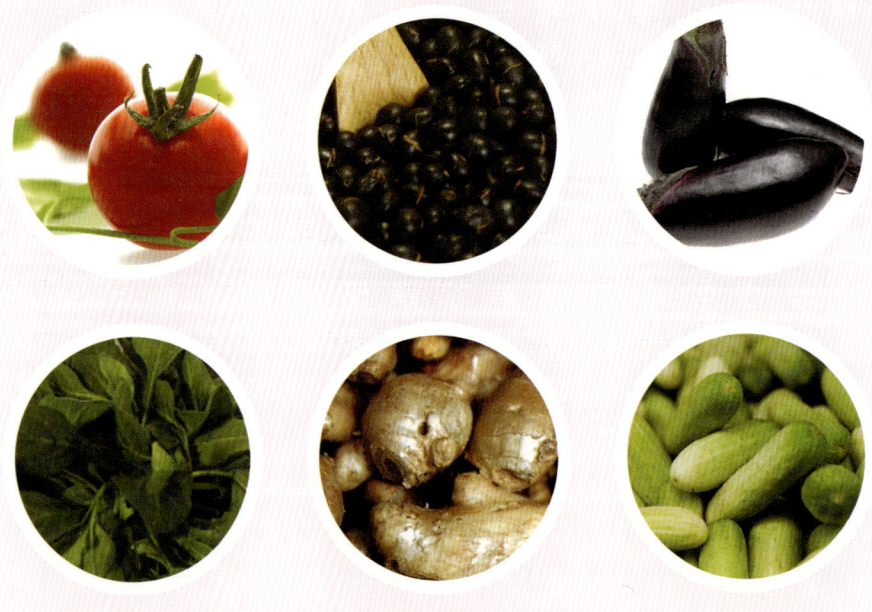

소금 1g에 해당되는 조미료의 양

소금 1g(반 작은술) = 간장 5g(1작은술) = 된장 10g(반 큰술) = 고추장 10g(반 큰술) = 우스터소스 40g(2.5큰술) = 토마토케첩 30g(2큰술) = 마요네즈 40g(2.5큰술) = 마가린, 버터 5g(3큰술)

자료 출처: 대한영양사협회. 영양사가 알려주는 신장질환식 상차림. 2005

> **어지러워서 다이어트를 포기하고 싶었어요.**
> **철분이 풍부한 동물성 식품을 섭취해 빈혈을 예방하세요.**

이소이 씨는 어지러움 때문에 다이어트를 포기할 뻔했다고 했습니다. 특히 여성은 월경 등으로 하루 0.5~1mg의 철분이 손실되는 등 철분 요구량이 많아 빈혈을 호소하는 경우가 많습니다. 철분은 헤모글로빈과 결합해 산소를 운반하기 때문에 섭취량이 부족하면 운동 수행 능력이 떨어집니다. 철분을 제대로 섭취해도 유산소 운동을 많이 하면 발바닥 혈관에 있는 적혈구가 압력으로 파괴되는 용혈 현상이 생겨 스포츠성 빈혈이 나타날 수도 있습니다. 20대 여성은 하루 14mg, 남성은 10mg의 철분 섭취가 필요합니다. 철분은 식품 섭취 시 체내 흡수율이 15%로 매우 낮은 편인데, 육류에 들어 있는 헴철이 식물이나 유제품에 들어 있는 비헴철에 비해 흡수 속도가 높습니다. 효과적인 철분 섭취를 위해 지나친 채식주의는 피해야 합니다.

STORY 6

군대 다이어트, 한식 식단, 맨손 스쿼트, 불용성 식이섬유

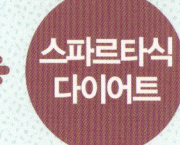
스파르타식 다이어트

계획한 식단과 운동 시간을
철저히 지킨다

✦ 스파르타식 다이어트
군대에서 일정한 간격을 두고 식사를 하니 지방 흡수율이 낮은 몸을 갖게 되었어요.
민간인 시절과 비교도 안 되게 많은 활동량이 큰 도움이 되었어요.

- 😊 **강추** 규칙적인 식사가 어려운 군 입대 예정자 다이어터
- 😞 **비추** 군대에 갈 수 없는 여성 다이어터 또는 이미 전역한 남성 다이어터
  강제화된 것이 아닌 스스로 습관을 교정해 다이어트에 성공하고 싶은 다이어터

비만도 고도비만에 가까운 중등도비만
(비만 2단계, BMI=34.5kg/㎡)

이름 김지훈(남, 24)

키 185cm

감량체중 118kg ➡ 69kg
(3개월간 49kg 감량,
42% 감량하는 데 성공)

가족력 아버지와 동생은 통통
(친가 쪽은 대부분 통통),
어머니는 날씬

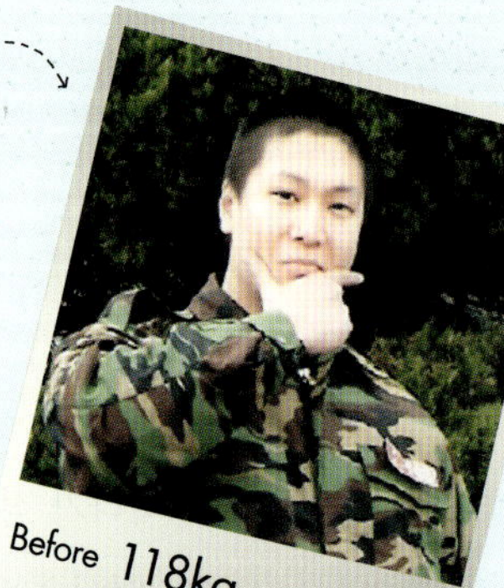

-49kg

Before 118kg

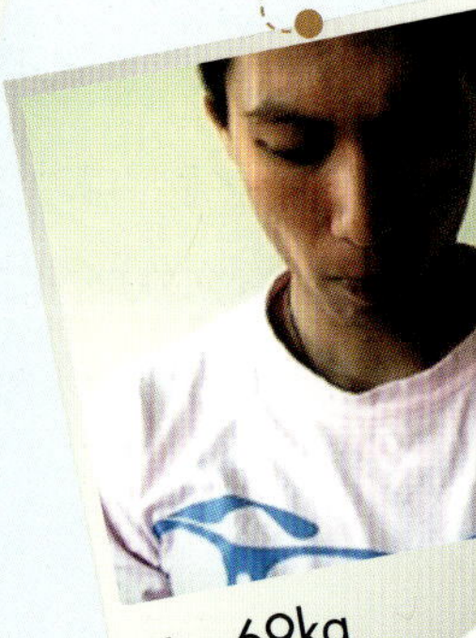

After 69kg

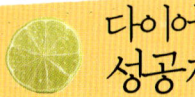 ## 다이어트 결심에서 성공까지

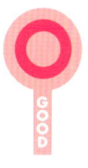 

중학교 2학년 때부터 뚱뚱했던 저는 특별한 계기 없이 입대한 후 다이어트를 시작했어요. 군대에서 3개월간 118kg에서 69kg까지 감량하는 데 성공했습니다. 가장 큰 고민거리이던 41인치에 이르던 복부 사이즈가 30인치까지 줄었어요.

 ## 나만의 다이어트 노하우

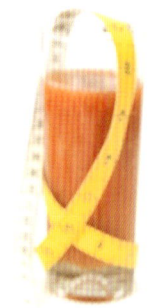

❶ **식이요법** 햄버거 열두 개를 한꺼번에 먹을 정도로 대식가였지만 군에서는 나오는 음식만으로 끼니를 해결했어요. 밥은 한 숟가락만 먹고 짠 반찬을 비롯해 국이나 찌개는 염분 때문에 거의 손대지 않았어요. 돼지고기, 쇠고기는 절대 먹지 않았어요. 삼계탕이나 두부조림이 나오면 밥 대신 그것만 먹었어요. 그러다 보니 변비가 심해져 발효 음료를 달고 살았고, 장 청소(관장)를 한 적도 있어요.

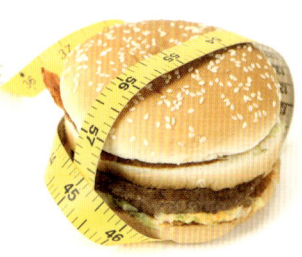

❷ **운동요법** 다이어트에 관심이 없었기 때문에 다이어트와 관련된 운동에는 문외한이었어요. 무작정 많이 하는 게 좋겠다 싶어서 식사 후 2시간씩, 총 6시간 운동을 했어요. 주로 줄넘기와 조깅을 했는데 체중이 많이 나갔기 때문에 무릎에 무리가 갈까 봐 처음엔 적게 하다가 점차 횟수를 늘려 나갔어요. 그렇게 하루에 총 7000개 정도 하고, 10km 정도 뛰었어요. 이 밖에 속도를 최대한 빠르게 해서 '앉았다 일어서기'를 여러 번 반복한 후 10초 정도 쉬었다가 다시 반복해 근력을 강화했어요. 운이 좋았는지 선임병과 마음이 통해서 입대하자마자 운동을 시작할 수 있었죠.

그래서 좀 더 빨리 체중을 감량할 수 있었던 것 같아요.

❸ **행동요법** 일단 최대한 많이 움직이려고 노력했어요. 많이 먹었다는 생각이 들면 높은 계단도 무작정 걸어서 올라갔어요. 가만히 있으면 불안해서 계속 움직이려고 노력했어요.

❹ **다이어트 중 위기와 극복 방법** 군대에서 휴가만 갔다 오면 금방 10kg씩 늘어났어요. 군 생활에서는 휴가가 낙인데, 저는 체중에 대한 부담 때문에 마냥 좋아할 수 없었어요. 오랜만에 가족과 친구 들을 만나 다이어트에 대해 생각하지 않고 내키는 만큼 먹었기 때문이죠. 그러고 나면 혹독하게 다이어트를 했어요. 하루에 물 한 모금만 마시고 버티며 다이어트를 하다가 응급실에 실려 간 적도 있어요. 포기하기 쉬운 힘든 순간에도 '다시 시작하면 된다' 는 마음으로 계속 다이어트에 매진했어요.

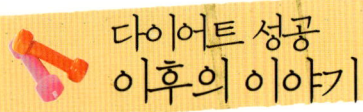

다이어트 성공 이후의 이야기

❶ **현재까지 유지 정도** 80%

❷ **주위의 반응** 친구 어머니께서 하시는 음식점에 갔더니 저를 보고 우시면서 "몸이 아파서 이렇게 살이 빠진 거냐"고 걱정하셨어요. 담당 지휘관은 갑자기 살이 많이 빠진 제게 종합검진을 받아 보라고 조언했어요. 하지만 부모님은 살 빠진 제 모습을 보고 너무 좋아하셨어요.

❸ **다이어트의 의미** 태어나서 처음으로 경험한 성공입니다. 어렵다는 다이어트에 성공했기 때문에 무슨 일이든 다 이룰 수 있을 것 같아요. 군대에서 보디빌더 대회가 열렸는데 2등을 한 적도 있어요. 물론 자신감은 한층 더 업그레이드되었죠.

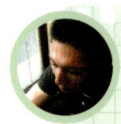

다이어트를 하는 분들께 꼭 해 주고 싶은 조언

독하게 운동하고 굶으면서 다이어트 하기보다는 짠 음식이나 튀긴 음식 먹지 않기, 군것질 하지 않기, 국 먹지 않기 등만이라도 지키면 쉽게 다이어트 할 수 있을 거예요. 다이어트에도 휴식이 필요해요. 평일에는 식이조절을 하되 주말에는 먹고 싶은 음식을 먹어서 음식 스트레스를 날려 버리세요. 시작했다는 것 자체만으로 다이어트의 반은 성공한 거예요. 끈기 있게 시도하세요.

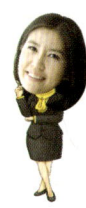

이경영 박사의 성공 다이어트 포인트

❶ 성공 포인트

김지훈 씨는 군대라는 특수 상황에서 스파르타식 다이어트를 했는데, 이 방법은 일반인들이 따라 하기 어렵습니다. 하루 6시간씩 운동을 하거나 밥 한 숟가락만 먹기 등은 1개월 이상 수행하기 어렵거든요. 김지훈 씨는 비만이었지만 체력이 무척 강한 분입니다. 이전에 다이어트를 시도해 보지 않았던 것 역시 다이어트에 성공하는 데 도움이 됐습니다. 군대라는 특수 환경에서 한식 중심 식단을 유지하고 좋은 선임병을 만나서 입대 초부터 꾸준히 운동해 다이어트에 성공한 것 같습니다. 일반 사회에서 적용하기는 어렵지만 새로운 환경에서 기회를 놓치지 않고 다이어트를 시도했다는 것은 비만인들에게 큰 자극이 될 수 있습니다.

❷ 성공 포인트 응용하기 : 하체 근력 운동하기

김지훈 씨는 주로 하체 운동을 했는데, 앉았다 일어서기를 반복했습니다. 118kg의

고도 비만 상태에서는 유산소 운동을 하는 것이 좋으나 하체 근력이 약하기 때문에 오래 하기는 힘듭니다. 이 경우 하체의 근력을 강화하는 운동을 병행하면 좋은데 특히 스쿼트 자세가 효과적입니다. 천천히 하면 근력이 강화되고 빨리 하면 유산소성이 증가해 근지구력을 향상시키는 데 좋습니다.

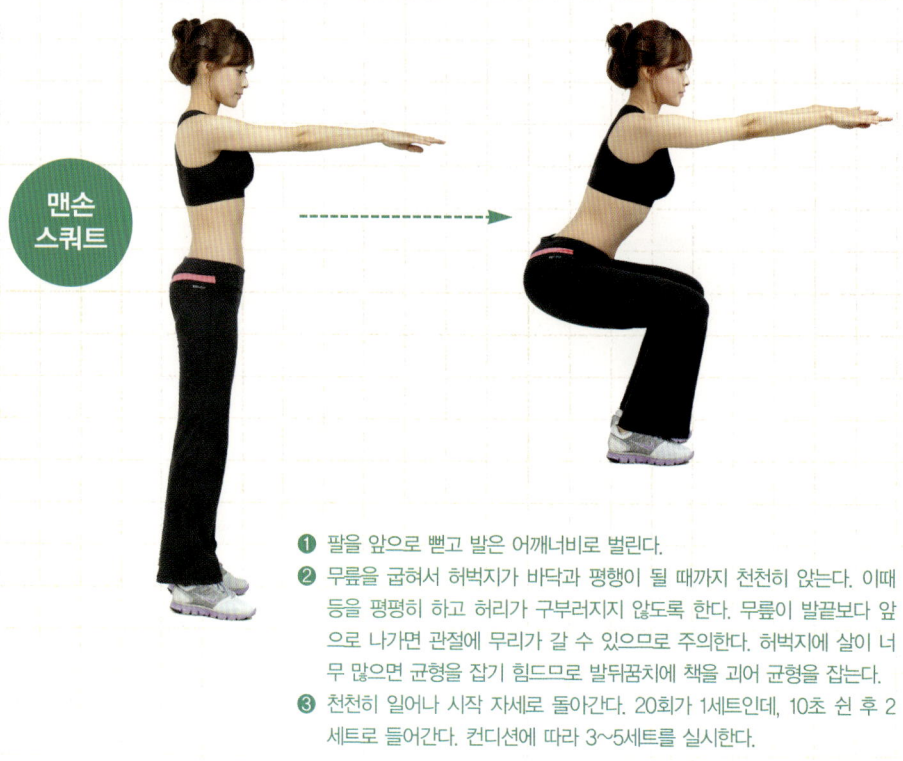

맨손 스쿼트

① 팔을 앞으로 뻗고 발은 어깨너비로 벌린다.
② 무릎을 굽혀서 허벅지가 바닥과 평행이 될 때까지 천천히 앉는다. 이때 등을 평평히 하고 허리가 구부러지지 않도록 한다. 무릎이 발끝보다 앞으로 나가면 관절에 무리가 갈 수 있으므로 주의한다. 허벅지에 살이 너무 많으면 균형을 잡기 힘드므로 발뒤꿈치에 책을 괴어 균형을 잡는다.
③ 천천히 일어나 시작 자세로 돌아간다. 20회가 1세트인데, 10초 쉰 후 2세트로 들어간다. 컨디션에 따라 3~5세트를 실시한다.

❸ 개선 포인트!

삼계탕, 두부만 먹었어요. ➡ 불용성 식이섬유를 섭취해 변비를 막고 단백질과 탄수화물 섭취 비율을 조절하세요.

탄수화물 섭취를 줄이고 단백질 섭취를 늘린 것은 좋은 시도지만 지나친 저탄수화물 고단백 다이어트는 변비를 악화시킬 수 있습니다. 또 저염식을 강조하다 보면 반찬을 멀리하기 쉽기 때문에 야채와 해조류 중심으로 반찬량을 확보하는 것이 좋습니다. 닭가슴살에는 식이섬유가 전혀 포함되어 있지 않기 때문에 야채 반찬과 잡곡밥을 먹지 않으면 변비에 걸리기 쉽습니다. 다이어트 중에 생긴 변비를 해결하기 위해 요구르트를 먹었다고 했는데, 요구르트에 들어 있는 식이섬유는 주로 장내 콜레스테롤을 줄이는 수용성 식이섬유입니다. 변비를 해결하는 데 도움이 되는 불용성 식이섬유는 현미 같은 잡곡밥, 해조류, 양배추 등에 많이 들어 있습니다.

밥을 한 숟가락만 먹었다고 했는데 식이섬유가 풍부한 잡곡밥을 반 공기 정도를 먹어서 케톤체 발생을 막아야 합니다. 포도당 섭취가 부족하면 지방이 불완전하게 산화되어 혈액에 산성대사물질인 케톤체가 쌓이면서 소변량이 증가하고 심박동수가 빨라지는데 김지훈 씨처럼 하루에 6시간씩 운동을 하면 상태가 악화되어 기절할 수도 있습니다. 군대 식단에서 삼계탕이나 두부가 나오면 밥 대신 먹었다고 했는데, 지나친 고단백 다이어트는 소화 과정에서 암모니아를 다량 발생시켜 간과 신장에 과부하가 걸리게 됩니다.

하루 6시간 운동했어요. ▶ 1시간부터 시작해서 점점 운동 시간을 늘리세요.

고도 비만 상태에서 하루 총 6시간 줄넘기와 조깅을 한 것은 바람직한 선택이 아닙니다. 김지훈 씨는 관절 상태가 양호해 큰 부작용이 없었지만 대부분의 고도 비만인들은 장시간 고강도 운동을 하면 근골격계 손상과 더불어 피로 물질이 증가해 몸이 부어서 체중이 증가할 수도 있습니다.

의욕이 높은 것은 좋지만 고도 비만의 경우 처음에는 하루 1시간 정도 가볍게 운동해 기초체력이 좋아지고 체중이 줄어들면 점점 운동 시간이나 강도를 늘립니다. 특히 체력이 떨어지고 하지 근력이 약한 여성은 처음부터 장시간 고강도 운동을 하면 일주일 이상 지속하기 힘듭니다.

STORY 7

수중운동, 상체 비만, 미시반

수영 다이어트

살이 빠지면 저절로 건강해진다

✈ 수중 운동 다이어트

고관절, 무릎, 발목에 부담을 주는 지상 운동의 대안이 될 수 있는 수중 운동. 수영으로 걷기의 두 배에 이르는 칼로리를 태우면서 부력으로 군살을 잡아요.

☺ **강추** 디스크, 고관절, 무릎, 발목 등 정형외과적 문제가 있는 다이어터
운동을 했을 때 땀 나는 것이 싫은 상체 비만 다이어터
팔뚝, 허벅지 안쪽, 복부 등의 탄력 보완이 시급한 다이어터

☹ **비추** 수영복을 입느니 죽는 것이 낫겠다고 생각되는 노출 절대 금지 다이어터
몸이 차고 기초 체력이 떨어지는 여성 다이어터
식욕 조절이 힘든 다이어터

비만도
중등도비만
(비만 2단계, BMI=31.3kg/㎡)

이름
이혜진(여, 27)

키
160cm

감량체중
80kg ➡ 53kg
1년간 27kg 감량,
34% 감량하는 데 성공

가족력
어머니, 아버지, 오빠 중
어머니만 통통

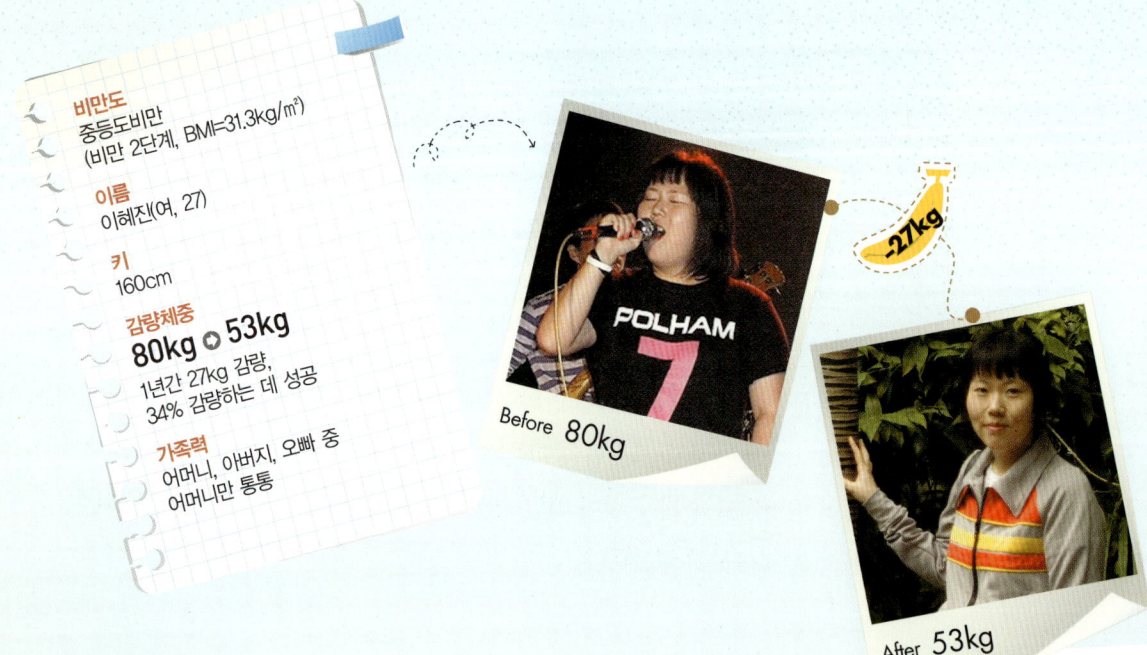

Before 80kg

-27kg

After 53kg

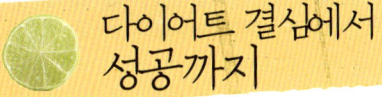 ## 다이어트 결심에서 성공까지

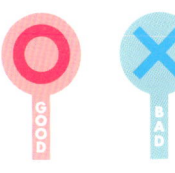

살을 빼고 싶었지만 생각만큼 잘 되지 않았어요. 지금의 성공 이전에 무수히 많은 실패가 있었지요. 지하철역에서 식욕 억제제를 파는 사람에게 강매 당해 안 좋은 줄 알면서 약을 먹은 적도 있어요. 복부에 지방 분해 주사를 맞아 보기도 했는데 금방 원상복귀되었어요. 덴마크 다이어트도 시도해 보고, 며칠 동안 무작정 굶어 본 적도 있지만 다 실패했어요. 한번은 헬스클럽에 등록해 10kg 감량한 적이 있는데, 운동으로 다이어트에 성공하고 나니까 많이 먹어도 살이 찌지 않을 것이라는 착각이 들었어요. 그래서 입에 당기는 대로 마구 먹었지요. 그러다가 복학하고 운동을 안 하자 1년 만에 원래의 체중으로 돌아왔어요. 다시 늘어난 체중은 예전과 같았지만 근육량이 줄고 체지방이 증가해서 그런지 외형상으로는 더 뚱뚱해 보였어요. 지금의 다이어트를 하게 된 데는 계기가 있어요. 패스트푸드점에서 아르바이트를 했는데, 일을 하다가 화장실에서 넘어졌어요. 엉덩이 뼈 근처가 너무 아파서 병원에 갔더니 허리 디스크라는 판정을 받았어요. 의사 선생님이 살을 빼야 증상이 없어질 것이라고 말씀해서 그제야 제 몸 상태의 심각성을 깨닫고 다이어트를 시작했어요. 1년간 76kg에서 53kg까지 감량했어요. 다이어트에 성공한 후 34인치 바지를 입던 제가 27인치 바지를 입게 되었어요. 무엇보다 가장 고민이 되었던 팔과 복부, 허벅지 살이 많이 빠져서 행복해요.

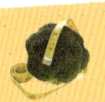 ## 나만의 다이어트 노하우

❶ **식이요법** 오후 6시 이후에는 물을 제외하고 아무것도 절대 먹지 않았어요. 아침은 거르고 점심에만 먹고 싶은 음식을 먹었어요. 대신 주말에는 평일에 먹지 못했던 음

식을 먹었어요.

❷ **운동요법** 매일 1시간 30분 정도 수영을 하고, 수영장에서 집까지 40분 정도 되는 거리를 걸어서 다녔어요. 처음에는 수영복 입은 게 부끄러웠는데, '미시반'이라고 해서 9시~12시 사이에 아주머니들이 주로 가입하는 클래스에 등록해 그나마 덜 창피했던 것 같아요. 그렇게 하루 2시간 정도 운동을 했어요.

❸ **행동요법** 계획을 세우고 그대로 운동하려고 노력했어요. 살을 빼고 유지한다는 생각보다는 계속해서 더 빼야겠다고 생각했어요. 웬만한 거리는 걸어서 다녔고 정해진 식사량 이외엔 먹지 않았어요.

❹ **다이어트 중 위기와 극복 방법** 먹고 싶은 것을 참는 게 너무나도 힘들었어요. 그러나 힘들 때마다 예전의 제 모습을 생각하면서 이겨 냈어요.

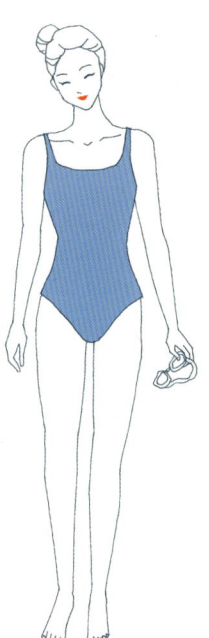

다이어트 성공 이후의 이야기

❶ **현재까지 유지 정도** 90~100%

❷ **주위의 반응** 가족 모두 기뻐해 주셨어요. 엄마는 지금도 좋지만 좀 더 빼 보라고 말씀하세요. 하지만 다이어트를 하는 동안 친구들과 연락이 많이 끊겨서 서운해요. 요근래 새로 사귄 친구들과 이전에는 즐길 수 없던 일들을 할 수 있어서 기뻐요.

❸ **다이어트의 의미** 다이어트는 필요악(必要惡)이에요. 심하게 뚱뚱하지 않으면 굳이 다이어트를 해야 할 필요는 없어요. 사실 많은 사람들이 다른 사람의 시선 때문에 어쩔 수 없이 다이어트를 하잖아요. 하지만 뚱뚱하면 게으르다는 시선 때문에 무리해서 다이어트 할 필요는 없어요.

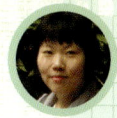

다이어트를 하는 분들께 꼭 해 주고 싶은 조언

제가 다이어트를 시작한 가장 큰 이유는 살이 너무 많이 쪄서 디스크가 악화되지는 않을까 하는 걱정 때문이었어요. 저처럼 다른 사람을 의식하지 말고 오로지 자신을 위해 다이어트에 집중했으면 좋겠어요.

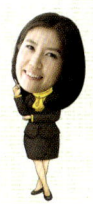

이경영 박사의 성공 다이어트 포인트

❶ 성공 포인트

이혜진 씨의 다이어트 성공 비결은 남의 시선이 아닌 자신의 건강을 위해 다이어트를 시작했다는 점입니다. 다른 사람의 시선 때문에 다이어트를 할 때는 실패하기 일쑤였지만 본인의 건강, 특히 디스크 악화를 막기 위해 체중 감량을 했기 때문에 성공한 것입니다.

  흔히 충격요법이 다이어트를 시도하는 데 큰 도움이 될 것이라고 생각하는데 이는 비만인에 대한 편견과 선입견에서 비롯된 오해입니다. 충격요법은 그 효과가 오래 가지 못합니다. 무엇보다 본인 스스로 비만을 해결해야겠다는 의지가 중요합니다. 연예인이 일반인보다 쉽게 살을 빼는 것은 직업에 의한 동기 부여 효과가 높기 때문입니다.

  이혜진 씨는 디스크 증상을 완화하기 위해 1년간 27kg을 감량했습니다. 다이어트 기간 역시 6개월 이상 장기간으로, 요요 현상을 막는 데 도움이 되었습니다. 단기간에 무리수를 두지 않았기 때문에 성공적인 다이어트가 된 것 같습니다.

❷ 성공 포인트 응용하기 : 수중 운동

이혜진 씨는 체중 감량을 위해 수영을 선택했는데, 수영은 디스크는 물론 다른 정형외과적 문제가 있을 때 재활 치료에 많이 이용되는 운동입니다. 물론 체중 감량에도 효과가 있습니다. 수영의 칼로리 소모는 꽤 높은 편인데 체중 80kg의 여성이 1시간 동안 보통 속도로 걸으면(4.8km/h) 354칼로리가 소모되는데, 평영을 하면 780칼로리가 소모됩니다.

그런데 수영을 해서 다이어트에 성공했다는 이들이 많지 않은데 그 이유는 식욕 때문입니다. 지상 운동, 즉 걷기나 헬스 등의 운동을 하고 나면 체온이 올라가면서 시상하부의 식욕 중추를 억제합니다. 하지만 수영은 운동으로 땀이 나도 물로 식기 때문에 체온이 올라가지 않습니다. 또 물속에서 하는 운동은 지상에서 하는 운동에 비해 움직임에 대한 느낌이 크기 때문에 운동을 많이 했다는 착각을 하게 만들어 음식에 관대해집니다. 식욕 외에도 수영복 문제가 있

🔴 수영의 에너지 소비량 (1시간 기준)

종목	50kg	56kg	62kg	68kg	74kg	80kg	86kg	92kg	98kg
배영(Back stroke)	510	570	630	690	750	810	870	930	996
평영(Breast stroke)	486	546	600	660	720	780	834	894	954
접영(Butterfly)	516	576	642	702	762	822	852	948	1008
크롤(CRAWL fast)	468	522	582	636	690	750	804	864	918
횡영(Side stroke)	366	408	456	498	540	588	630	672	720
물속 빠르게 걷기	510	570	630	696	756	816	876	936	1002
물속 보통 속도 걷기	186	198	228	252	276	300	318	342	366
보통 속도로 걷기(4.8km/h)	228	252	276	300	330	354	390	414	438
러닝(저강도, 8.4km/h)	408	456	504	552	600	654	702	750	798

습니다. 비만 여성이 선뜻 수영을 시작하지 못하는 것은 수영복에 대한 부담감 때문입니다. 이럴 때는 이혜진 씨처럼 주부들이 많은 클래스를 선택하는 것이 현명합니다.

　수영 외에 물에서 할 수 있는 운동인 수중 에어로빅, 다시 말해 아쿠아로빅도 정형외과적 질환이 있는 이들에게 도움이 되는데 비만인은 물론 장애인, 임산부에게도 좋은 운동입니다. 수영을 못 해도 가능하니 한번 시도해 보십시오. 동네 수영장에 아쿠아로빅 프로그램이 없다면 물속에서 걷는 동작만으로도 도움이 됩니다. 팔을 앞뒤로 크게 흔들며 걷는데 90도 각도로 팔꿈치를 구부리거나 팔을 옆으로 크게 흔들면서 걸어도 좋습니다. 군살을 정리하는 데 도움이 되는 아쿠아로빅 동작 몇 가지를 소개합니다.

❸ 개선 포인트!

> 아침, 저녁은 굶고 점심은 먹고 싶은 음식을 먹었어요.
> 하루 한 끼 식사는 위를 늘리고 식이장애를 유발해요.

　다이어트를 하는 사람 가운데 하루에 한 끼만 먹는 경우가 많은데, 이런 식사 패턴이 장기화되면 식이장애가 생길 수 있습니다. 이는 스모선수식 식사 패턴으로, 식사 횟수를 최대한 줄이고 한 번에 먹는 양을 늘려서 위를 최대한 증가시키는 식이요법입니다. 한 번 늘어난 위는 쉽게 줄어들지 않는데, 포만감을 느끼지 못한 뇌는 끊임없이 음식을 갈구해 하루 종일 음식 생각을 하는 비정상적인 '식탐' 뇌를 갖게 될지도 모릅니다.

　하루에 한 끼 과식하는 것은 음식을 섭취한 후 에너지 발산, 즉 식사를 통해 에너지를 소비하는 비율을 떨어뜨려 비정상적인 에너지 보호 시스템을 만들기 때문에 지방 연소 효율 역시 저하됩니다. 최근에 많이 발생하는 마른 비만도 세끼를 챙겨 먹는 것이 귀찮아 하루 한 끼 정도만 먹다 보니 근육이 줄어들고 체지방이 쌓여 몸

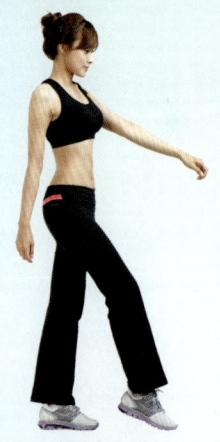

걷기

1. 수영장 걷기는 전신 운동으로, 전신의 군살을 정리하는 데 도움이 된다. 큰 보폭으로 수영장을 가로질러 걷는다.
2. 걸을 때 물속에서 팔을 같이 흔들면 팔 군살도 같이 빠진다. 한 레인을 다 걷고 나면 뒤로 걷기를 천천히 시도해 본다.
3. 적어도 4회 왕복하고 익숙해지면 8회 왕복한다.

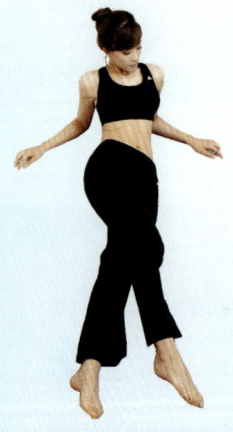

다리 교차하기

1. 허벅지 안쪽과 바깥쪽 군살을 정리하는 데 좋은 운동으로, 수영장 벽면에 등을 대고 양손으로 벽을 잡는다.
2. 몸에 힘을 뺀 상태에서 양발을 교차하며 16회 반복한다. 한 번은 오른발이 위로 올라가고 한 번은 왼발이 위로 올라가게 해서 천천히 교차한다.
3. 16회 1세트 실시한 후 30초 쉬고 다음 세트를 실시한다. 총 3세트를 실시하고 익숙해지면 5세트까지 실시한다.

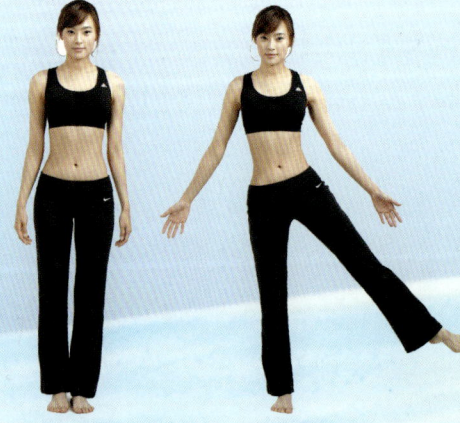

옆으로 차기

1. 팔과 다리 라인을 예쁘게 만들어 주는 운동으로, 차려 자세에서 오른쪽 발끝을 옆으로 향한 뒤 천천히 옆차기를 한다. 이때 양팔을 리듬에 맞춰 45도 정도 올리는데, 익숙해지면 다리와 팔을 좀 더 올린다. 반대쪽 발은 균형을 잡기 위해 힘을 준다.
2. 총 10회 실시하고 발을 바꾸어서 10회 더 실시하면 1세트가 된다. 1세트를 실시한 후 30초 쉬고 다음 세트를 실시한다.
3. 총 3세트를 실시하고 익숙해지면 5세트까지 실시한다.

이 쉽게 피곤해지는 악순환에서 시작됩니다.

이혜진 씨처럼 하루에 한 끼 먹고 싶은 음식을 먹어선 입맛을 교정하기 어렵습니다. 달콤하고 기름지고 자극적인 음식에 길들여진 입맛을 개선하기 위해서는 몸에 좋은 음식을 꾸준히 섭취해 혀를 교정해야 하는데, 이혜진 씨처럼 하면 다이어트 후에도 입맛이 교정되지 않아 자동적으로 비만을 일으키는 음식을 선택하게 됩니다.

> **주말에는 먹고 싶은 음식을 먹었어요.**
> **주말 낮 한 끼 정도만 먹고 싶은 음식을 선택해서 주말 증후군을 예방해요.**

다이어트를 하면서 하루 정도 자유롭게 쉬며 먹고 싶은 음식을 먹는 것은 좋지만 문제는 양입니다. 먹고 싶은 음식을 참다가 폭식하기보다는 주말 낮을 이용해서 먹습니다. 저녁에는 심리적으로 이완되어 과식을 하기 쉽기 때문에 가급적 아침이나 점심 한 끼를 선택합니다. 문제는 양 조절입니다. 가급적이면 1인분 이내에서 먹고, 꼭 먹고 싶었던 음식 리스트를 작성해서 한 가지만 먹습니다. 이것저것 양껏 먹다 보면 낭패를 볼 수도 있습니다.

주중에는 열심히 다이어트 하고 주말에는 과식하는 주말 증후군은 특히 직장인들의 경우 심한 편인데 힘든 직장 생활로 인한 스트레스에 대한 보상심리로 생깁니다. 직장인들은 금요일 밤 늦게 자기 시작해서 주말 내내 늦은 아침으로 시작하기 때문에 평소의 리듬이 깨지는 게 대부분입니다. 주말 증후군을 극복하려면 늦더라도 새벽 2시 전에는 자도록 하고, 휴일에 가급적 외출을 해서 혼자 있을 때 과식하는 것을 방지합니다. 증상이 심하다면 주말 이틀을 메인 운동 기간으로 잡는 것도 좋습니다.

STORY 8

헬스클럽, 피트니스 다이어트, 고단백 저탄수화물 식단, 몸짱 사진

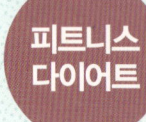

피트니스 다이어트

땀 흘린 만큼
돈도 벌고, 살도 빼다

피트니스 다이어트
살 속에 숨어 있는 근육을 키워 기초대사량을 높이는 요요 현상의 강적 피트니스 다이어트.
땀 흘린 만큼 보람이 있는 정직한 다이어트로 운동의 재미를 느껴 보세요.

강추 운동을 싫어하지 않는 젊은 남성 다이어터
식이요법 중심으로 다이어트를 해서 잦은 실패를 경험한 다이어터
저질 체력을 가진 저근육형 비만 체형의 다이어터

비추 헬스클럽에 등록한 후 저조한 출석률을 보인 아픈 과거가 있는 다이어터
운동을 좋아하는 것을 넘어 중독 증상을 보이는 다이어터
마음은 굴뚝같지만 실제로 30분도 운동할 시간이 없는 바쁜 직장인 다이어터

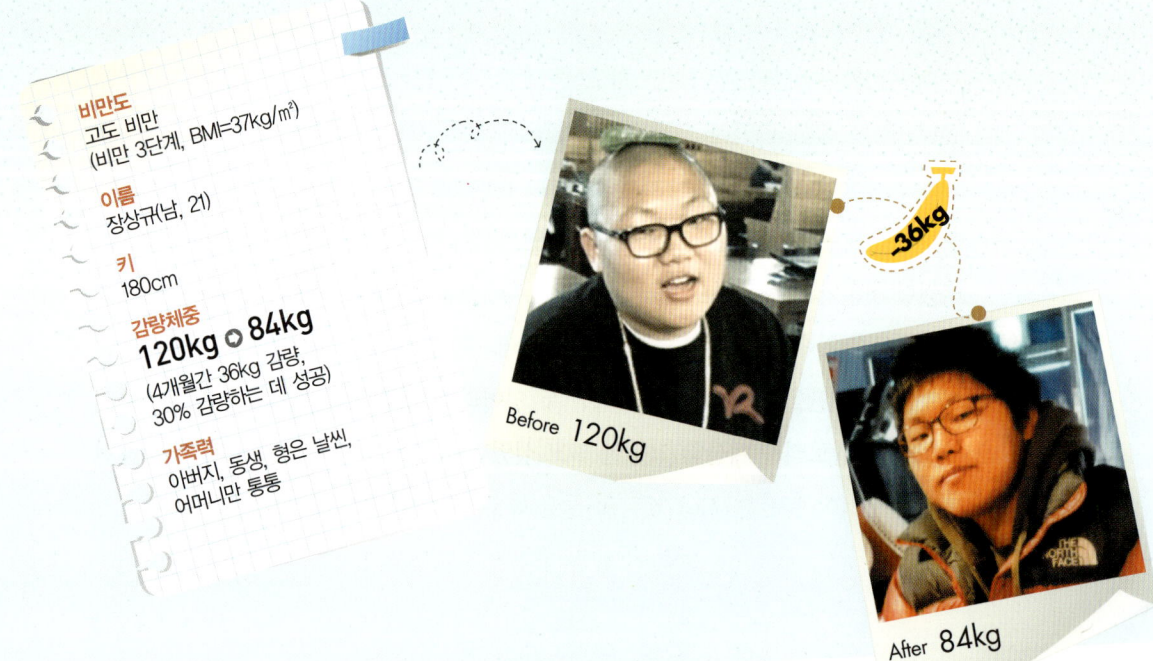

비만도 고도 비만 (비만 3단계, BMI=37kg/㎡)
이름 장상규(남, 21)
키 180cm
감량체중 120kg ▶ 84kg
(4개월간 36kg 감량, 30% 감량하는 데 성공)
가족력 아버지, 동생, 형은 날씬, 어머니만 통통

Before 120kg
-36kg
After 84kg

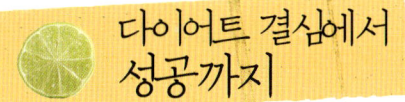  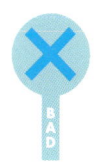

다이어트 결심에서 성공까지

지금의 다이어트 성공이 있기까지 두 번의 실패가 있었어요. TV를 보고 고구마 다이어트를 시작하고 끼니 때마다 두 개씩 먹었는데 살은 빠졌지만 너무 배가 고파서 포기했어요. 어머니가 밥 대신 먹으라며 사 준 단백질 파우더는 비위가 너무 약해 먹다가 도중에 포기했어요. 식사량을 줄이다 보니 참다못해 마구 먹게 되었고 결국 몸무게가 120kg까지 증가했어요. 운동을 싫어하고 매일같이 술이 마셔 더 살이 찐 것 같아요.

비만에 대해 크게 걱정하지 않았는데 군대를 가기 위해 받은 신체검사에서 공익 판정이 받아 너무 크게 충격을 받았어요. 비로소 제 몸이 제대로 보이기 시작했어요. 이를 계기로 체중을 감량하기로 다짐했어요. 120kg에서 100kg까지는 주로 먹지 않는 방법으로 다이어트를 했고, 그다음에는 본격적인 다이어트로 84kg까지 감량했어요. 이전에는 42인치짜리 바지를 입었는데 다이어트에 성공한 후 34인치 바지를 입게 되었어요.

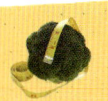

나만의 다이어트 노하우

❶ **식이요법** 보통 사람보다 서너 배 넘게 먹었기 때문에 다이어트를 하면서 가장 고통스러웠던 것은 식단 조절이었어요. 우선 음식량을 4분의 1로 줄이고 고단백 저탄수화물 식단으로 먹었습니다. 아침에는 늦게 일어났기 때문에 아침 겸 점심을 먹었고, 단백질 위주로 식단을 구성해서 닭 가슴살 두 덩어리와 야채를 먹었어요. 그리고 일주일 중 하루는 칼로리를 계산해 그동안 먹고 싶었던 음식을 먹었어요. 평소에 먹지 않던 음식을 먹어서 탈이 난 적도 있어요. 물은 하루에 2리터 이상 마셨고, 몸에 좋다는 가루 녹차를 물에 타서 자주 마셨어요. 과자를 먹고 싶을 땐 방울토마토로 대체했어요.

❷ **운동요법** 헬스클럽에서 아르바이트를 했기 때문에 매일 운동을 할 수 있었어요. 우선 준비 체조를 20~30분 하고 이어 유산소 운동(인터벌 운동법) 40분, 근력 운동 2시간, 다시 유산소 운동 40분을 했어요. 그래도 힘이 남으면 유산소 운동을 계속했어요. 이렇게 하루에 총 4~5시간 정도를 운동했어요. 준비 체조는 반드시 하고 유산소 운동은 한번 시작하면 30분 이상 했어요. 근력 운동도 상하체 골고루 했어요. 운동을 하면서 5분마다 물을 마셨어요. 일주일 중 하루는 운동을 하지 않고 쉬었어요.

❸ **행동요법** 하루 종일 움직이도록 노력했는데 아침에 일어나자마자 스트레칭을 하고 까치발로 서 있기도 했어요. '나도 저렇게 되어야지'라고 주문을 외우면 정말 그렇게 될 수 있다고 해서 컴퓨터 바탕화면과 방 곳곳에 몸짱 사진을 붙여 놓는 등 다이어트 의지를 다졌어요. 같이 운동하던 친구가 자전거 타는 것을 좋아해 자전거에 흥미를 붙이게 되었는데 재미있더라고요. 30kg을 감량한 후 그동안 수고한 저에게 상을 주기 위해 친구랑 함께 자전거로 전국 일주를 했어요. 체력이 좋아진 덕분에 하루에 100km까지 주행한 적도 있어요. 그렇게 하다 보니 자전거 여행 중에 4~5kg 정도 추가 감량되었어요.

❹ **다이어트 중 위기와 극복 방법** 다이어트를 하면서 세 번 정도 정체기가 찾아왔는데 이때 식사량을 줄이기보다는 식단을 유지하면서 운동 방법을 바꿨어요. 새로운 운동 방법을 익히고 매일 사용하던 운동기구를 다른 운동기구로 대체해 변화를 주었어요. 매주 변화를 주면서 다이어트 중의 지루함을 이겨 냈어요.

다이어트 도중에 어려움을 겪을 때 주위의 따뜻한 격려로 극복할 수 있었어요. 형은 살이 빠지면 옷을 사 주겠다며 열심히 해 보라고 응원해 주었고, 헬스클럽에서 아르바이트할 때는 몸짱 아저씨들이 운동 방법도 알려 주고 음료수도 사 주셨어요. 힘들 때마다 예전에 뚱뚱했던 때의 옷을 가끔씩 입어 보면서 예전으로 돌아가지 않겠다고 각오했어요.

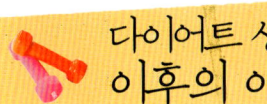
다이어트 성공 이후의 이야기

❶ **현재까지 유지 정도** 90%

❷ **주위의 반응** 제가 절대로 살을 뺄 수 없을 거라고 말하던 친구가 있었는데 살 빠진 제 모습을 보고 정말 크게 놀라더군요. 저를 두고 내기를 하는 친구들도 있었어요. 물론 그 친구들도 마찬가지 반응이었지요. 지금도 헬스클럽에서 아르바이트를 하고 있는데 아주머니 회원들이 살 빼는 비법을 알려 달라고 성화예요. 부모님께서는 주위 분들에게 수술이나 약에 의존하지 않고 식이요법과 운동요법만으로 살을 뺐다며 자랑하세요.

❸ **다이어트의 의미** 새로운 나로 태어나는 것이라고 생각해요. 뚱뚱했을 때는 버스 뒷자리에만 앉을 수 있었어요. 1인용 자리는 좀 불편했거든요. 이제는 1인용 자리에도 충분히 앉을 수 있어요. 예전의 저로서는 상상할 수 없는 즐거운 일들이 계속 생겨나 너무 기뻐요.

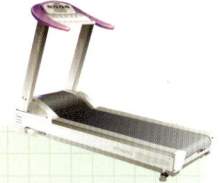

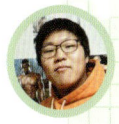 **다이어트를 하는 분들께 꼭 해 주고 싶은 조언**

단기간 내 감량하는 것을 목표로 하지 말고 운동요법과 식이요법을 꾸준히 조절할 수 있도록 어느 정도 기간을 정하는 것이 좋아요. 예를 들어 '몇 주 완성' 목표를 정해서 운동요법과 식이요법을 꾸준히 실천하는 거지요. 그리고 성공했다고 방심하지 않도록 주의하세요.

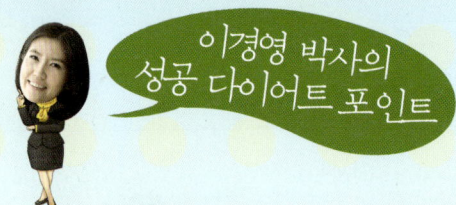

❶ 성공 포인트

장상규 씨의 다이어트 성공 비결은 헬스클럽에서 아르바이트를 하면서 운동에 대한 자극과 선호도를 높인 것이라고 볼 수 있습니다. 아르바이트 같은 강제적인 방법으로 운동할 수밖에 없는 환경을 만든 것은 매우 현명한 선택입니다. 다이어트를 하기 위해 헬스클럽에 등록한 사람들 가운데 한 달을 넘기지 못하는 경우가 대부분인데, 이를 강제화시켜 꼭 가야 하는 상황을 만든 것이 성공 비결이지요. 식사량을 줄이기보다는 운동 프로그램을 변형시켜 지루함에서 탈피하면서 정체기를 극복한 것 역시 아주 현명한 시도입니다. 정체기 때 가장 많이 하는 실수가 식사량을 줄여서 기초대사량을 저하시키는 악순환을 만드는 것입니다. 이런 실수를 하지 않도록 조심하세요.

❷ 성공 포인트 응용하기 : 몸짱 사진 붙이기

다이어트 중 다양한 감각의 자극을 이용하면 큰 도움이 됩니다. 집안 곳곳에 자신이 닮고 싶은 몸짱 모델 사진을 붙여 의지가 약해질 때 자극을 받으세요. 몸무게가 가장 많이 나갈 때의 사진을 붙여 두는 것도 도움이 됩니다. 누워서 TV를 보거나 앉아서 인터넷을 할 때 잘 보이는 곳에 자신의 예전 사진을 붙여 놓고 무언의 경고를 보내는 겁니다. 이와 반대로 시각을 이용한 자극에 속아서 피해를 보는 경우도 있습니다. 밤에 주로 방영되는 날씬한 모델들이 마시는 맥주 광고나 예쁜 걸 그룹이 광고하는 피자, 통닭 광고는 아무리 먹어도 살이 안 찔 거라는 생각이 들게 해 배달 주문을 하는 경우가 많습니다. 밤에 시각 자극을 피하기 위해서는 TV나 인터넷을 피하는 게 좋습니다.

❸ 개선 포인트!

> **닭 가슴살과 야채로 하루 두 끼만 먹었어요.** ➡
> **오전에는 탄수화물, 오후에는 단백질이 풍부한 식품을 먹어요.**

장상규 씨는 하루에 두 끼를 먹었는데, 아침 겸 점심은 단백질 중심으로 식단을 구성해서 닭 가슴살과 야채를 먹었다고 했습니다. 아침 식사는 뇌세포에 영양분을 주어 신체를 깨우는 데 중요한 역할을 하기 때문에 탄수화물이 풍부한 식사를 합니다. 다이어트를 하는 많은 이들이 닭가슴살을 즐겨 먹는데, 닭 가슴살에는 탄수화물이 전혀 들어 있지 않기 때문에 아침에는 고구마나 현미밥 같은 복합 탄수화물과 같이 먹습니다. 오후에는 닭가슴살과 식이섬유가 풍부한 야채를 함께 먹습니다. 그리고 간식은 당도가 낮은 사과, 오렌지, 키위, 자몽 등의 과일과 토마토, 오이 등의 야채를 섭취합니다.

> **하루 4~5시간 유산소 운동과 근육 운동을 했어요.** ➡
> **복합 트레이닝은 하루 2시간 이상 초과하지 마세요.**

다이어트를 하다가 운동에 재미가 들여 운동 시간이 계속 늘어나는 경우가 많습니다. 일종의 운동 중독 증상인데, 하루에 4시간 이상 운동하지 않으면 불안 증세를 보이기도 합니다. 상태가 심각해지면 일종의 과훈련 증후군이 나타나 운동이 끝난 후에도 맥박이 정상으로 돌아오지 않고 계속 빨라지며 피로감이 생깁니다. 운동 생리학자들은 한 번에 2시간 이상 운동을 하면 피로 물질이 축적되고 식욕이 증가하며 지방 연소 효율이 떨어진다고 경고합니다. 또한 지나치게 많은 운동량은 보상심리로 많이 먹게 하거나 식욕을 증가시켜 요요 현상을 초래합니다. 다이어트 때문에 운동을 결심하는 사람들은 헬스클럽에서 서너 시간씩 살아야 한다고 생각하는 데 이는 운동 시작을 막는 가장 큰 방해 요인입니다.

STORY 9

다이어트용 밥공기, 작은 숟가락,
해조류, 습관 교정, 오버 트레이닝 방지

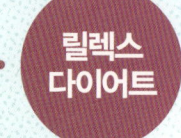
릴렉스
다이어트

다이어트의 늪,
요요 현상 걱정 없다

❤ 릴렉스 다이어트

약물 다이어트 등 단기간 다이어트로 잦은 요요 현상을 겪은 후 장기간에 걸쳐 습관을 교정하고 한식으로 식습관을 바꾼 후 요요 현상 없이 다이어트에 성공했어요. 의지 약하고 우유부단한 저도 성공한 다이어트법이니 주저 말고 시작하세요.

- 😊 **강추** 단기간 다이어트로 잦은 요요 현상을 겪은 다이어터
  단기간 다이어트를 하기에는 시간도 부족하고 집중력이 없는 다이어터
  습관 교정을 중요한 목표로 삼는 다이어터

- 😞 **비추** 성격이 급하고 싫증을 잘 내는 다이어터
  큰마음 먹고 처음 다이어트를 시도하는 다이어터

비만도
고도 비만
(비만 3단계, BMI=37.2kg/㎡)

이름
박세희(여, 22)

키
178cm

감량체중
118kg ➡ 84kg
11개월간 34kg 감량,
29% 감량하는 데 성공

가족력
어머니, 아버지, 동생 두 명
모두 날씬

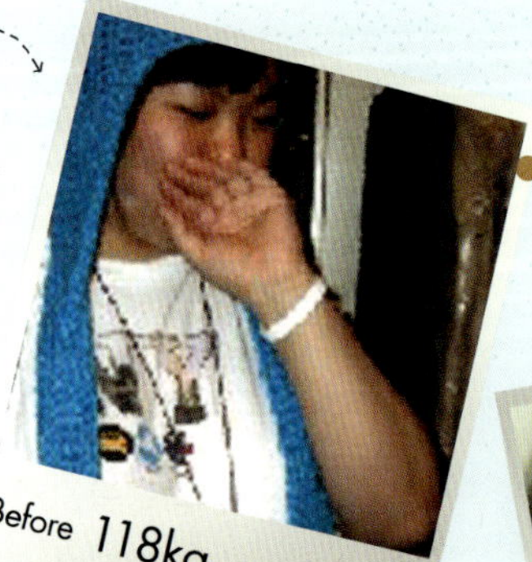

Before 118kg

-34kg

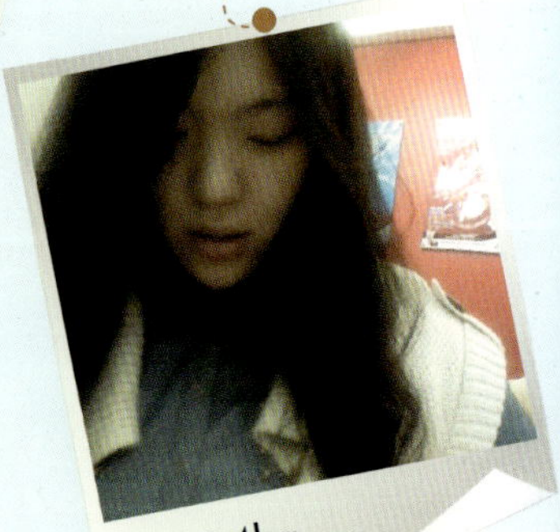

After 84kg

다이어트 결심에서 성공까지

이전에 여러 번의 다이어트 실패를 경험했어요. 비만 클리닉에서 주사와 약물 요법을 병행해 1개월 만에 8kg이 빠졌지만 얼마 뒤 고스란히 예전 몸무게로 돌아가 버렸어요. 그 뒤로도 몇 번이나 비만 클리닉에 등록했고 그때마다 살이 빠졌지만 오래가지는 않았어요. 다이어트 한약도 먹어 봤는데 냄새가 너무 역해 중간에 포기했어요. 급하게 살을 빼려는 마음과 절제하지 못하는 식욕 때문에 매번 실패한 것 같아요.

저는 '키 작고 뚱뚱한 애들보다는 키 크고 살집 있는 것이 더 좋다'며 내심 위안을 삼았어요. 그렇지만 시간이 지날수록 점점 체중이 불어나면서 맞는 옷을 찾기 어려워졌어요. 사람들이 저만 쳐다보는 것 같아서 하루 종일 집 안에서 게임만 하고 밖에 나가지 않은 적도 있어요. 그런데 어느 순간 한 번뿐인 인생을 이렇게 낭비할 수 없다는 생각에 다이어트를 결심했어요. 열심히 노력한 결과 34kg 감량하는 데 성공한 것은 물론 가장 큰 고민이던 팔뚝 살도 줄어들었어요. 제게 맞는 예쁜 옷을 사 입을 수 있는 것 역시 행복해요.

나만의 다이어트 노하우

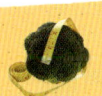

❶ **식이요법** 세끼 모두 정해진 시간에 꼬박꼬박 챙겨먹었어요. 밥은 제일 작은 그릇에 3분의 2 정도 담아 제일 작은 숟가락으로 떠 먹었어요. 반찬은 주로 채소나 미역 등 해조류를 먹었고 맵고 짠 음식과 인스턴트 음식, 술, 커피는 먹지 않았어요. 배가 고파 도저히 참을 수 없을 때는 당근이나 오이 등 야채를 간식 삼아 먹었어요.

❷ **운동요법** 식사를 한 뒤 한두 시간쯤 지나면 '요가 1시간 + 제자리걸음 1시간'을 했

어요. 익숙해지자 효과를 높이기 위해 운동 방법을 바꾸었어요. 집 앞 하천 길에서 1시간 정도 경보를 하고 틈틈이 가벼운 등산을 했어요.

❸ **행동요법** 운동량을 늘리기 위해 집 안 청소를 도맡아 했어요. 설거지와 손빨래, 손걸레질, 창틀 먼지 닦기 등으로 활동량을 늘렸어요. 컴퓨터 게임을 너무 좋아했지만 다이어트를 위해 컴퓨터를 멀리했어요.

❹ **다이어트 중 위기와 극복 방법** 살 빠진 모습을 인터넷 카페에 올렸는데, 많은 사람의 응원 글이 큰 힘이 되었어요. 몇 달 후 요요 현상이 나타나자 제 모습이 창피해 밖에 나가기 두려워졌어요. 다이어트를 완전히 포기하고 있는데 "다시 하면 된다"는 친구의 말 한마디가 힘이 되어 지금까지 올 수 있었어요.

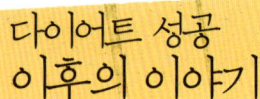

다이어트 성공 이후의 이야기

❶ **현재까지 유지 정도** 90%

❷ **주위의 반응** 어느 날 큰마음을 먹고 스키니 진을 입고 아빠를 마중 갔어요. 무뚝뚝하신 아빠가 "못 알아보겠다. 언제 이렇게 예뻐졌느냐"며 칭찬을 아끼지 않아 쑥스러우면서도 무척 기뻤어요. 엄마는 예쁜 옷을 사 주셨죠. 동생은 친구들한테 저를 소개하기 바빠요. 이전과 다른 사람들의 반응에 너무 행복해요.

❸ **다이어트의 의미** 평생 과제라고 생각해요. 이 과제만 해결하면 새로운 세계가 펼쳐지기 때문이죠. 하지만 요요 현상을 반복해서 겪는다면 내 인생의 학점은 F가 될 거예요. 다이어트를 하는 사람에게 요요 현상은 정말 무섭답니다.

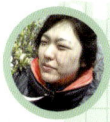
다이어트를 하는 분들께 꼭 해 주고 싶은 조언

의지가 약하고 우유부단한 저도 성공했으니 여러분도 꼭 성공할 수 있을 거예요. 다이어트 할 때는 여유 있는 마음으로 식이요법과 운동요법을 꾸준히 실천하는 것이 중요해요. 두 달 정도 하는 단기간 다이어트는 100% 요요 현상이 찾아오니 길게 보고 도전하세요. 습관을 바꾸는 것은 뼈를 깎는 고통이에요. 당장은 힘들지만 그만큼 좋은 결과가 있답니다. 다이어트 약을 사고 주사를 맞는 비용으로 좋은 운동복, 좋은 신발을 사서 운동을 열심히 하세요.

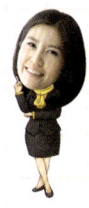

이경영 박사의 성공 다이어트 포인트

❶ 성공 포인트

박세희 씨의 다이어트 성공 비결은 요요 현상을 막기 위한 장기간 다이어트 플랜에 있습니다. 약물 다이어트를 반복하면서 요요 현상을 많이 겪어 단기간 다이어트의 문제점을 잘 알고 있었기에 1년간 습관 교정을 중심으로 잘 수행한 것 같습니다. 박세희 씨처럼 성장기부터 비만이었던 분들은 습관을 바로잡지 않으면 요요 현상이 끊임없이 되풀이됩니다. 많은 다이어트 전문가가 6개월 이상 다이어트를 권하는 이유 역시 단기간 다이어트로 인해 생기는 요요 현상을 효과적으로 막을 수 있기 때문입니다.

하루 세끼 소식하고, 강도를 낮추어 2시간 이하 운동으로 오버 트레이닝을 막은 것 역시 현명한 다이어트 방법입니다. 일반적으로 다이어트 경험이 많은 분들은 다이어트 성공률이 떨어지는데, 그 이유는 지나친 요요 현상으로 터닝 포인트가 늦게 오기 때문입니다. 터닝 포인트는 식이요법과 운동요법으로 생기는 에너지 변화를 몸이 받아들이는 시기인데, 요요 현상을 많이 겪으면 이 자극에 민첩하게 반응하기 어렵습니다. 그래서 체중 감량 속도가 더뎌지는데, 이 과정에서 포기하거나 굶는 무리수를 선택하기 쉽습니다. 이런 현상이 나타나더라도 박세희 씨처럼 포기하지 않고 꾸준히 기다리다 보면 우리 몸은 결국 바람직한 상태를 찾아갑니다. 요요 현상을 많이 겪었을수록 장기간 다이어트를 계획해야 합니다. 장기간 꾸준히 습관을 교정해 나간다면 무서운 요요 현상도 쉽게 물리칠 수 있습니다.

❷ 성공 포인트 응용하기 : 다이어트용 밥그릇 만들기

박세희 씨의 식이요법은 전형적인 한식 다이어트로, 세끼를 모두 챙겨 먹되 양을 줄이는 방법을 선택했습니다. 반찬은 채소나 해조류를 먹고, 맵고 짠 자극적인 음식은 피했습니다. 주목할 것은 식사량을 줄이기 위해 제일 작은 그릇에 3분의 2 정도 밥을 담고 제일 작은 숟가락을 사용해서 식사 시간을 늘린 것입니다. 음식을 먹을 때 작은 그릇을 선택하면 식사량을 쉽게 줄일 수 있습니다. 최근에는 다이어트를 위한 착시 그릇이 시판되고 있습니다. 겉보기에는 일반 밥공기 같지만 바닥을 높여서 적

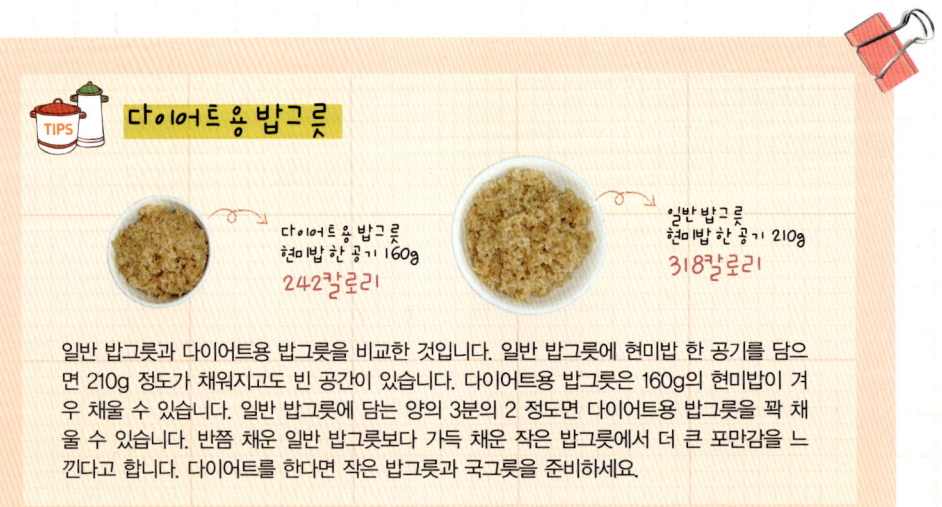

다이어트용 밥그릇

다이어트용 밥그릇 현미밥 한 공기 160g
242칼로리

일반 밥그릇 현미밥 한 공기 210g
318칼로리

일반 밥그릇과 다이어트용 밥그릇을 비교한 것입니다. 일반 밥그릇에 현미밥 한 공기를 담으면 210g 정도가 채워지고도 빈 공간이 있습니다. 다이어트용 밥그릇은 160g의 현미밥이 겨우 채울 수 있습니다. 일반 밥그릇에 담는 양의 3분의 2 정도면 다이어트용 밥그릇을 꽉 채울 수 있습니다. 반쯤 채운 일반 밥그릇보다 가득 채운 작은 밥그릇에서 더 큰 포만감을 느낀다고 합니다. 다이어트를 한다면 작은 밥그릇과 국그릇을 준비하세요.

은 양이 들어가도록 만든 것입니다. 또 작은 숟가락을 선택하면 아무래도 식사 시간을 길어져 다이어트에 도움이 됩니다.

❸ 개선 포인트!

> 배가 고프면 당근, 오이를 먹었어요.
> 다이어트 중 간식으로 저지방 우유나 달걀 등을 추천해요.

박세희 씨는 세끼 식사를 다 했지만 식사량을 많이 줄였기 때문에 공복감을 심하게 느꼈을 겁니다. 이때는 간식을 섭취하는 것이 좋습니다. 박세희 씨는 당근이나 오이 등 야채를 간식으로 먹었다고 했는데 저지방 우유나 플레인 요구르트, 달걀 등 단백질 식품을 함께 섭취하면 포만감을 줄 수 있습니다. 당근은 혈당지수가 높아 인슐린 분비량을 증가시켜 지방 합성률을 높이므로 고도 비만의 간식으로는 좋지 않습니다. 간식으로 야채로 먹을 때는 토마토나 오이가 좋고 과일은 사과, 키위, 배가 좋습니다. 밥량이 적으면 포만감을 느끼기 어려우므로 곤약, 묵, 해조류가 들어간 반찬을 준비합니다.

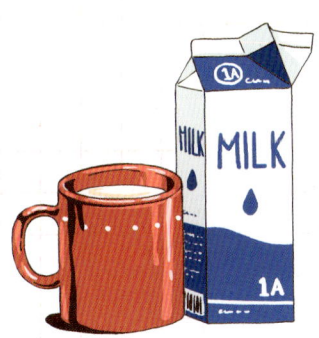

STORY 10

녹차, 줄넘기, 든든한 아침밥, 두유, 장기 다이어트

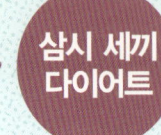
삼시 세끼 다이어트

쫄쫄 굶는 다이어트는 가라

✈ 삼시 세끼 다이어트

아침에는 든든한 밥으로 시작해서 점심 소식과 단백질 중심의 저녁으로 세끼 모두 챙겨 먹는 행복한 다이어트! 식욕 조절도 충분히 가능하기 때문에 식욕 때문에 다이어트를 망설일 필요가 없어요.

😊 **강추** 하루 종일 음식 생각만 나는 다이어터
식이 장애가 있는 다이어터
잦은 요요 현상으로 더 이상 의욕이 없는 슬픈 다이어터

☹ **비추** 삼교대, 야간 근무 등 근무 조건 때문에 세끼 식사 사수가 어려운 다이어터
12첩 반상처럼 잔칫상 반찬을 원하는 다이어터

비만도
고도 비만
(비만 3단계, BMI=36.3kg/㎡)

이름
김영빈(남, 23)

키
178cm

감량체중
115kg ➔ 72kg
(9개월간 43kg 감량,
37.4% 감량하는 데 성공)

가족력
아버지, 어머니, 형 모두 통통

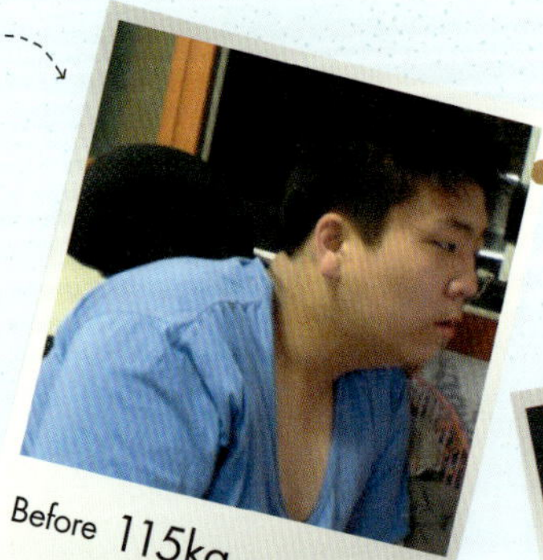

Before 115kg

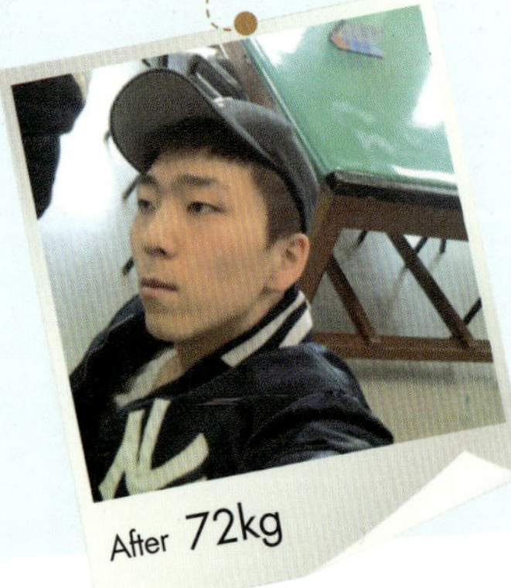

-43kg

After 72kg

다이어트 결심에서 성공까지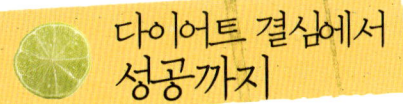

네 번 정도 다이어트를 시도했는데, 그때마다 식사량을 줄여야 한다는 강박관념 때문에 스트레스를 받았어요. 무작정 절식하고 마구 먹기를 반복하다 보니 다이어트를 시도하는 것이 어려웠어요. 운동한 다음에 너무 배가 고파 허겁지겁 김밥이나 떡볶이를 먹어 도로아미타불이 된 적도 많아요. 다이어트 식품도 먹어 봤는데 식이요법과 운동요법만으로 감량하는 게 낫겠다는 생각이 들 정도로 만족하지 못했어요.

군대 생활을 하다가 휴가를 나와 친구들과 함께 나이트클럽에 간 적이 있어요. 뚱뚱한 저보다는 잘생긴 친구들에게만 여자들의 관심이 모이더라고요. 즐겁게 노는 친구들을 보며 소외된 제 모습이 너무 한심해 보였어요. 제게 맞는 42인치 바지를 파는 매장을 찾다가 좌절한 적도 많아요. 군 복무를 하면서 9개월간 43kg을 감량했어요.

나만의 다이어트 노하우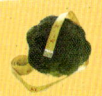

❶ **식이요법** 세끼를 다 챙겨 먹었는데 아침밥은 한 공기 정도 든든하게 먹었는데 반찬은 맵거나 짜지 않게 먹었어요. 국은 건더기만 건져 먹었어요. 점심에는 반 공기로 밥량을 줄이고, 반찬도 조금 먹었어요. 저녁에는 단백질 위주로 먹었어요. 간식은 되도록 먹지 않고 배가 너무 고플 때면 두유 반 잔이나 블랙커피를 마셨어요.

❷ **운동요법** 일어나자마자 물이나 녹차를 마시고 공복 상태에서 열심히 줄넘기를 했어요. 한번 시작하면 4000개는 반드시 하도록 노력했어요. 그리고 아침 식사를 하고 한 시간 뒤 또 다시 4000개를 했어요. 체중 때문에 무릎이 아팠지만 살을 빼야겠다는 일념 하나로 꾹 참고 계속 했어요. 그렇게 하루에 8000개 정도 하고 가끔 축구도 했어요.

❸ **행동요법** 엘리베이터보다는 계단을 이용했고 버스나 지하철을 타면 한두 정거장 전에 내려서 걸었어요. 10분 정도 거리는 대중교통을 이용하지 않고 걸어갔어요. 밥 먹은 후 30분 동안은 절대로 앉지 않았어요. 조금 많이 먹었다 싶을 땐 어떻게든 움직여서 활동량을 늘리도록 노력했어요. 뚱뚱했던 예전 사진을 잘 보이게 붙여 놓고 '다시는 이렇게 되지 말아야지' 라고 끊임없이 되새겼어요. 군것질은 생각도 못 하게 여분의 돈 없이 버스 카드 한 장만 가지고 다녔어요.

❹ **다이어트 중 위기와 극복 방법** 계속해서 살이 빠지다가 80kg 정도 되었을 때 정체기가 왔어요. 엄격한 식이조절로 잘 먹지 않아서 정체기가 길었던 것 같아 식사량을 조금 늘렸더니 신기하게도 체중이 잘 빠졌어요.

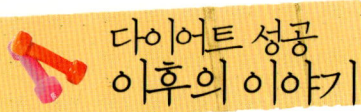

다이어트 성공 이후의 이야기

❶ **현재까지 유지 정도** 90~100%

❷ **주위의 반응** 오랜만에 친구들을 만났는데 살이 빠진 저를 전혀 알아보지 못하고 그냥 지나가더라고요. 저도 재미 삼아 알은체하지 않고 지나가 멀리 떨어져 전화를 했는데 목소리를 듣고서야 알아보고 정말 놀라워했어요. 그런 일들이 신나고 재미있었어요.

❸ **다이어트의 의미** 제 인생에서 다시 올 수 없는 큰 성공으로, 저를 다시 태어나게 해 주었죠. 살이 빠진 것도 좋지만 체력도 이전보다 훨씬 좋아졌어요. 무엇보다도 뚱뚱했을 때는 감히 상상조차 할 수 없었던 멋진 이성 친구가 생겼어요.

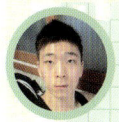

다이어트를 하는 분들께 꼭 해 주고 싶은 조언

살을 빼면 천국이 따로 없어요. 옷을 살 때도, 길거리를 다닐 때도 사람들의 눈빛이 180도 달라진답니다. 다이어트 할때는 핑계를 없애는 것이 좋아요. 아플 때는 '땀이 더 많이 나겠지'라는 마음으로 운동을 했고, 비가 올때는 우비 입고 '땀 날 때까지 해 보자'라는 마음으로 꾸준히 운동했어요. 다이어트에 성공한 지금 저는 너무나 즐거워요. 여러분도 절대 포기하지 말고 저 같은 행복을 맛봤으면 좋겠어요.

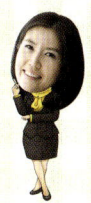

이경영 박사의
성공 다이어트 포인트

❶ 성공 포인트

김영빈 씨의 다이어트 성공 비결은 굶는 다이어트의 부작용을 잘 파악한 현명함에 있습니다. 보통 다이어트를 결심하면 독한 마음으로 식사량을 확 줄이고 운동량을 비정상적으로 늘리는데, 이런 극단적인 방법은 오래 지속하기 힘듭니다. 김영빈 씨는 세끼를 균형 있게 먹으면서 꾸준히 운동했습니다. 흔히 정체기에는 식사량을 줄이는 실수를 저지르는데, 김영빈 씨는 오히려 조금 늘려서 근육량을 확보하는 방법으로 현명하게 극복했습니다.

날씨나 몸 컨디션을 핑계로 운동을 빼 먹지 않고 꾸준히 계속한 것 역시 현명한 자세입니다. 결국 다이어트는 습관을 바꾸는 것이기 때문에 단기간 독하게 하는 것보다는 장기간 성실하게 해야 합니다. 다이어트 전문가들은 6개월 이상의 장기 다이어트가 빈혈, 골다공증, 탈모 등의 신체적 부작용을 막고 요요 현상을 막는 지름길이라고 합니다. 김영빈 씨는 9개월 정도 꾸준한 식이요법과 운동요법을 실시해 43kg을 감량하고 자신의 키에 맞는 몸무게를 찾아 이를 안정적으로 유지했습니다.

❷ **성공 포인트 응용하기 :** 세끼 균형 잡힌 식단

김영빈 씨의 식이요법은 상당히 과학적입니다. 세끼 식사를 든든히 해서 야식 증후군을 방지했고, 반찬은 싱겁게 먹어서 부종형 비만을 방지했습니다. 아침에는 소화 기능이 좋고 에너지 소비율이 높기 때문에 밥을 한 공기 정도 먹어도 잉여 지방으로 쌓이지 않습니다. 물론 아침 식사 후 바로 눕거나 잔다면 활동량이 부족해 살이 찔 수 있습니다. 점심부터 양을 줄였는데, 밥과 반찬 모두 줄였다고 했습니다. 대부분 밥량을 줄이면 반찬량을 늘려서 다이어트 중 부종을 악화시키는 경우가 있는데 현명하게 대처한 것 같습니다. 저녁에 지방 전환율이 높은 탄수화물보다 에너지 대사율을 높이는 단백질 위주로 섭취한 것 역시 현명한 행동입니다. 가장 많이 선택한 메뉴가 닭 가슴살인데 한 가지만 먹으면 질리기 쉬우니 연어 구이, 삶은 달걀, 두부, 참치, 콩 등 메뉴를 다양하게 하고 양상추, 브로콜리, 피망 등 야채와 같이 먹어 변비를 예방합시다.

또 간식으로 두유를 선택했는데 두유에는 식물성 식품에 부족한 리신, 류신 같은 필수아미노산이 많이 들어 있어 양질의 단백질을 섭취할 수 있습니다. 콩보다 소화율이 높아 소화 불량에도 좋고 칼슘이 풍부해 골다공증을 예방하는 데 도움이 됩니다. 최근에는 검은콩이나 검은 깨가 들어간 두유도 많이 나오는데, 지나친 다이어트로 몸이 노화되는 것을 방지하는 데도 도움이 됩니다.

❸ 개선 포인트!

> 통증을 참고 하루 8000개 정도 줄넘기를 했어요. 고도 비만은 줄넘기를 삼가세요.

김영빈 씨는 살을 빼야겠다는 생각 하나로 무릎이 아픈 것을 참고 하루 8000개 정도 줄넘기를 했습니다. 줄넘기는 속보나 자전거, 요가 등 유산소 운동보다 에너지 소비량이 두 배 정도 높기 때문에 단기간 내 체중을 감량하는 데 아주 효과가 높은 운동입니다. 하지만 김영빈 씨처럼 초고도 비만의 경우 줄넘기처럼 무릎과 발목, 발바닥에 충격을 주는 고강도 운동은 피해야 합니다. 최근 뒤꿈치가 바늘로 찌르듯이 아픈 염증성 질환인 족저근막염으로 고통 받는 환자들이 늘어나고 있는데, 체중에 비해 과도하게 운동할 경우 족저근막염에 걸릴 수 있습니다. 주로 육상 선수에게 나타나는 족저근막염이 다이어트를 하는 일반인들에게도 많이 나타나는 이유는 자신의 체중을 고려하지 않고 무리하게 운동하기 때문입니다. 고도 비만의 경우 무리하게 장시간 걸어도 근막에 염증이 올 수 있습니다. 이 외에도 체중을 고려하지 않고 고강도 운동을 하면 무릎 관절에 무리를 주게 됩니다. 일반적으로 체중이 3kg 증가하면 무릎 관절은 5배인 15kg의 부담을 안게 됩니다. 특히 갑자기 체중이 늘어날 경우 무릎 관절이 늘어난 체중을 적응하지 못해 더욱 문제가 됩니다. 옆에 예시한 무릎 상태 체크 리스트에 두 가지 이상 해당될 경우에는 줄넘기나 에어로빅, 스쿼시보다는 수영이나 자전거 중심으로 유산소 운동을 해서 무릎을 보호합시다.

무릎 상태 체크 리스트 ✓

- ☐ 무릎을 구부리거나 일어날 때 '딱' 소리가 들린다.
- ☐ 앉았다 일어날 때 무릎 앞쪽에 통증이 있다.
- ☐ 오래 서 있으면 무릎이 시리다.
- ☐ 쪼그리고 앉거나 무릎 꿇고 일할 때 통증을 느낀다.
- ☐ 계단을 오를 때 통증을 느낀다.

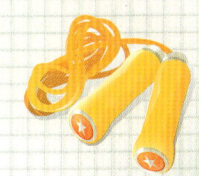

STORY 11

고구마, 삶은 계란, 세끼 소식, 기초대사량 조절

생애 첫 다이어트

효과는 높고 부작용은 없는 처음 다이어트

✿ 생애 첫 다이어트

다이어트 경험이 많아지면 터닝 포인트가 늦어지고 정체기도 길어져요. 요요 현상을 많이 경험하다 보면 그다음에는 쉽게 살이 빠지지 않아요. 많은 분들이 저처럼 한방에 성공했으면 좋겠어요.

- ☺ **강추** 한 번도 다이어트를 시도하지 않은 다이어터
- ☹ **비추** 다이어트 경험이 여러 번 있는 다이어터

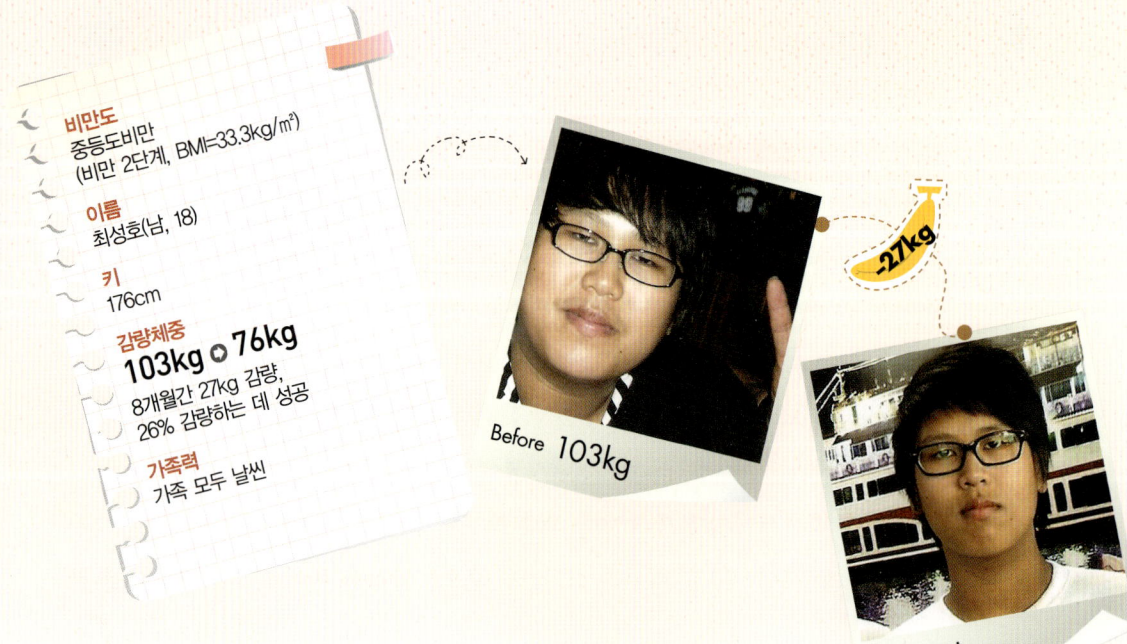

비만도
중등도비만
(비만 2단계, BMI=33.3kg/m²)

이름
최성호(남, 18)

키
176cm

감량체중
103kg ▶ 76kg
8개월간 27kg 감량,
26% 감량하는 데 성공

가족력
가족 모두 날씬

Before 103kg
After 76kg
-27kg

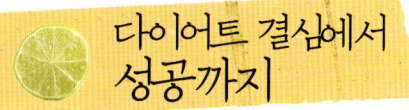
다이어트 결심에서 성공까지

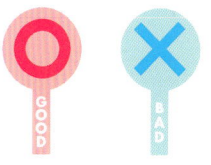

처음 시도한 다이어트에 성공하는 행운을 얻었어요. 살을 빼야겠다는 생각은 있었지만 결심하지 못하고 인터넷 다이어트 카페를 배회하던 중 운동과 식이요법으로 살을 뺀 사람들의 수기를 보았어요. 다이어트에 성공한 후 놀라울 만큼 변화된 모습을 보니 나도 도전해 보고 싶다는 생각이 들었어요. 평생 큰 사이즈 옷만 입을 순 없다는 생각 역시 다이어트를 결심하는데 한몫 했어요.

지방 분해 시술, 지방흡입술은 워낙 고가여서 엄두를 낼 수 없었어요. 제가 모은 정보를 바탕으로 체계적인 계획을 세운 후 본격적으로 다이어트를 시작했고 8개월 동안 27kg 감량하는 데 성공했어요. 가장 고민이 되었던 복부 사이즈가 38인치에서 32인치까지 줄었어요. 2XL 티셔츠에서 L 사이즈 티셔츠를 입게 된 것 역시 놀라운 일이죠.

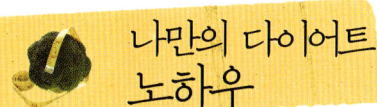
나만의 다이어트 노하우

① **식이요법** 처음부터 무리하면 오래 지속하기 어려울 것 같아 제가 할 수 있는 것부터 차근차근 시작했어요. 패스드푸드와 단산음료 등 군것질하는 습관부터 없앴죠. 식사는 세끼 모두 먹는 것을 원칙으로 삼았는데 아침과 점심은 양을 20~30% 줄였어요. 물론 처음부터 쉽지는 않았어요. 저녁에는 고구마 한두 개와 계란 흰자 한 개씩만 먹었고 저녁 6시 이후로는 물만 조금씩 마셨어요.

② **운동요법** 헬스클럽에 다니며 유산소 운동 위주로 꾸준히 운동을 했어요. 운동을 시작하기 전에 스트레칭을 충분히 한 후 트레드밀에서 속보 50분, 사이클 30분, 다시 트레드밀에서 속보 30분, 마무리 스트레칭 순으로 운동을 했어요. 그리고 몸매를 잡

아 주기 위해 일주일에 세 번, 30분씩 웨이트 트레이닝도 꾸준히 했어요.
❸ **행동요법** 등하교할 때 버스를 타지 않고 걸어 다니도록 노력했어요.
❹ **다이어트 중 위기와 극복 방법** 첫 번째 위기는 바로 음식의 유혹이었죠. 살이 빠지자 점점 마음이 느슨해졌어요. 그래서 '절대로 먹지 말자' 대신 '소량만 먹자' 라고 생각을 바꿨더니 음식 스트레스가 없어져 살이 더 잘 빠졌어요. 그동안에는 절대 하지 않던 외식도 한 달에 한 번 정도 했어요. 두 번째 위기는 '정체기' 였습니다. 정체기가 빠진 체중에 대한 적응 기간이라는 것을 알고 난 후에는 힘들어도 이겨 낼 수 있는 힘이 생겼어요. 음식량을 줄이는 대신 평소보다 운동 강도를 조금 더 올리고 시간을 늘렸더니 어느새 다시 살이 빠지기 시작했어요.

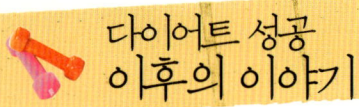

다이어트 성공 이후의 이야기

❶ **현재까지 유지 정도** 90~100%
❷ **주위의 반응** 고 2 때 최고 몸무게 103kg으로 정점을 찍고 나자 창피함과 함께 좌절감이 몰려왔어요. 다이어트에 성공하자 무엇보다 자신감을 되찾게 되어서 기뻐요. "저 사람은 뭘 해도 성공할 거야"라는 말도 참 많이 들었어요. 이전엔 엄두도 못 내던 사이즈의 옷을 입었을 때의 기쁨이란 이루 말할 수 없죠.
❸ **다이어트의 의미** 제게 다이어트는 '동반자' 입니다. 요요 현상이 오지 않게 장기적인 안목으로 인생의 동반자처럼 지내야 한다고 생각해요. 다이어트는 '시험 성적' 같아요. 성적은 어느 정도 오르면 잠시 멈췄다가 다시 오르고 멈추는 것을 반복하는데, 체지방 역시 한번에 쭉쭉 빠지는 것이 아니라 어느 단계까지는 빠지고 어느 단계에선 멈추는 과정을 반복하기 때문이죠.

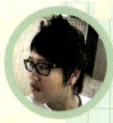
다이어트를 하는 분들께 꼭 해 주고 싶은 조언

다이어트는 '자신과의 싸움'이기 때문에 피나는 노력을 기울여야만 성공할 수 있어요. 단기간 내 효과를 보기 위해 무리하는 것보다는 장기적인 관점에서 체중을 감량하고 감량된 체중을 1년 이상 유지하도록 노력하는 것이 중요해요.

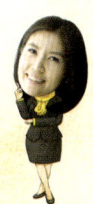

이경영 박사의 성공 다이어트 포인트

❶ 성공 포인트

최성호 씨는 상당히 운이 좋은 경우입니다. 생애 첫 다이어트를 현명하게 성공시켰기 때문입니다. 요요 현상을 많이 경험할수록 다이어트 성공률이 떨어지기 때문에 이왕이면 생애 첫 다이어트에 성공하는 것이 좋습니다. 처음 다이어트에 실패하는 이유는 단기간 내 효과를 보려고 지나친 욕심을 갖고 약물이나 의학에 의존하다 보니 습관이 교정되지 않기 때문입니다. 다이어트 횟수가 거듭될수록 우리 몸은 음의 에너지 자극에 대한 민감성이 떨어지기 때문에 원하는 만큼 체중이 감량되지 않는 경향이 높아집니다. 또 최성호 씨는 18세 때 다이어트에 성공했는데, 젊을수록 다이어트 성공률이 높아집니다. 나이가 많을수록 지방 분해 효소의 활성도가 떨어지기 때문에 똑같은 운동을 해도 지방 연소 효과가 떨어지기 때문이지요. 20대 때는 일주일에 1kg을 감량해도 신체에 큰 무리가 없는데 50대 때는 일주일에 최대 0.5kg 감량을 목표로 잡아도 이를 이루기가 어렵습니다. 최성호 씨는 정체기도 현명하게 보냈습니다. 정체기는 빠진 체중을 몸이 인식하는 프로그래밍 단계로, 다이어트에 꼭 필요한 시간입니다. 정체기 없이 체중이 감량되는 것은 오히려 위험합니다. 특별한 정체기 없이 체중이 쑥쑥 빠질 때 다이어트를 그만두면 원상복귀될 확률이 훨씬 높습니다. 단식이나 약물 다이어트로 살을 뺀 뒤 처음보다 더 많이 살이 찌는 이유는 단기간의 무리한 감량 문제뿐만 아니라 정체기를 거치면서 몸무게 세팅 시스템이 제대로 작동하지 않기 때문입니다. 최성호 씨는 정체기에 식사량을 줄이기보다는 활동량과 운동량을 늘려 기초대사량이 손실되는 것을 현명하게 막았습니다. 다이어트를 처음 했기 때문에 정체기가 짧아 다이어트 성공률이 높아진 것도 사실입니다. 다이어트 경험이 많을수록 정체기가 자주, 길게 옵니다. 그래서 다이어트를 많이 한 사람일수록 더 빨리 포기하는 겁니다.

❷ **성공 포인트 응용하기** : <mark>세끼 균형 있는 식단 구성</mark>

최성호 씨의 식이요법은 하루 세끼 소식과 바람직한 식단 구성으로 요약할 수 있습니다. 아침과 점심은 탄수화물 중심으로 밥량을 30% 정도 줄이고 저녁에는 간단하게 식이섬유가 풍부한 고구마와 단백질 식품인 달걀흰자 한 개를 먹었습니다. 패스

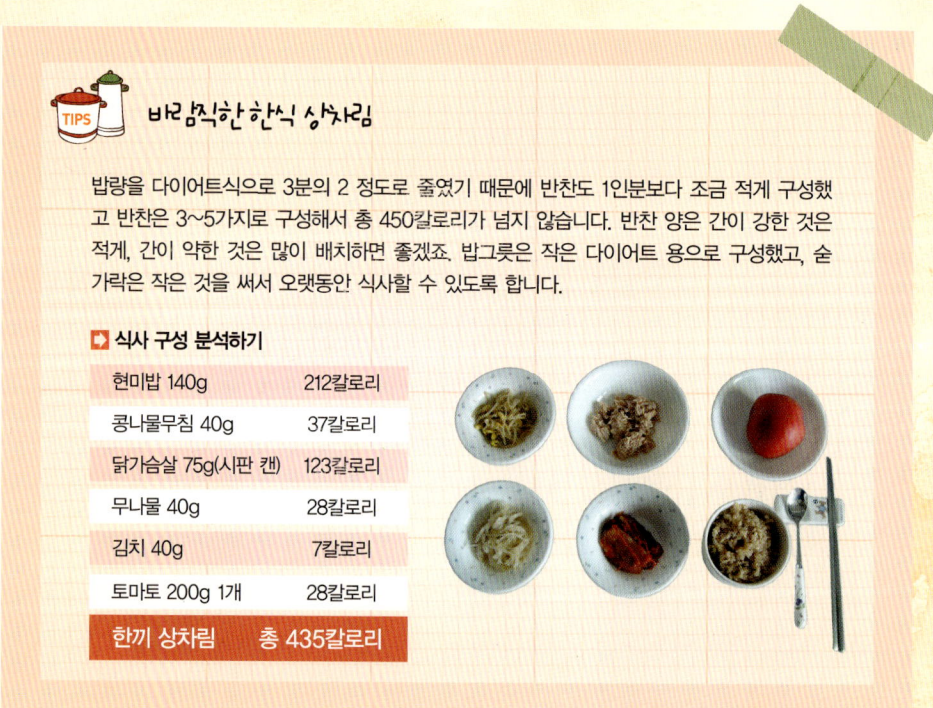

TIPS 바람직한 한식 상차림

밥량을 다이어트식으로 3분의 2 정도로 줄였기 때문에 반찬도 1인분보다 조금 적게 구성했고 반찬은 3~5가지로 구성해서 총 450칼로리가 넘지 않습니다. 반찬 양은 간이 강한 것은 적게, 간이 약한 것은 많이 배치하면 좋겠죠. 밥그릇은 작은 다이어트 용으로 구성했고, 숟가락은 작은 것을 써서 오랫동안 식사할 수 있도록 합니다.

▶ 식사 구성 분석하기

현미밥 140g	212칼로리
콩나물무침 40g	37칼로리
닭가슴살 75g(시판 캔)	123칼로리
무나물 40g	28칼로리
김치 40g	7칼로리
토마토 200g 1개	28칼로리
한끼 상차림	**총 435칼로리**

트푸드와 탄산음료, 군것질을 먹는 습관을 없앤 것 역시 아주 모범적인 식이요법입니다. 다만 달걀을 한 개 정도 먹는다면 흰자와 노른자를 다 먹어도 좋습니다. 달걀 노른자의 콜린 성분은 레시틴 흡수를 도와 동맥 경화를 예방하고 뇌신경세포를 활성화시킵니다. 또한 달걀의 콜레스테롤 흡수를 줄이는 역할을 하기 때문에 하루 한 개의 달걀노른자 섭취는 문제가 없습니다. 다만 기름에 조리하면 콜레스테롤 흡수가 늘어나기 때문에 가급적 삶아서 먹는 것이 좋습니다. 저녁에 '달걀 1개+달걀흰자 1개+고구마 작은 것 1개+토마토 1개' 이렇게 먹으면 모두 290칼로리 정도로, 밥 한공기의 열량과 비슷한 저열량 식단이 됩니다. 아침, 점심에는 밥량과 함께 반찬량도 줄이도록 합니다. 평소에 먹던 양이 많아서 양을 줄이기 힘들다면 식전에 포만감을 느낄 수 있는 토마토나 양배추를 먼저 먹어 과식을 예방합니다.

❸ 개선 포인트!

> 트레드밀 50분 속보+사이클 30분+트레드밀 30분 속보 → 사이클 30분+트레드밀 속보 30분, 하루 유산소 운동은 1시간 정도

최성호 씨는 유산소 운동을 하루 2시간 정도 실시했고, 일주일에 세 번 정도 30분씩 웨이트 트레이닝을 했습니다. 고도 비만 상태에서 유산소 운동을 장시간 하면 여러 가지 문제가 발생합니다. 무릎, 발목, 고관절 등에 과부하가 생길 수 있고, 피로 물질인 젖산 분비가 늘어나서 유산소 에너지 시스템이 원활하게 이루어지지 않아 피로감 증가와 함께 지방 연소 효율이 떨어집니다. 유산소 운동은 1시간 정도에서 마무리하는 것이 좋습니다. 그래도 욕심이 난다면 한번에 2시간씩 하는 것보다 오전에 1시간, 오후에 1시간 나눠서 합니다. 이렇게 나눠서 하면 운동 후에도 어느 정도 지방이 연소되는 효과를 두 번 누릴 수 있는 장점이 있습니다.

STORY 12

1단계 식사조절, 2단계 운동, 콩, GI 다이어트

스텝 다이어트

단계별 다이어트로
여드름까지 치료

✈ **스텝 다이어트**
다이어트 기간을 두 단계로 나누어서 첫 번째 단계에서 식이요법에 집중하고 두 번째 단계에서는 운동요법을 강화해서 다이어트 초기에 떨어졌던 기초대사량을 증가시켰어요.

☺ **강추** 다이어트 초기에 식이요법과 운동요법 동시 집중이 어려운 다이어터
식이요법이나 운동요법 한 가지에 좀 더 집중하고 싶은 다이어터

☹ **비추** 확실한 식이요법과 운동요법으로 시작하고 싶은 다이어터

비만도
중등도비만
(비만 2단계, BMI=31.9kg/㎡)

이름
박상진(남, 25)

키
177cm

감량체중
100kg ⇒ 69kg
(2개월간 31kg 감량,
31% 감량하는 데 성공)

가족력
엄마 통통, 동생 날씬

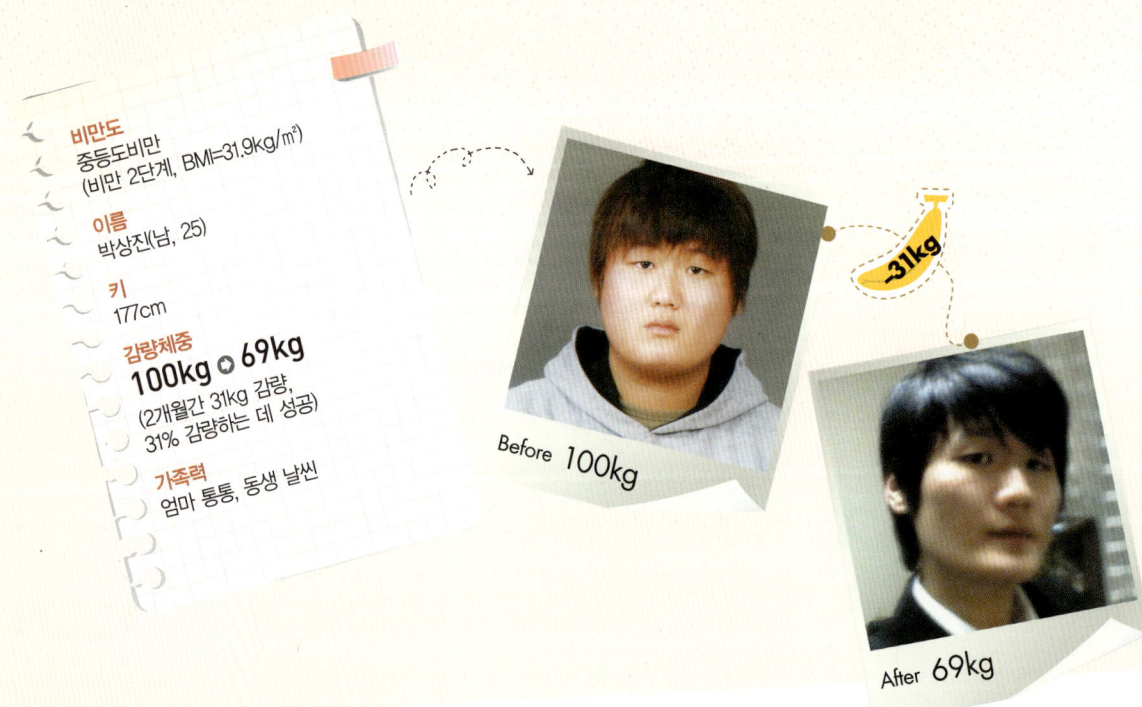

-31kg

Before 100kg

After 69kg

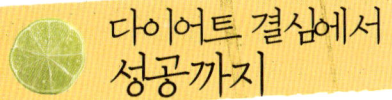
다이어트 결심에서 성공까지

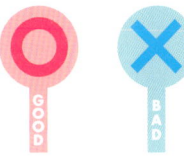

어렸을 때부터 다이어트를 해야겠다는 생각은 했지만, 제대로 시도한 적은 몇 번 없어요. 식욕 억제제를 일주일 동안 먹은 적이 있는데, 효과보다는 오히려 부작용이 커서 그만뒀어요. 살 빼려고 하루 종일 굶은 적도 있는데, 배가 너무 고파서 잠들지 못하다가 결국 새벽에 폭식하고 말았어요. 작심하루였던 씁쓸한 다이어트 경험이죠. 여러 번 시도했지만 의지가 약해서인지 방법이 잘못된 것인지 다이어트에 성공한 적이 없어요. 다이어트를 하는 동안 너무 적은 양을 먹고 단시간 내 살을 빼려고 했기 때문에 그랬던 것 같아요.

어렸을 때부터 뚱뚱했기 때문에 자신감이 없었어요. 그러던 어느 날 샤워를 하는데 제 몸이 제대로 보였어요. 한번은 옷 가게에서 옷을 사려고 입어 보는데 옷 찢어지는 소리가 났어요. 점원 몰래 옷을 내려놓고 황급히 나오며 저 자신이 너무 한심하게 느껴졌어요. 굳은 결심을 하고 2개월간 31kg 정도 감량하면서 가장 고민이었던 38인치였던 복부 사이즈가 30인치까지 줄어들었어요. 첫 달에는 식이요법을 중심으로 하고 둘째 달에는 운동요법을 중심으로 해서 지금의 다이어트에 성공했어요.

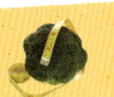
나만의 다이어트 노하우

❶ **식이요법** 우선 첫 달에는 식사량을 많이 줄였어요. 아침에는 두부를 먹거나 저지방 우유와 콩을 함께 갈아서 먹었어요. 점심에는 혈당지수가 낮은 음식 위주로 먹으려고 노력했어요. 저녁은 먹지 않았어요. 배고플 때도 있었지만 꾹 참으며 힘들 때는 물을 마시며 버텼어요. 살이 많이 찐 것 외에 여드름이 많이 나서 고민이었는데 여드름 치료에 좋다는 콩을 많이 먹어서인지 살도 빠지고 피부도 좋아지는 일석이조

의 효과를 볼 수 있었어요.

두 번째 달에는 아침에는 나물 위주의 일반 가정식을 먹고, 점심에는 닭 가슴살이나 계란 흰자와 같은 단백질 위주로 먹었어요. 저녁은 첫 번째 달처럼 먹지 않았어요.

❷ **운동요법** 첫 번째 달에는 귀에다가 MP3를 꽂은 채 8km 정도를 무작정 걸었는데 1시간 40분 정도 걸린 것 같아요. 두 번째 달에는 친구와 함께 농구 1시간, 8km 걷기, 줄넘기 100개씩 10세트, 복부 위주의 웨이트 트레이닝을 매일 30분씩 했어요.

❸ **행동요법** 가까운 거리는 반드시 걸어 다녔고, 틈날 때마다 움직이려고 노력했어요. 배가 고프면 음식 사진을 보면서 위로 받았어요. 그래도 참기 힘들면 물을 많이 마셨어요.

❹ **다이어트 중 위기와 극복 방법** 먹고 싶은 음식을 못 먹는게 힘들었는데 그때마다 음식 사진을 보면서 대리만족을 느꼈어요. 술자리를 너무 좋아해서 자주 갔는데 가급적 물을 많이 먹고 조금이라도 움직이려고 화장실에 자주 갔어요.

다이어트 성공 이후의 이야기

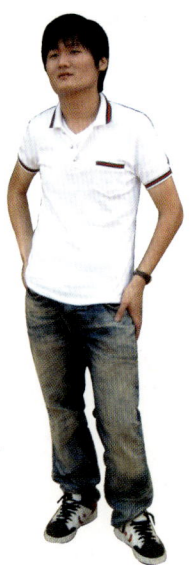

❶ **현재까지 유지 정도** 90~100%

❷ **주위의 반응** 친구들의 반응은 정말 대단했어요. 날씬해진 모습이 적응 안 된다며 예전 모습으로 돌아갔으면 좋겠다는 친구도 있었어요. 살 뺀 방법을 물어 보는 친구들도 많아요. 엄마는 안쓰러워하는 눈치세요.

❸ **다이어트의 의미** 무엇보다도 다이어트는 저에게 커다란 행복을 느끼게 해 주었어요. 자신감이 많이 생기고, 저 자신에게 만족하게 됐어요.

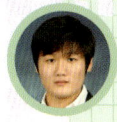

다이어트를 하는 분들께 꼭 해 주고 싶은 조언

다이어트에 성공하려면 의지가 가장 중요해요. 다이어트를 할때는 거울을 계속 보며 자신의 몸을 관찰하세요. 다이어트 약에 의존하지 말고 식이요법과 운동요법만으로도 살을 충분히 뺄 수 있다는 마음으로 다이어트를 했으면 좋겠어요.

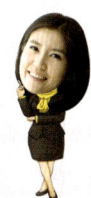

이경영 박사의
성공 다이어트 포인트

❶ 성공포인트

박상진 씨의 다이어트 성공 비결은 단계별 다이어트에 있습니다. 다이어트 초기에는 식사 요법을 중심으로 해서 칼로리를 줄이고 후반기로 갈수록 운동요법을 강화해서 기초대사량을 증가시키는 것입니다. 일반적으로 다이어트를 결심한 뒤 식사량을 극단적으로 줄이고 운동량을 지나치게 늘리면서 자신의 몸을 학대하는 경향이 있습니다. 그러나 전문가들은 다이어트 초기에는 식이요법을 중심으로 해서 칼로리 섭취를 줄이고 뒤로 갈수록 식사량을 조금씩 늘리라고 조언합니다. 다이어트 전반기에 식이요법으로 체중이 줄이면 운동요법을 수행하기가 쉬워집니다. 후반기로 갈수록 근육과 기초대사량을 강화시켜서 요요 현상을 방지하는 운동요법의 중요성이 커집니다. 박상진 씨는 의지가 강하며 자신이 다이어트를 해야 하는 이유를 잘 숙지하고 있습니다. 자제하기 어려운 술자리에서도 물을 많이 먹고 움직이는 등 높은 자제력을 보여 주었습니다. 하지만 모든 분이 그런 것은 아닙니다. 다이어트 초기에는 술자리를 피하는 것이 좋은데, 감량된 몸무게가 완전히 자리 잡지 않은 상태에서 술과 안주 등 고열량 음식을 먹으면 금방 예전 체중으로 원상복귀되고, 이것이 다이어트 중단의 계기가 될 수 있기 때문입니다.

❷ 성공 포인트 응용하기 : 혈당지수 다이어트

박상진 씨는 혈당지수 다이어트를 했는데, 이는 탄수화물 섭취량이 많은 한국인에게 적합한 다이어트 방법입니다. 혈당지수(Glycemic Index, GI)는 섭취한 혈당의 상승 정도와 인슐린 반응을 유도하는 정도로, 순수 포도당을 100이라고 할 때 해당 식품을 비교해서 수치로 표시한 것입니다. 혈당지수가 높은 음식을 섭취하면 인슐린 분비가 많아져서 지방 축적도가 높아지기 때문에 다이어트를 하는 동안에는 혈당지수가 60 이상 되는 음식은 피하는 것이 좋습니다. 육류처럼 혈당지수가 낮은 음식 중에서도

▶ 식품별 혈당지수

곡류		채소류		과일류	
식품명	혈당지수	식품명	혈당지수	식품명	혈당지수
보리	50	시금치	15	딸기	29
메밀국수	54	콩나물	22	배	32
호밀 빵	55	브로콜리	25	귤	33
현미	56	양배추	26	포도	48
라면	73	토마토	30	수박	60
콘 프레이크	75	단호박	65	황도 캔	63
백미	84	옥수수	75	말린 바나나	65
식빵	91	당근	80	파인애플	65
바게트 빵	93	감자	90	딸기잼	82

콩류 및 견과류		육류, 어류, 어패류		유제품 및 계란	
식품명	혈당지수	식품명	혈당지수	식품명	혈당지수
호두	18	연어	40	플레인 요구르트	25
피스타치오	18	대구	40	우유	25
땅콩	28	참치	40	계란	30
아몬드	30	새우	40	파마산 치즈	33
캐슈너트	34	가리비	42		
낫토	33	쇠고기	45		
두부(찌개)	42	돼지갈비	46		
유부	43	소시지	46		
고운 앙금	80	참치 통조림	50		

칼로리가 높은 음식은 피해야 합니다. 감자는 혈당지수가 높지만 칼로리는 적은 편입니다. 감자를 꼭 먹고 싶다면 토마토같이 혈당지수가 낮은 야채나 유제품을 같이 먹는 것도 좋은 방법입니다. 이렇게 혈당지수가 높은 음식을 먹고 싶다면 식이섬유가 많은 음식을 곁들여서 혈당지수를 낮추거나 천천히 먹어 혈당의 급격한 상승을 막습니다.

❸ 개선 포인트!

> **아침에 두부, 콩, 저지방 우유를 먹고 저녁은 굶었어요.**
> **아침에는 탄수화물 중심으로, 저녁에는 단백질 중심으로 소식하세요.**

박상진 씨는 저녁을 굶었는데, 이렇게 하면 18시간 이상 공복기가 생깁니다. 이런 상태에서 단백질이 풍부한 아침 식사를 하는 것은 바람직하지 않습니다. 아침 식사로는 에너지원으로 빨리 전환되는 탄수화물이 풍부한 음식이 좋습니다. 아침에는 현미밥이나 고구마같이 복합 탄수화물이 풍부한 식품을 먹고, 저녁에는 지방 전환율이 적고 대사율이 높은 단백질 식품을 먹습니다. 계속 강조하는 이야기지만 저녁은 굶는 것보다 소식하는 것이 좋습니다.

> **음식 사진을 보면서 대리만족을 느꼈어요.**
> **역할 모델이 될 만한 날씬한 이들의 사진을 보세요.**

박상진 씨는 음식 생각이 간절해질 때마다 음식 사진을 보면서 대리만족을 느꼈다고 합니다. 이렇게 음식을 보면서 대리만족을 느끼고 식욕을 억제하는 것은 의지가 아주 강한 경우나 가능한 일로, 대부분의 경우 실패하는 방법입니다. 음식 사진보다는 닮고 싶은 몸매의 배우나 모델의 사진을 보면서 음식에 대한 욕구를 줄이는 것이 현명합니다.

STORY 13   잡곡밥, 자격증, 다이어트 표어, 단계별 목표 설정, 행동 수정요법

장기간 다이어트

똑똑하게 다이어트하며 자격증까지 취득

✈ 장기간 열공 다이어트

인체와 다이어트에 대해 열심히 공부하다 보면 재미도 있고 다이어트에 확신을 갖게 돼요. 무조건 살만 빼면 된다는 생각보다는 다이어트 전문가들이 제안하는 과학적인 방법을 따라하면 실패할 확률이 거의 없어요.

☺ **강추**   잘못된 다이어트 방법으로 심신이 망가진 다이어터
            꼼꼼하게 분석하고 스스로 이해되어야 실천하는 성격을 가진 다이어터

☹ **비추**   집중력이 떨어지고 공부하는 것을 싫어하는 다이어터
            성격이 급하고 귀가 얇은 다이어터

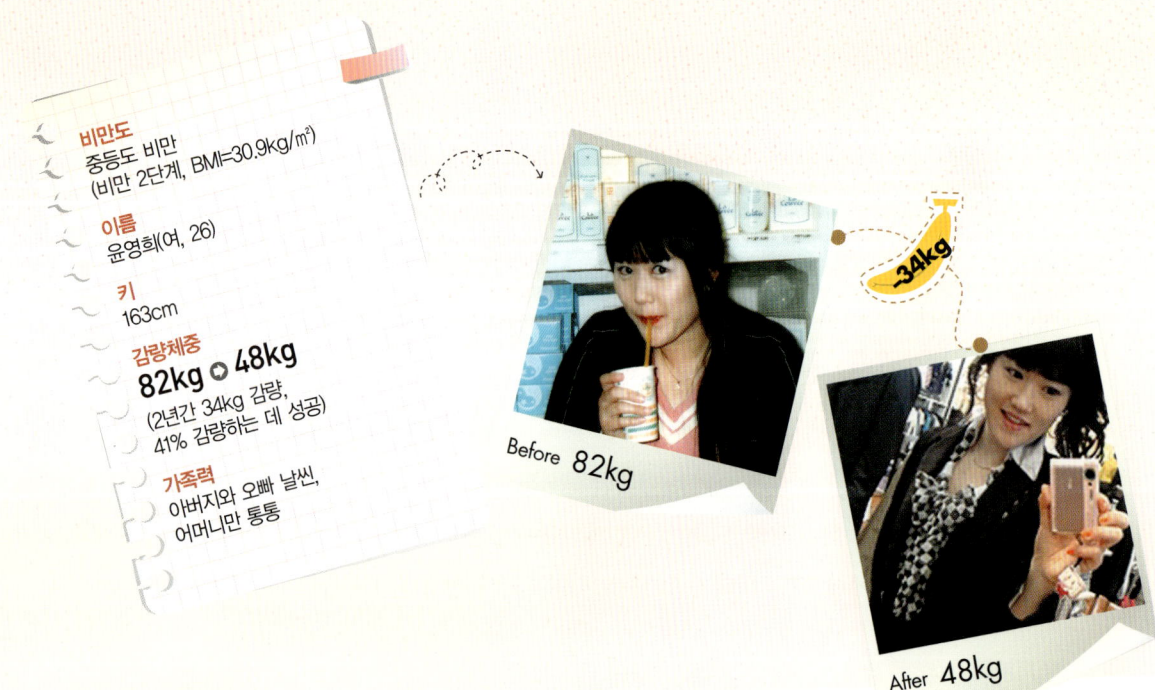

비만도
중등도 비만
(비만 2단계, BMI=30.9kg/m²)

이름
윤영희(여, 26)

키
163cm

감량체중
82kg ➔ 48kg
(2년간 34kg 감량,
41% 감량하는 데 성공)

가족력
아버지와 오빠 날씬,
어머니만 통통

Before 82kg

−34kg

After 48kg

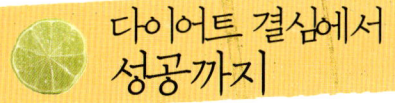
다이어트 결심에서 성공까지

어렸을 때 집에서 슈퍼마켓을 해서 군것질을 쉽게 할 수 있는 환경이었어요. 자기 전에 엄마 몰래 이불 속에서 과자를 먹다가 들켜서 혼난 적도 있어요. 여러 번 다이어트를 시도했는데, 다이어트를 할 때는 적게 먹고 규칙적으로 운동했지만 원래의 생활로 돌아오면 다이어트 습관을 유지할 수 없었기 때문에 매번 실패했어요.

날씬하고 잘생긴 남자 친구와 함께 길을 걸어갈 때면 사람들이 항상 수군거리는 소리가 들렸어요. 그런 말들이 제겐 상처가 되었어요. 그래서 2년 동안 82kg에서 48kg으로 감량하는 데 성공했어요. 한꺼번에 감량한 것이 아니라 어느 정도 감량한 후 유지하다가 다시 감량하는 패턴을 반복했어요. 가장 고민이었던 팔과 허벅지 살도 빠졌고, 36인치 바지를 입다가 26인치 바지를 입게 되었어요.

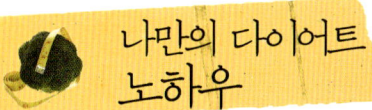
나만의 다이어트 노하우

❶ **식이요법** 세끼 모두 잡곡밥을 먹고 반찬은 야채와 닭 가슴살 위주로 먹었어요. 아침에 일어나자마자 물을 많이 마셨고, 군것질이 생각나면 고구마, 단호박을 챙겨 먹었어요. 다이어트 초반에는 식이조절의 강도를 높이려고 저녁에는 밥 대신 야채와 단백질만 섭취했고, 어느 정도 체중이 줄어든 후에는 저녁에도 밥을 먹었어요. 너무 음식을 제한하면 스트레스를 받을 것 같아서 한 달에 한 번 정도는 좋아하는 음식을 조금씩 먹었어요..

❷ **운동요법** 허리 통증 때문에 병원에 입원한 적이 있어요. "이렇게 체중이 많이 나가는 상태에서 뛰면 무리가 될 수 있다"는 의사 선생님의 만류에도 살을 빼겠다는 생

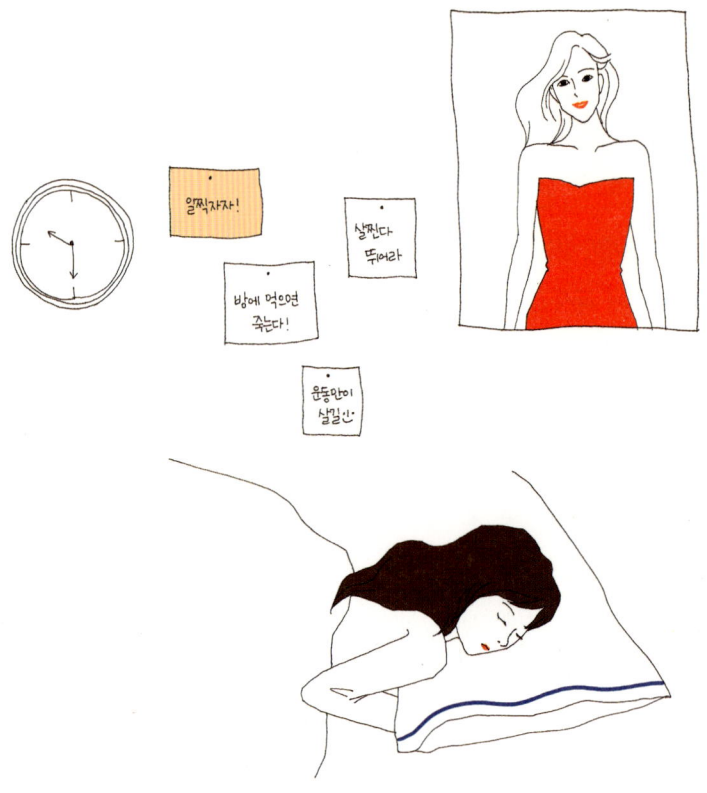

각으로 무작정 10~11km 정도를 매일 뛰었어요. 그러다 운동에 재미를 들여 평생 운동을 하겠다는 생각으로 '에어로빅 자격증'과 '퍼스널 트레이너 자격증'을 취득했어요. 공복엔 유산소 운동, 저녁에는 웨이트 트레이닝과 유산소 운동을 했어요. 웨이트 트레이닝 순서는 컨디션에 따라 다르게 진행했어요.

❸ **행동요법** 잠은 12시 전에 자려고 노력했어요. 엘리베이터 대신 계단을 이용했어요. 약속이 없는 날에도 활동량을 늘리기 위해 밖으로 나가서 무작정 걸었어요. 집 안에 다이어트에 자극이 되는 문구를 군데군데 붙여 두고 느슨해지지 않도록 노력했어요. 집에 있으면 자꾸 먹게 되어서 주말에는 찜질방에 갈 돈만 챙겨서 찜질방에 갔어요.

❹ **다이어트 중 위기와 극복 방법** 가장 큰 위기는 정체기였어요. 다이어트와 관련된 지식이 없을 땐 이 기간의 필요성을 전혀 알지 못했기 때문에 살이 잘 빠지지 않는 것

에 스트레스를 받아 마구 먹기만 했죠. 먹고 싶은 것을 모두 사서 잔뜩 먹고 먹은 후 토하기를 반복했어요. 하지만 한순간 넘어지더라도 '다시 하면 된다' 라는 마음으로 이겨 낼 수 있었어요.

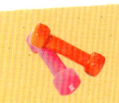

다이어트 성공 이후의 이야기

① **현재까지 유지 정도** 80%

② **주위의 반응** 저를 볼 때마다 놀리시던 아빠가 이제는 제 자랑을 하느라 바쁘세요. 오빠도 친구들만 보면 절 소개하기 바빠요. 시기하고 질투하는 친구도 있지만, 대부분 자기 일처럼 축하해 주었어요.

③ **다이어트의 의미** 다이어트는 제 삶을 180도 바꿔 주었어요. 뚱뚱하기 때문에 거절당하고 소외감을 느끼던 과거에서 해방되었어요. 사람들이 저를 보는 시선도 많이 달라졌어요. 매사 의욕이 없던 예전 모습에서 이제는 뭐든지 할 수 있을 것만 같은 마음을 갖게 된 것도 다이어트 덕분이에요.

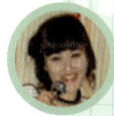

다이어트를 하는 분들께 꼭 해 주고 싶은 조언

다이어트는 마음먹었을 때 당장 시작하는 것이 좋아요. 조바심을 버리고 인체에 대해 공부하면서 다이어트를 하는 것이 똑똑한 다이어트라고 생각해요. 또 분명한 목표를 가져야 해요. 목표가 없으면 예전 모습으로 돌아가기 쉽거든요. 예를 들어 1차로 10kg을 감량한 후 수영장에 가겠다, 2차로 5kg을 감량한 후 민소매 티셔츠를 입겠다 등 구체적인 목표를 설정하면 지치기 쉬운 다이어트에 활기를 불어 넣을 수 있어요.

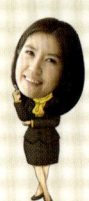

이경영 박사의 성공 다이어트 포인트

❶ 성공 포인트

윤영희 씨의 다이어트 성공 비결은 장기간 다이어트와 다이어트에 대해 공부하는 자세입니다. 본인 스스로 지적한 것처럼 다이어트를 할 때와 다이어트를 하지 않을 때의 생활 패턴이 너무 차이가 나서 요요 현상이 반복되었는데, 이런 경우에는 다이어트를 생활화하는 장기 전략이 필요합니다. 윤영희 씨는 2년 동안 자기 몸무게의 41%를 단계적으로 감량하고 유지하는 방법으로 좋은 습관 만들기를 선택했습니다. 이렇게 해서 다이어트 후 5년이 지나도 날씬한 몸매를 유지하고 있는 겁니다. 또 다이어트를 하면서 꾸준히 인체에 대해 공부하면서 식이요법과 운동요법을 개선했습니다. 세끼를 모두 먹되 잡곡밥을 중심으로 해서 다이어트에 필요한 비타민과 무기질을 보충했습니다. 간식으로는 식이섬유가 풍부한 고구마와 단호박을 먹어 입맛을 교정했습니다. 운동 역시 처음에는 무리하게 수행했지만 공부를 하면서 유산소 운동과 웨이트 트레이닝으로 몸의 균형을 잡아 갔습니다. 그러면서 에어로빅 자격증과 개인 트레이너 자격증을 획득하는 적극성을 보였습니다.

❷ 성공 포인트 응용하기 : 느슨해지는 원인 제거하기

윤영희 씨는 행동 수정요법에 적극적으로 임했는데, 특히 자신이 느슨해지는 환경적 원인을 차단하기 위해 무척 노력했습니다. 일찍 잠을 자서 야식 증후군을 없애고 다이어트에 자극이 되는 문구를 붙여 두는 것도 좋은 시도입니다. 주말에는 음식 조절이 힘든데, 찜질방에 간 것 역시 좋은 시도입니다. 음식에 대한 욕구를 조절하는 것이 어렵다면 윤영희 씨처럼 아예 위기 환경에서 탈출하는 것이 현명한 선택입니다.

❸ **개선 포인트!**

> 먹고 싶은 것을 모두 먹고 토하기를 반복했어요.
> 반복적인 구토는 식이장애를 일으켜요.

다이어트 초기 윤영희 씨는 정체기 스트레스를 음식으로 풀었다고 합니다. 먹고 싶은 음식을 모두 먹은 후 토하기를 반복했다고 했는데, 이러한 행동은 식이 장애의 시작이 될 수 있습니다. 습관적으로 먹고 토하기를 반복하다 보면 나중에는 본인이 참아도 구토 증세가 나타날 수 있어 교정이 어려우므로 이런 행동은 절대로 해서는 안 됩니다.

> 허리 통증에도 하루에 10km씩 뛰었어요.
> 허리 질환이 있는 비만인은 자전거와 수영이 좋아요.

윤영희 씨는 허리 질환 때문에 입원을 한 적이 있는데 의사 선생님의 만류에도 다이어트를 위해 매일 10km를 걷는 것도 아니고 뛰었다고 했습니다. 달릴 때는 체중의 3~4배 무게가 한쪽 발에 실리고, 걸을 때는 체중의 1.5배가 한쪽 발에 실립니다. 걷기와 달리기를 할 때 균형을 잡는 곳은 허리입니다. 때문에 허리 질환이 있다면 척추에 자극을 가하는 달리기는 치명적입니다. 따라서 허리에 문제가 있을 때는 수영이나 자전거 같은 종목을 선택하세요. 허리 질환이 없더라도 고도 비만에 가까운 몸무게라면 뼈와 조직에 충격을 적게 주는 저강도 운동이 좋습니다.

STORY 14

하체부종, 단호박, 양배추, 냉장고 정리, 다이어트 비디오

냉장고 다이어트

다이어트의 적,
비만을 원천봉쇄하라

❦ **냉장고 다이어트:**
다이어트를 결심과 동시에 냉장고를 정리하세요. 빵, 돈가스, 케첩, 콜라 등 밀가루 식품과 탄산음료 대신 신선한 제철 과일과 야채, 유제품, 닭가슴살, 고구마, 달걀로 냉장고를 채우세요. 물론 냉동실의 만두와 떡, 피자, 아이스크림은 당연히 사라져야겠죠.

☺ **강추** 집에 있는 시간이 많아서 냉장고를 자주 열어 보는 다이어터
   냉장고를 식품 창고로 오해하고 가공식품을 잔뜩 쌓아 두는 다이어터

☹ **비추** 세끼 모두 외식을 해야 하는 바쁜 직업을 가진 다이어터
   식성이 다른 대가족 구성원인 다이어터

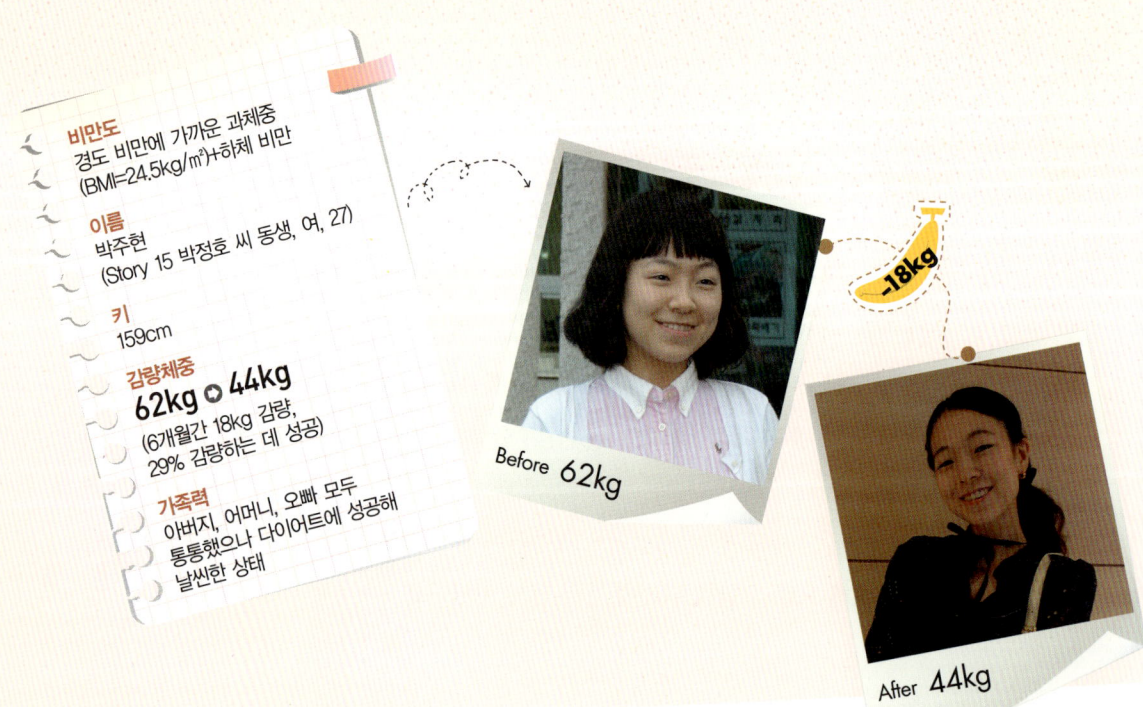

비만도
경도 비만에 가까운 과체중
(BMI=24.5kg/㎡)+하체 비만

이름
박주현
(Story 15 박정호 씨 동생, 여, 27)

키
159cm

감량체중
62kg ➔ 44kg
(6개월간 18kg 감량,
29% 감량하는 데 성공)

가족력
아버지, 어머니, 오빠 모두
통통했으나 다이어트에 성공해
날씬한 상태

-18kg

Before 62kg

After 44kg

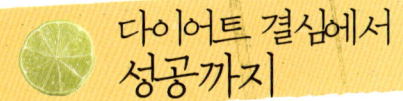
다이어트 결심에서 성공까지

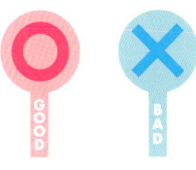

지금의 다이어트 성공이 있기까지 여러 번의 실패가 있었어요. 다이어트 한약을 한 달 정도 먹어서 3kg 정도 감량했는데 얼마 지나지 않아 원상복귀되었어요. 먹고 싶은 것 다 먹으면서 운동을 죽어라고 한 적도 있는데, 체중은 큰 변화 없고 근육량만 증가해 버려서 그만뒀어요. 운동만 많이 하면 된다는 안일한 생각에 식이조절을 소홀히 했기 때문에 실패한 것 같아요.

하체 콤플렉스가 있는 제게 친구가 "저 다리 살은 죽어도 안 빠질 거야"라고 무서운 저주를 내렸어요. 이 외에도 다리와 관련해서 상처를 많이 받아 살을 빼야겠다고 다짐했어요. 첫 번째 다이어트는 3개월 동안 62kg에서 51kg으로 감량했고 두 번째 다이어트는 오빠와 같이하면서 44kg까지 감량했어요. 하체의 저주가 풀린 지금은 30인치 바지를 입다가 24인치 스키니 바지를 입게 되었어요.

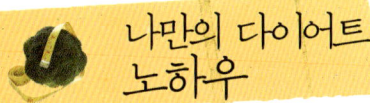
나만의 다이어트 노하우

❶ 식이요법 세끼 모두 챙겨 먹으려고 노력했어요. 아침, 점심에는 잡곡밥을 3분의 1공기 정도 먹었고 양파와 삶은 양배추를 즐겨 먹고 소금 섭취량은 최대한 줄였어요. 저녁에는 고구마, 단호박, 우유를 먹었고 배고플 때면 견과류를 조금씩 먹었어요. 하루에 1000~1200kcal 정도를 섭취하되 한 끼당 300~400kcal로 맞춰서 먹으려고 노력했어요. 피자, 빵, 인스턴트음식은 절대로 먹지 않았으며 물은 하루에 3리터씩 마셨어요. 칼슘제도 챙겨 먹었어요. 2주일에 한 번씩은 식욕으로 인한 스트레스를 줄이기 위해 오빠와 함께 뷔페에 가서 맘껏 먹었어요.

❷ **운동요법** 하루에 무조건 한 시간 이상 빠른 속도로 걸었어요. 운동 후 집에 와서 다이어트 비디오를 보고 한 시간씩 따라했어요.

❸ **행동요법** 우선 냉장고부터 정리했어요. 예전에는 빵, 돈가스 등 밀가루 음식으로 냉장고가 가득 차 있었는데 다이어트를 시작한 후엔 과일, 요구르트, 사과, 바나나, 닭 가슴살, 달걀 등으로 바뀌었어요. 집 안에 덤벨을 무게 별로 배치해 놓고 자전거 등 운동기구도 들여 놨어요. 또 체중으로 인한 스트레스를 줄이려고 일주일에 한 번씩만 체중을 쟀어요.

❹ **다이어트 중 위기와 극복 방법** 정체기 때 옷 사이즈는 줄었지만 체중이 줄지 않아서 속상했는데 예전에 다리 때문에 받은 상처를 되새기면서 버텨 냈어요. 오빠랑 함께해서 더 힘을 낼 수 있었던 것 같아요.

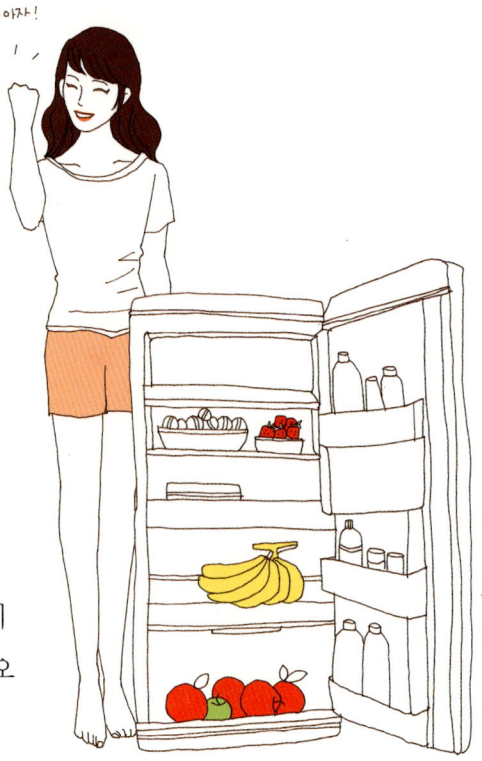

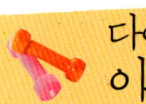

다이어트 성공 이후의 이야기

❶ **현재까지 유지 정도** 90~100%

❷ **주위의 반응** 부모님을 비롯한 친척 어른들은 저를 볼 때마다 살 좀 빼라고 말씀하셨는데, 지금은 저를 보고 딴 사람 같다며 놀라세요. 오랜만에 만난 친구들은 "어려 보인다", "여성스러워졌다", "누군지 못 알아보겠다"라며 신기해했어요.

❸ **다이어트의 의미** 다이어트는 인생의 전환점이에요. 옷을 사러 갈 때도, 혼자 걸어 다닐 때도 창피하지 않고 주눅들 필요 없이 자신감을 찾아 주었으니까요.

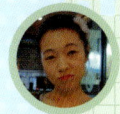

다이어트를 하는 분들께 꼭 해 주고 싶은 조언

"난 운동해도 절대로 살이 잘 안 빠진다", "난 운동해도 안 돼"라고 말하는 분이 있는데 몸은 절대로 거짓말을 하지 않아요. 끝까지 열심히 하면 좋은 결과를 볼 수 있을 거예요. 중간에 포기하고 싶은 마음이 들더라도 긍정적인 마음을 잊지 마세요.

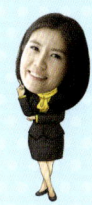

이경영 박사의 성공 다이어트 포인트

❶ 성공 포인트

박주현 씨는 하체 비만의 특징을 잘 이해하고 이에 적합한 식이요법과 운동요법을 선택했습니다. 동양 여성의 80%가 하체 비만으로 고민하는데, 특히 가임기 여성은 임신을 준비하기 위해 호르몬의 영향으로 엉덩이와 허벅지를 중심으로 살이 찝니다. 그러다가 폐경이 되면 남성형 복부 비만으로 이어집니다. 일반적으로 심장에서 먼 부분일수록 말초 저항이 심하기 때문에 하체 비만은 하체 순환 장애나 하체 부종을 동반하는 경우가 많습니다. 그래서 여성의 경우 다이어트를 할 때 가장 최후에 빠지는 살이 하체라고 합니다.

하체 비만은 식사량을 줄이고 운동을 많이 한다고 해서 해결되지는 않습니다. 하체 비만은 혈액 순환과 림프 순환을 개선시키는 것이 중요해 음식과 운동을 선택하는 데 주의해야 합니다. 음식을 고를 때는 하체 부종을 줄일 수 있도록 나트륨이 적은 음식을 선택합니다. 대표적인 음식이 해조류와 야채류인데, 박주현 씨가 선택한 양배추나 고구마,

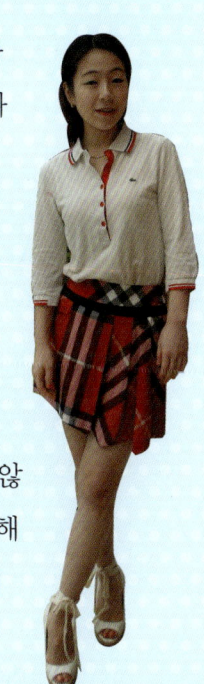

우유, 단호박은 모두 하체 부종을 줄여 주는 좋은 식품입니다. 이 밖에도 미역, 다시마, 김 같은 해조류도 좋습니다.

운동요법에서 속보와 다이어트 스트레칭 비디오를 선택한 것 역시 하체 비만을 해결하는 데 큰 도움이 되었습니다. 하체 비만은 칼로리 소모를 높이는 운동, 즉 줄넘기나 에어로빅, 조깅보다는 하체에 과부하를 주지 않는 수영, 속보, 요가, 필라테스가 좋습니다. 흔히 하체 비만은 하체 스트레칭만 하면 된다고 생각하기 쉬운데, 우리 몸은 유기적으로 연결되어 있기 때문에 전신 운동을 같이해야 합니다. 박주현 씨는 현명하게도 전신 속보 후 하체 스트레칭 비디오를 따라해서 속보 후 하체에 쌓인 피로 물질을 잘 풀어 주었습니다.

❷ 성공 포인트 응용하기 : 하체 비만을 위한 운동요법

하체 비만은 상체 비만과 달리 식이요법보다 운동요법이 중요합니다. 문제는 한 번에 몇 시간씩 고강도 운동을 하면 상태가 악화된다는 점입니다. 하체 비만은 크게 지방형, 근육형, 부종형, 복합형으로 나눌 수 있는데 한국 여성은 살이 많은 지방형이나 근육, 지방, 부종을 동반한 복합형이 많습니다. 근육형은 운동을 쉬고 스트레칭과 마사지로 풀어 주는 것이 적합하지만 복합형이나 지방형은 운동이 무척 중요합니다. 운동을 할 때는 2시간 이내에서 유산소 운동과 스트레칭을 중심으로 합니다. 허벅지 안쪽이나 앞쪽에 살이 많은 경우에는 주 3회 하체 근육 운동을 병행합니다. 근육 운동을 할 때는 무게를 늘리기보다 횟수를 늘려서 유산소 운동 성격을 가진 근지구력 트레이닝 중심으로 합니다. 종아리 두께가 아침저녁으로 2cm 이상 차이나는 부종형은 족욕이나 쿨링 크림을 통한 마사지도 도움이 됩니다.

❸ 개선 포인트!

> 2주일에 한 번씩 음식 스트레스를 풀기 위해 뷔페에 가서 많이 먹었어요.
> 뷔페보다는 단품 메뉴가 있는 식당을 선택해요.

음식 스트레스는 무조건 참기보다는 먹고 싶은 음식을 정해서 일정 간격으로 먹는 것이 좋습니다. 다양한 음식들로 시각적 자극을 줄 수 있는 뷔페는 빠른 속도로 과식하기 쉬워 다이어트 중에 줄어들었던 위를 늘릴 수 있으니, 뷔페보다는 단품 메뉴를 선택해서 천천히 그 맛을 즐기면서 먹습니다. 단품 음식은 먹는 분량이 정해져 있어 칼로리 섭취가 적고 과식의 위험도 줄일 수 있습니다.

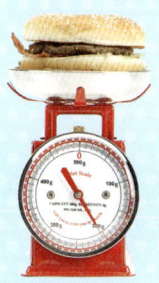 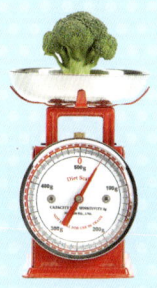

STORY 15

명품 복근, 식스팩, 가족 다이어트, 파워 보디,
구간훈련, 전력질주 후 파워 워킹

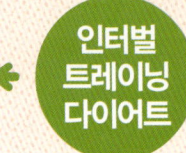
인터벌 트레이닝 다이어트

운동 강도 up&down으로
칼로리 연소율을 높인다

인터벌 트레이닝 다이어트

운동을 좋아하고 체력이 받쳐 준다면 운동 강도를 강약으로 조절하는 인터벌 트레이닝으로 칼로리 연소율을 최대로 높여 보세요.

- **강추** 기초 체력이 있고 운동을 싫어하지 않는 다이어터
  강도가 일정한 러닝이나 파워워킹에 싫증이 난 다이어터
  정체기에 운동 프로그램의 변화가 필요한 다이어터
- **비추** 기초 체력이 떨어지고 하체 근력이 약한 다이어터
  운동 자체에 선호도가 떨어져서 운동 입문이 필요한 다이어터

비만도
중등도비만
(비만2단계, BMI=32.5kg/㎡)

이름
박정호
(Story 14 박주현씨 오빠, 남. 32)

키
170cm

감량체중
94kg ▶ 65kg
9개월간 29kg 감량,
31% 감량하는 데 성공

가족력
엄마, 아빠, 동생 모두 통통했으나
다이어트에 성공해서 현재는
날씬한 상태

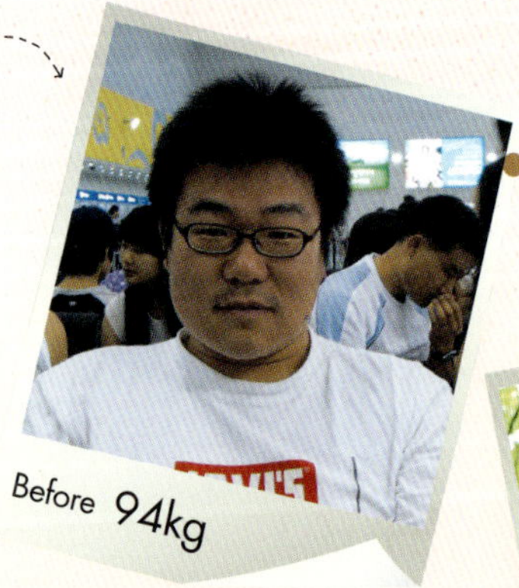

-27kg

Before 94kg

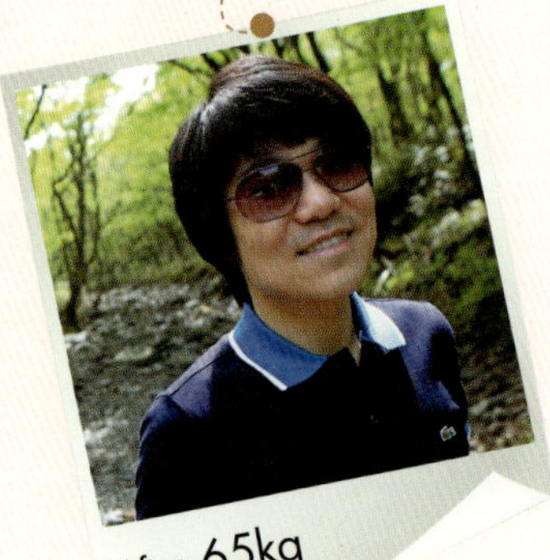

After 65kg

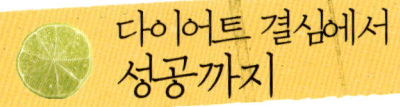 다이어트 결심에서 성공까지

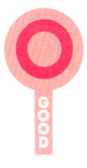 

낙천적인 성격이라 다이어트의 필요성을 전혀 느끼지 못했어는데, 다이어트에 성공해 점점 모습이 변해 가는 동생을 보며 큰 자극을 받았어요. 이성친구와의 이별도 계기가 된 것 같아요. TV 등 각종 매체에서 일명 '명품 복근'이 유행하던 시기라 멋진 식스팩을 갖고 싶다는 생각도 들었어요. 9개월간 다이어트를 한 결과 105사이즈 상의와 36인치 바지를 입던 제가 29kg을 감량한 후 95사이즈 상의와 28인치 바지를 입는 기쁨을 누리게 되었어요. 살이 많아 고민이던 팔과 다리의 라인이 잡힌 것도 기쁘고요.

나만의 다이어트 노하우

❶ **식이요법** 좋아했던 고기와 가장 먼저 절교했어요. 토마토, 바나나 등 과일이나 채소 위주로 먹었죠. 그리고 단백질을 보충하기 위해 삶은 달걀을 하루에 한 개 정도 먹었어요. 아침과 저녁은 과일, 야채 중심으로 먹되 아침보다는 저녁에 더 적게 먹었어요. 점심은 교사라는 직업 때문에 학교에서 급식을 먹었는데 최대한 밥량을 줄이는 대신 반찬을 많이 먹었어요.

❷ **운동요법** 운동은 제게 신과 같은 존재예요. 집에 아무리 늦게 와도 최소한 30분 이상은 반드시 운동을 하고 잤어요. 근처 산에 다녀오거나 동네를 한 바퀴 걸었어요. 이렇게 매일 4~5km를 1시간 정도 걷다가 뛰다가 하는 일명 인터벌 식으로 운동했어요. 집에 와서는 동생이 구비해 놓은 각종 운동기구를 이용해 근력 운동을 했어요. 어렸을 때부터 운동을 해 기초체력이 좋은 편이라 팔굽혀 펴기를 매일 300~400개 정도 했고, 윗몸 일으키기도 400개 정도 했어요. '명품 복근'을 갖고 싶어 복근 운동에는

좀 더 신경 썼어요. 복근 운동을 할 때는 부위별로 골고루 자극을 해서 좀 더 구체적으로 운동했어요. 스케줄이 맞지 않을 때 외에는 동생과 같이 운동을 했는데, 그래서 더욱 재미있게 운동할 수 있었던 것 같아요.

❸ **행동요법** 다이어트를 시작한 후에는 편하게 누워서 TV를 본 적이 없어요. TV를 볼 때도 스트레칭을 하던지 덤벨을 들던지 최대한 많이 움직이려고 노력했어요. 앉을 때도 근육을 긴장시켜 앉았고 걸어 다닐 때도 긴장된 채로 움직였어요. 그리고 매일 몸 상태를 확인해 살이 찌지 않았는지 살펴보았죠.

❹ **다이어트 중 위기와 극복 방법** 가장 큰 위기는 음식 권하는 각종 모임이었어요. 모임에서는 제 뜻대로 음식을 선택하기 어렵잖아요. 하지만 다이어트를 위해서 각종 심부름을 도맡아 하는 등 마인드 컨트롤을 통해 이겨 낼 수 있었어요.

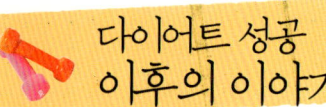 다이어트 성공 이후의 이야기

❶ **현재까지 유지 정도** 90~100%

❷ **주위의 반응** 작년에 저학년 아이들을 가르쳤는데 그 반이었던 아이를 보고 반갑게 인사하자 낯설어 하며 울면서 도망가 버렸어요. 다이어트 중간에는 살이 빠지니 나이 들어 보인다는 말을 들었는데 다이어트가 끝날 무렵에는 "훈훈해졌다", "점점 어려진다", "스타일 좋다"라는 말을 많이 들었어요.

❸ **다이어트의 의미** 다이어트는 제 인생의 터닝 포인트예요. 30대에 접어들면서 점점 저 자신의 외모에 부정적인 생각이 들었어요. 그래서 저 스스로에게 도전하고 싶어서 다이어트를 시작했는데, 성공하고 나니 저 자신을 더욱 긍정적으로 볼 수 있게 된 것 같아요.

다이어트를 하는 분들께 꼭 해 주고 싶은 조언

마음은 몸의 주인이에요. 무엇보다 마음을 굳게 가져야 해요. 한번 결심했다면 최소한 100일은 유지해서 목표를 이뤄 냈으면 좋겠어요.

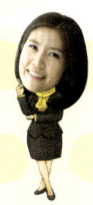

이경영 박사의 성공 다이어트 포인트

❶ 성공 포인트

박정호 씨에게는 가족, 즉 동생의 다이어트가 큰 자극이 된 것 같습니다. 실제로 연예인들의 다이어트 사례보다는 가족이나 친구 등 가까운 사람의 다이어트에 더 큰 자극을 받는다고 합니다. 동생과 같이 운동하고 노력하다 보니 다이어트 성공률을 높일 수 있었습니다. 가족과 함께하는 다이어트는 식이요법 면에서도 큰 도움이 됩니다. 파트너 다이어트를 할 때 친구보다 가족과 함께 하면 같이 있는 시간이 많기 때문에 서로에게 끊임없는 자극과 관심을 줄 수 있어 좋습니다.

❷ 성공 포인트 응용하기 : 인터벌 트레이닝

박정호 씨는 걷기와 뛰기를 반복하는 인터벌 트레이닝을 실시했습니다. 인터벌 트레이닝은 고강도 운동 사이에 불완전한 휴식을 넣어 운동을 반복하는 트레이닝 기법으로 운동 강도가 무척 높기 때문에 일반인보다 운동선수들이 많이 실시하는 방법입니다. 박정호 씨처럼 어릴 적부터 운동을 많이 한 다이어터라면 인터벌 트레이닝을 실시하면 좋습니다. 체중을 감량하는 데 있어서 인터벌 트레이닝은 기초대사량을 증가시키고 근육에 쌓인 젖산을 빠르게 제거하는 효과가 있습니다.

인터벌 트레이닝은 5분 전력 질주한 후 5분 가볍게 뛰거나 걷는 방법을 4~5회 정도 반복 실시합니다. 인터벌 트레이닝은 유산소성 능력과 무산소성 대사 과정을 동시에 높일 수 있기 때문에 칼로리 소모율이 크게 높아지는 파워 보디를 가질 수 있습니다. 일반적으로 고강도 인터벌에서는 최대 심박수의 90~95%에 도달할 정도로 최소 1분간(평균 5분) 전력질주를 합니다. 그 후 최대 심박수의 50~60%로 가볍게 달리기나 파워 워킹으로 균형을 잡습니다. 가볍게 달리는 시간은 고강도 운동 시간만큼 하면 됩니다. 고강도 전력 질주를 7분 정도 했다면 강도를 낮춰서 다시 7분 정도 가볍게 뛰거나 걷습니다. 이것을 1 대 1 인터벌 트레이닝이라고 합니다. 체력이 낮은 경우에는 1 대 2 또는 1 대 3 인터벌 트레이닝을 실시해 저·중강도 인터벌 시간을 2~3배로 늘립니다. 그래도 힘들면 고강도 인터벌에서 전력 질주하기보다는 조금 힘들다는 느낌으로 뛰는 속도를 정합니다.

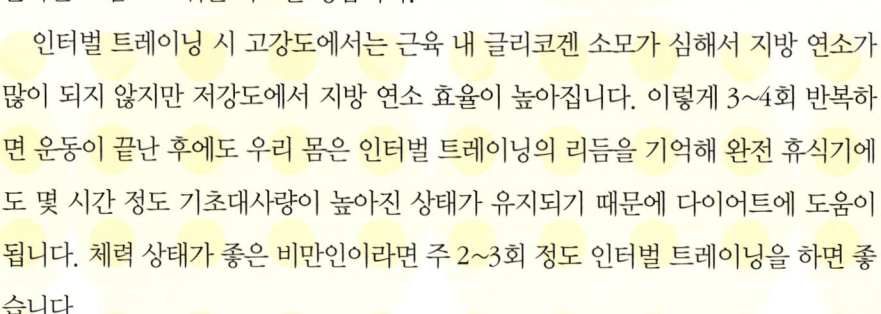

인터벌 트레이닝 시 고강도에서는 근육 내 글리코겐 소모가 심해서 지방 연소가 많이 되지 않지만 저강도에서 지방 연소 효율이 높아집니다. 이렇게 3~4회 반복하면 운동이 끝난 후에도 우리 몸은 인터벌 트레이닝의 리듬을 기억해 완전 휴식기에도 몇 시간 정도 기초대사량이 높아진 상태가 유지되기 때문에 다이어트에 도움이 됩니다. 체력 상태가 좋은 비만인이라면 주 2~3회 정도 인터벌 트레이닝을 하면 좋습니다.

❸ 개선 포인트!

> 고기를 끊었어요. ➡ 돼지고기, 쇠고기는 줄이고 닭고기나 생선 섭취는 늘려요.

박정훈 씨는 다이어트 중 좋아하던 고기를 끊었다고 했습니다. 하지만 채식주의자가 아니라면 모든 육류를 완전히 끊을 필요는 없습니다. 특히 기초대사량을 유지하기 위해서는 운동과 함께 단백질을 섭취해야 하는데 식물성 단백질은 동물성 단백질에 비해 단백질 효율과 생물가가 떨어지기 때문에 단백질 섭취량의 3분의 1 정도는 동물성 식품으로 섭취하는 것이 바람직합니다.

육류를 선택할 때는 세 가지만 기억합니다. 지방이 적은 것, 발 수가 적은 것, 그리고 양념이 적은 것을 선택합니다. 발이 4개인 돼지고기나 쇠고기보다는 발이 두 개인 닭고기, 그리고 발이 없는 어류인 생선을 선택합니다. 그리고 같은 육류도 지방이 적은 부위를 선택합니다. 돼지고기는 칼로리가 삼겹살의 절반인 안심 부위를 선택합니다. 양념을 재워서 먹는 육류 요리는 양념의 칼로리가 고기의 칼로리를 초과하기 때문에 주의해야 합니다. 닭고기의 경우 칼로리, 단백질 함량, 그리고 지방을 태울 수 있는 비타민인 니아신 함량 측면에서 닭가슴살이 좋습니다.

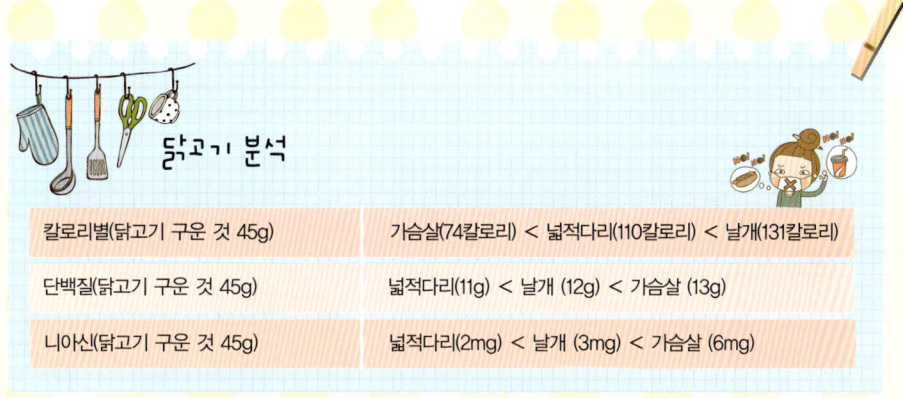

닭고기 분석	
칼로리별(닭고기 구운 것 45g)	가슴살(74칼로리) < 넓적다리(110칼로리) < 날개(131칼로리)
단백질(닭고기 구운 것 45g)	넓적다리(11g) < 날개 (12g) < 가슴살 (13g)
니아신(닭고기 구운 것 45g)	넓적다리(2mg) < 날개 (3mg) < 가슴살 (6mg)

생선은 심장과 혈관을 튼튼하게 만드는 불포화지방산이 많습니다. 오메가 3지방산이 풍부한 등 푸른 생선을 단백질이 풍부한 흰살 생선과 함께 자주 먹습니다. 생선을 먹을 때는 조림보다는 구이로 먹습니다. 튀긴 생선을 먹을 때는 껍질을 벗겨내서 지방 섭취를 줄입니다.

STORY 16

과학 다이어트, 칼로리 계산, Before 사진, 마인드 컨트롤

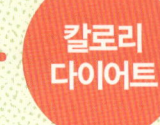

칼로리 계산으로
음식의 유혹을 물리쳐라

✦ 칼로리 다이어트
과학적인 다이어트의 시작은 칼로리를 체크하는 것이죠. 무조건 운동만 열심히 해서 다이어트를 해야겠다고 생각은 버리세요.

☺ **강추** 운동만 하면 아무리 먹어도 살을 뺄 수 있다고 운동 지상주의자 다이어터
내가 좋아하는 음식이 내 몸을 어떻게 만들었는지 궁금한 학구적인 다이어터

☹ **비추** 거식증, 폭식증 등 식이장애가 심한 다이어터
먹으면 무조건 살이 찐다고 착각하는 다이어터
귀찮고 복잡한 것이 무조건 싫은 단순함을 선호하는 다이어터

비만도 중등도비만 (비만2단계, BMI=30.7kg/m²) +상체 비만

이름 황인성(남, 31)

키 174cm

감량체중 93kg ○ 60kg
(3개월간 33kg 감량,
35% 감량하는 데 성공)

가족력 부모님 날씬

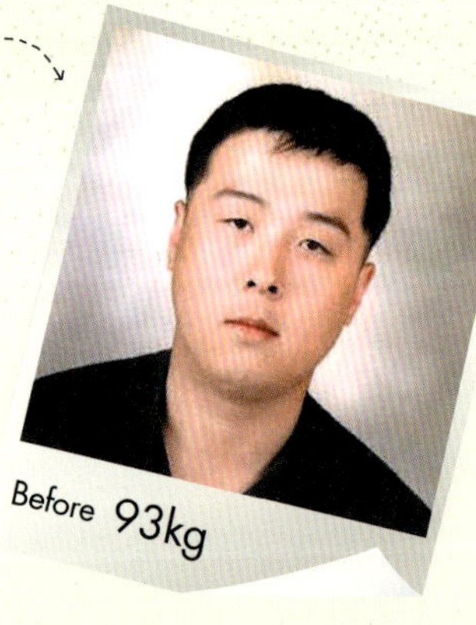

Before 93kg

-33kg

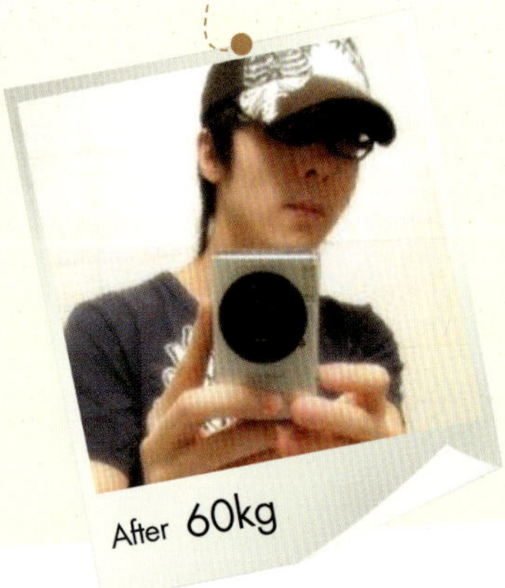

After 60kg

다이어트 결심에서 성공까지

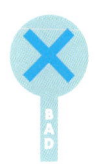

사춘기 때 좋아하는 사람에게 고백했는데 "넌 뚱뚱해서 싫어!"라는 말을 들었어요. 충격을 받은 저는 다이어트를 결심했어요. 이후에 여러 번 다이어트를 시도했지만 마음이 느슨해져서 곧바로 요요 현상이 왔어요. 어느 날 버스를 타고 가다가 의자에 앉아 있는데 배가 나온 제 모습이 눈에 들어와 다시 다이어트를 하게 되었어요. 공익근무를 하면서 3개월 동안 33kg을 감량하고 요요 현상 없이 8년 이상 유지하고 있어요. 38인치 바지를 입던 당시 제 별명은 배가 많이 나와서 '배 사장'이었는데, 이제는 30인치 바지를 편안하게 입고 있어요.

나만의 다이어트 노하우

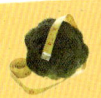

① **식이요법** 먹으면서 빼라는 말은 살을 빼지 마라는 말과 같다고 생각하고 식이요법과 운동요법을 조절해서 독하게 다이어트를 했어요. 공익근무를 하면서 다이어트를 했기 때문에 아침, 저녁은 집에서 해결했고 점심은 식당에서 나오는 밥을 먹었어요. 밥은 3분의 2공기만 먹고 반찬은 찌개 건더기만 건져 먹었어요. 4~5시쯤 배가 너무 고프면 삼각 김밥을 한 개 사서 녹차랑 같이 먹었어요. 밤에 배가 너무 고플 때는 방울토마토를 자주 먹었어요.

② **운동요법** 식사를 한 후 다음 근무 시간까지 자투리 시간을 이용해서 가능하면 많이 움직이려고 노력했어요. 유산소 운동과 웨이트 트레이닝을 80 대 20 비율로 했고, 출근할 때는 1시간 30분 정도 뛰어서 갔어요. 퇴근 후에도 집까지 뛰어와 옷을 갈아입은 후 곧장 나와 주변의 강을 따라 두세 시간 정도 뛰었어요. 그렇게 **평일에는 6시**

간 정도 운동을 했고 주말에는 최대 8시간 정도 운동을 했어요. 그리고 틈틈이 덤벨을 이용해서 웨이트 트레이닝을 했어요.

❸ **행동요법** 배고픔을 살이 빠지고 있다는 신호라고 생각하면서 배고픈 느낌을 즐겼어요. 일주일에 한 번은 먹고 싶은 것을 마음껏 먹었어요. 성인 남자의 영양 섭취 기준인 2600kcal(남성 20~29세)의 2분의 1 정도만 먹었어요. 좋아하는 음식의 칼로리와 싫어하는 음식 칼로리를 공부해 음식을 먹을 때마다 칼로리를 계산했어요. 지갑 안에 옛날 증명사진을 넣어 두고 수시로 자극제 역할을 하도록 했어요.

❹ **다이어트 중 위기와 극복 방법** 70kg 중후반 때 찾아온 정체기 때문에 많이 힘들었어요. 이때 주위분들이 많은 도움을 주셨어요. 아직 포기할 때가 아니라며 격려의 말씀을 해 주셨는데, 이러한 조언으로 마음의 위안을 얻을 수 있었어요. 그 뒤로 계속해서 운동을 했더니 살이 다시 빠지기 시작했어요.

다이어트 성공 이후의 이야기

❶ **현재까지 유지 정도** 90~100%

❷ **주위의 반응** 몇 년 만에 친구를 만났는데 살이 빠진 저를 전혀 알아보지 못했어요. 부모님이 많이 기뻐하셨고, 친척분들은 연예인 해도 되겠다는 과장된 반응을 보이셨어요. 살을 뺀 후에는 소개팅도 많이 들어오고 TV 등에서 인터뷰 요청을 해 오기도 했어요.

❸ **다이어트의 의미** 다이어트는 그 사람의 본질을 찾아주는 것 같아요. 다이어트 후 비로소 진정한 나를 찾게 되었어요.

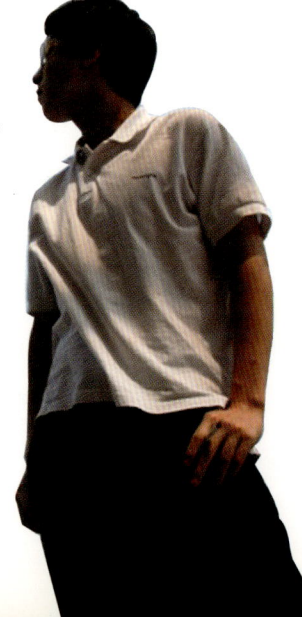

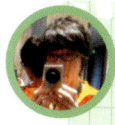
다이어트를 하는 분들께 꼭 해 주고 싶은 조언

다이어트에 성공하니 많은 분들이 트레이닝을 부탁하거나 다이어트 비결을 물어봐요. 그분들에게 조언하는 것인데, 음식의 유혹을 참기 힘들 때 이 세 가지만 생각해 보세요. 첫 번째, 그 음식을 먹었을 때 얼마나 행복할 것인가. 두 번째, 그 음식을 먹고 난 후 해야 하는 운동량은 얼마나 되는가. 세 번째, 그 음식을 지금 꼭 먹어야 하는가. 이 세 가지를 생각해 본 뒤에 먹어도 늦지 않아요.

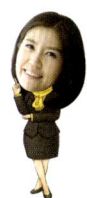

이경영 박사의 성공 다이어트 포인트

❶ 성공 포인트

황인성 씨는 성실하고 의지가 강한 분입니다. 배고픔을 살이 빠지고 있다는 신호로 생각하고 즐길 정도면 의지력이 대단하다고 볼 수 있습니다. 또 공익 근무를 하면서 하루 6시간 정도 운동을 할 정도로 집중력이 대단한 분입니다. 마인드 컨트롤 면에서도 지갑 안에 사진을 넣어서 계속 자극을 받도록 하고 마음을 가다듬어 음식의 유혹을 뿌리친 것 역시 의지력이 대단한 증거입니다.

하지만 황인성 씨의 다이어트 방법은 일반적인 사회생활을 하는 비만인들에게 적용하기 어렵습니다. 일반적으로 다이어트를 할 때 하루 6시간 정도 운동 시간을 확보할 수도 없고, 배고픔에 취약하기 때문입니다. 의지력이 강하거나 공익 근무나 수능 후 방학같이 2~3개월 정도 다이어트에 집중할 시간이 있는 분들에게 적합한 방법입니다.

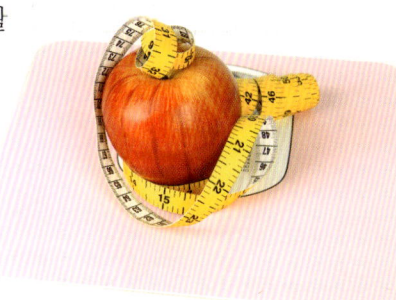

❷ 성공 포인트 응용하기 : **칼로리 계산과 마인드 컨트롤**

황인성 씨는 음식의 칼로리를 공부하면서 다이어트를 했는데 이것은 아주 좋은 시도입니다. 다이어트를 하면서 무심코 먹는 간식의 칼로리를 간과하는 경우가 많습니다. 예를 들어 80g짜리 곰보빵 한 개는 약 300칼로리로 밥 한 공기의 칼로리와 같은데 곰보빵은 밥만큼 포만감을 주지 못하기 때문에 이렇게 칼로리가 높다는 생각을 하기 힘들죠. 무심코 간식을 먹다가는 낭패 보기 쉽습니다. 또 국물이 많은 라면보다 쫄면이 칼로리가 더 높다는 것 역시 대부분 알지 못합니다. 다이어트를 하면서 주변에서 쉽게 접하는 식품의 칼로리를 파악하는 것은 매우 중요합니다.

음식의 유혹을 참기 힘들 때는 황인성 씨처럼 이것을 먹으면 얼마나 운동을 해야 하는지 생각해 봅시다. 공복감과 정신적 허기는 잘 구분해야 합니다. 공복감은 배꼽시계가 생리적으로 신호를 보내는 것으로 정해진 음식의 양을 채우면 없어집니다. 하지만 허기는 일종의 정신적 신호로 배가 부르다고 없어지는 것이 아닙니다. 허기를 음식으로 채우기보다는 음악이나 영화 감상, 독서, 산책 등 다른 방법으로 채우는 것을 고려해 보세요.

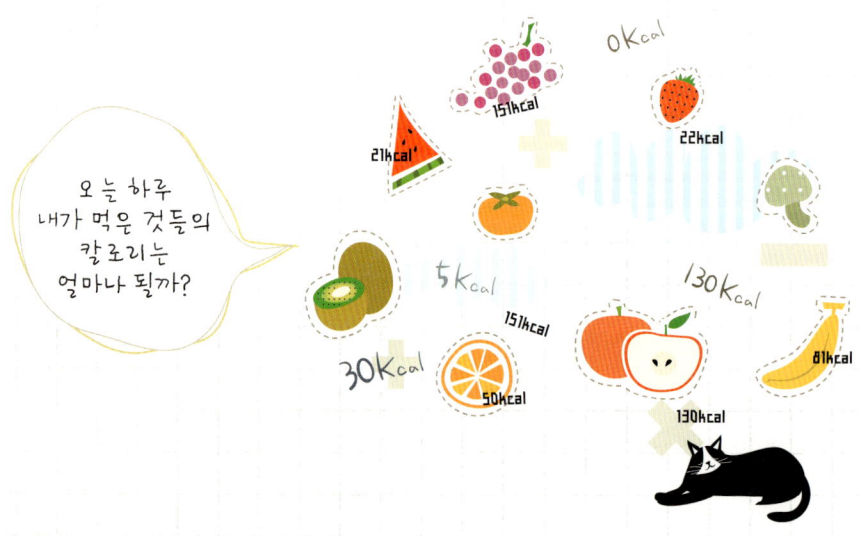

❸ 개선 포인트!

> 평일에는 6시간, 주말에는 8시간 달리기를 했어요.
> 하루 2시간 이하의 저강도 달리기를 하고, 식욕 조절도 같이해요.

황인성 씨는 평일에는 6시간, 주말에는 8시간 정도 달리기를 하고 틈틈이 덤벨을 이용해서 웨이트 트레이닝을 했습니다. 많은 분들이 체중 감량을 목표로 할 때 줄넘기나 달리기 같은 칼로리 소모가 높은 운동을 선택합니다. 하지만 비만 상태에서 강도 높은 운동을 하면 골격근의 손상과 함께 식욕 증가를 일으킬 수 있습니다. 카테콜라민 분비와 열 발생을 촉진시켜 식욕을 감소시키는 중저강도 운동을 하루 1시간 정도 할 것을 권합니다.

특히 황인성 씨처럼 하루 1300칼로리를 섭취하는 것은 성인 남자의 기초대사량을 유지하기 힘들 정도의 저칼로리 식이요법인데 여기에다가 6시간 정도 장시간 운동을 하면 간과 근육의 글리코겐 손실량이 크기 때문에 근 피로가 높아집니다. 글리코겐이 손실되면 수분이 세 배 정도 더 빠져나가서 운동 후 단기간 체중 감량 효과는 크지만 이는 수분 감량으로 인한 것임을 명심해야 합니다. 매일 6시간 가까이 뛰면 산화적 스트레스가 인체를 공격해서 노화를 촉진할 수 있습니다. 체중 감량용 운동으로 달리기를 선택했다면 스트레칭 시간 30분 정도를 합쳐서 하루 2시간 이내 가볍게 속도를 낮춰서 속보보다 조금 빠른 속도로 뛰는 것이 좋습니다. 처음부터 무리하지 않고 자기 상태에 맞춰 꾸준한 속도로 달립니다. 식사 직후에 달리기를 하면 소화 장애가 생길 수도 있으니 적어도 1시간 후에 달리기를 합니다. 호흡은 리듬에 따라 입과 코를 모두 사용하면 공기 저항을 줄일 수 있습니다.

STORY 17

최장기 다이어트, 자연식, 친환경, 유기농, 생식, 기혼 여성 다이어트

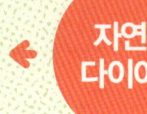
자연식 다이어트

몸에 좋은 음식이 다이어트에도 좋다

✦ 자연식 다이어트
화학조미료에 길들여진 입맛을 바꾸고 싱겁게 먹으면 크게 노력하지 않아도 자연스럽게 살이 빠져요. 자연식 다이어트로 식탐과 하체 비만을 동시에 해결하세요.

😊 **강추** 자극적인 입맛 때문에 식욕 조절이 어려운 다이어터
하체가 잘 붓고 허벅지가 쉽게 찌는 다이어터
식이요법으로 위장이 많이 상한 다이어터

☹ **비추** 바쁜 생활로 집에서 식사를 하기 힘든 다이어터
균형식 다이어트 실천도 힘든 다이어터

비만도
경도 비만
(비만 1단계, BMI=29kg/㎡)

이름
서진희(여, 34)

키
165cm

감량체중
79kg ➔ 49kg
(4년 동안 단계적으로 30kg 감량, 38% 감량하는 데 성공)

가족력
아버지 통통
나머지 가족은 날씬

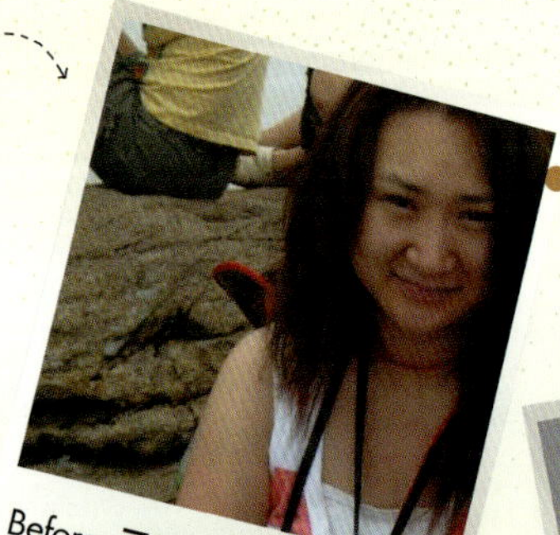

Before 79kg

-30kg

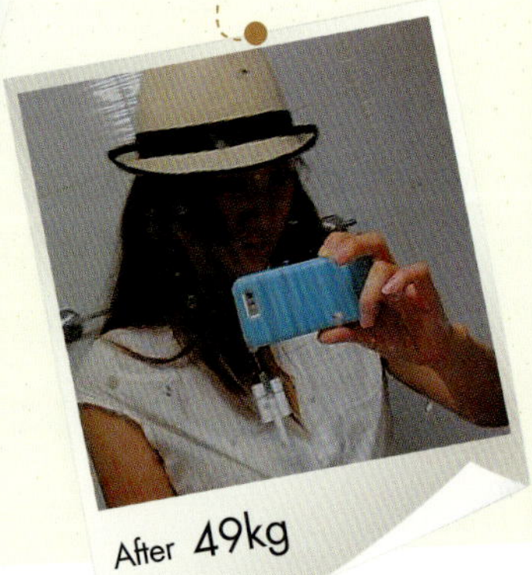

After 49kg

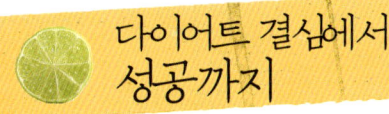
다이어트 결심에서 성공까지

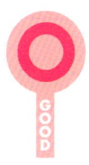 

지금까지 안 해 본 다이어트가 없어요. 식욕 억제제는 물론, 다이어트 가루 식품, 한약 다이어트, 덴마크 다이어트, 그리고 무작정 굶기까지 다 도전했죠. 물론 단기적으로는 효과가 있었지만 생활습관이 바뀌지 않았기 때문인지 일주일 후에는 원상복귀 되었어요.

살이 많이 쪘을 때 찍은 사진을 보고 제 모습을 객관적으로 파악할 수 있었어요. 얼굴을 비롯한 전체적인 실루엣이 정말 충격이었어요. 단기간에 빼려는 욕심을 버리고 4년 동안 네 차례에 걸쳐 꾸준히 다이어트를 한 결과 32인치에서 26인치 바지를 입게 되었어요. 유독 살이 많던 팔, 복부, 다리의 라인도 날씬해졌어요. 이제 55사이즈 옷도 문제없이 입을 수 있어요.

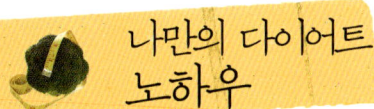
나만의 다이어트 노하우

❶ **식이요법** 4년 동안 네 차례에 나눠 다이어트를 했어요. 1차 다이어트 때는 원래 아침을 먹지 않았는데 조금이라도 반드시 먹도록 노력했어요. 점심은 먹고 싶은 음식을 먹었고, 저녁은 야채 위주로 먹었어요. 이렇게 조절해서 7~8kg 감량했어요. 다행히 이 기간에는 정체기를 겪지 않아 다이어트를 하기가 수월했어요. 2차 다이어트 때는 칼로리는 낮추기 위해 밥량을 줄였고 양파 삶은 것 또는 두부를 밥에 섞어 예전에 먹던 밥량과 비슷하게 만들어 먹었어요. 이렇게 아침, 점심, 저녁을 동일한 양으로 먹었어요. 그래서인지 딱히 배고픔을 느낀 것 같지 않아요. 3차 다이어트 때는 몸이 좋지 않아서 식단을 초저열량식을 바꾸었어요. 위장의 부담을 덜기 위해 소

식했는데, 아침에는 사과 한 개, 점심에는 죽, 저녁에는 야채와 두유나 떠먹는 요구르트를 먹었어요.

4차 다이어트 때는 칼로리와 인체에 대해 공부하면서 좀 더 체계적으로 다이어트를 했어요. 근력 운동을 시작하고 식사를 자연식으로 바꿨어요. 자극적인 음식은 절대 먹지 않았고 간도 거의 하지 않았어요. 처음에는 제 식단이 너무 맛이 없어 고생했는데, 곧 식재료 고유의 맛을 즐길 수 있게 되었어요. 아침에는 탄수화물 위주, 저녁에는 단백질 위주로 먹되 저녁 7시 이전에는 식사를 끝냈어요. 배고플 때에 대비해 검은 콩을 뻥튀기한 것과 구운 김을 가지고 다니며 조금씩 먹었어요.

❷ **운동요법** 1차와 2차 다이어트 때는 유산소 운동만 했어요. 3차 다이어트 때는 아팠기 때문에 운동을 할 수 없었어요. 활동량도 거의 없었지요. 4차 다이어트 때는 7~9주 정도 계획으로 1~2주차에는 유산소 운동 1시간, 3주차에는 유산소 운동 1시간과 근력 운동 1시간, 4주차부터는 유산소 운동 1시간과 근력 운동 30분을 한 뒤 다시 유산소 운동을 1시간 정도 했어요. 유산소 운동을 할 수 있는 여건이 안 될 때는 계단으로 걸어 다니기, 두 정거장 전에 내려서 걸어가기 등 활동량 늘리기에 주력했어요.

❸ **행동요법** 제 몸을 더 잘 알아야겠다고 생각에 인체에 대해 공부를 했어요. 음식을 먹기 전에는 혈당지수와 칼로리를 확인했어요. 이렇게 하다 보니 몸에 무리를 주지 않으면서 살을 뺄 수 있다는 자신감이 생겼어요. 4차 다이어트 때는 다이어트 일기를 적어 가며 식이조절을 했어요.

❹ **다이어트 중 위기와 극복 방법** 여러 번 음식의 유혹이 있었지만 엄마가 강해야 아이를 잘 키울 수 있다는 생각을 하며 다이어트에 대한 의지를 굽히지 않았어요.

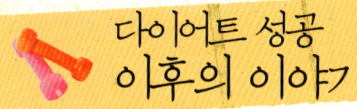
다이어트 성공 이후의 이야기

❶ **현재까지 유지 정도** 90~100%
❷ **주위의 반응** 식탐 때문에 주위에서는 절대 살을 빼지 못할 거라고 생각했는데 다이어트에 성공한 후 독하다는 소리를 참 많이 들었어요. 다이어트 방법에 대한 질문도 많이 받았어요.
❸ **다이어트의 의미** 다이어트는 건강을 유지하는 비결이에요. 몸을 혹사시켜 예뻐지는 것이 아니라 몸을 건강하게 만드는 방법이라고 생각해요.

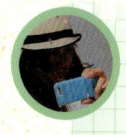

다이어트를 하는 분들께 꼭 해 주고 싶은 조언

다이어트는 결국 본인과의 싸움이에요. 그 싸움에서 이기면, 무슨 일이든 잘할 수 있을 거예요. 지금 다이어트를 하는 분들도 자신과의 싸움에서 이겼으면 좋겠어요.

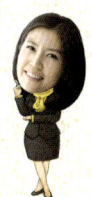

이경영 박사의 성공 다이어트 포인트

❶ **성공 포인트**

다이어트 경험이 많았던 서진희 씨는 다이어트 성공률이 높은 조건이 아닌데도 건강한 다이어트 마인드로 지금의 다이어트에 성공했습니다. 다이어트가 몸을 혹사시키는 것이 아니라 건강한 몸을 만드는 과정이라고 생각했기 때문에 4년에 걸쳐 다이어트를 지속할 수 있었습니다. 일반적으로 미혼 여성에 비해 아이가 있는 기혼 여성들은 다이어트에 성공할 확률이 떨어집니다. 물론 기혼 여성이라고 해서 외모 스트레스가 적은 것은 아니지만 외모 외에 육아 등 집안일에 신경 써야 하기 때문에 다이어트에 대한 집중력이 떨어질 수밖에 없습니다. 서진희 씨의 경우 안 해 본 다이어트가 없을 정도로 다이어트 경험이 많았는데, 이렇게 요요 현상이 잦으면 우리 몸은 체지방을 적극적으로 보호하려는 경향이 높아져 다이어트 성공률이 떨어집니다. 서진희 씨는 4년에 걸쳐 단계적으로 식이요법과 운동요법을 업그레이드해서 자신에게 적합한 다이어트 방법을 찾았습니다. 네 차례에 걸쳐 다이어트를 하면서 중간에 유지 기간을 최소 6개월 이상 둔 것도 감량된 체중을 몸에 완전히 인식되도록 해서 인체에 무리를 주지 않은 좋은 시도입니다.

❷ 성공 포인트 응용하기 : 자연식 다이어트

다이어트를 하면서 음식을 조절하다 보면 결국 몸에 좋은 음식은 살이 찌지 않는다는 것을 알게 됩니다. 당뇨 환자나 고지혈증 환자, 고혈압 환자 모두 병원에서 영양사가 제안하는 식이요법을 따르다 보면 해당 질환의 증후가 좋아지기도 하지만 체중 감량을 경험합니다. 몸에 이로운 음식은 살도 찌지 않습니다. 자연식 다이어트는 친환경, 유기농 개념을 응용하는 식이요법입니다. 화학조미료와 인공 호르몬으로 범벅된 식품에서 벗어나 무농약, 무방부제, 무항생제 식품 중심으로 식탁을 차리는 것이지요. 특히 현대인들은 화학조미료에 익숙해져 식품 고유의 맛을 음미하지 못합니다. 흔히 자연식을 채식이라고 생각하고 육류나 달걀 섭취를 줄이고 두부와 콩으로 단백질을 섭취하는 경우가 많은데 유정란 한 개 정도를 먹어서 동물성 단백질을 섭취합시다. 유기농 식품들은 대부분 인공 호르몬이나 농약 성분이 없어서 크기가 작기 때문에 소식하는 습관을 들이는 데도 도움이 됩니다. 또 자연식에서는 채소, 해조류, 견과류 등 생식을 권하는데 포만감이 크기 때문에 조금만 먹어도 배가 불러 소식하게 됩니다.

자연식 상차림

❶ 가급적 유기농 식품을 선택하는데 유기농 식품이 비싸면 저농약 식품으로 선택합니다.

❷ 음식 재료는 제철 과일과 야채가 신선도와 영양소 보존 면에서 우수합니다.

❸ 양념 사용에 주의합니다. 설탕 대신 꿀, 식초 대신 레몬을 사용합니다. 소금은 양질의 미네랄이 풍부한 천일염을 선택합니다.

❹ 국물 등의 음식 맛을 내는데 쓰이는 화학조미료 대신 표고버섯 가루, 다시마 가루, 우엉 가루, 홍합 가루 등을 사용합니다.

❺ 육류 섭취를 줄이고 두부나 콩으로 섭취하는 단백질량을 늘립니다. 글루타민이 풍부해 육류처럼 씹히는 맛이 있는 버섯을 많이 활용해서 육류 섭취를 대신합니다. 특히 양송이버섯은 날로 먹을 수 있으니 샐러드 재료로 많이 활용합니다.

❻ 잡곡밥, 콩류, 견과류, 버섯류, 해조류, 채소 등의 재료로 식탁을 차려 봅니다. 이 때 채소는 잎채소, 줄기 채소, 뿌리채소를 골고루 섭취하도록 준비합니다.

❼ 조리하지 않고 생식으로 먹을 수 있는 식품들은 최대한 그대로 섭취해 신선도를 높입니다.

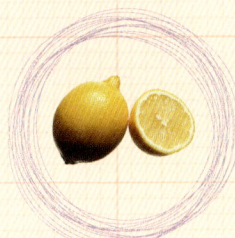 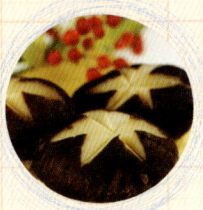 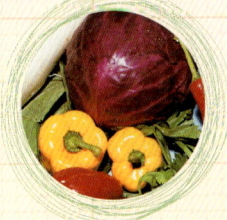

❸ **개선 포인트!**

> 위장이 좋지 않아 아침에는 사과 한 개, 점심에는 죽, 저녁에는 야채와 두유를 먹었어요. ➡ 속이 불편할 때는 위장 질환을 위한 식이요법을 실천하세요.

다이어트 중에 지나치게 줄어든 식사량이나 증가하는 스트레스는 위장 질환을 일으킬 수 있습니다. 서진희 씨는 네 차례에 걸쳐 다이어트를 실시했는데 세 번째 다이어트를 할 때 위장이 좋지 않아서 초저열량식 식이요법을 실시했습니다. 이 기간 아침에는 사과 한 개, 점심에는 죽, 저녁에는 야채 조금과 두유나 떠먹는 요구르트를 먹었다고 하는데 위장이 좋지 않을 때 섬유질이 많은 과일이나 야채는 위를 자극하기 때문에 좋지 않습니다. 위의 상태가 나아질 때까지는 거친 음식보다 부드러운 음식을 먹읍시다. 단백질 식품은 위산을 중화시키므로 쇠고기보다 닭고기를 선택해서 부드러운 백숙 죽을 만들어 먹습니다. 달걀은 찜이나 반숙을 만들어 먹거나 죽에 풀어서 먹습니다. 달걀노른자는 위산 분비를 촉진하기 때문에 흰자 중심으로 조리합니다. 같은 단백질이라도 콩은 식이섬유가 많기 때문에 두유나 두부로 먹습니다.

속이 불편하다고 해서 굶으면 위가 비기 때문에 위액 농도가 강해집니다. 하루에 4~5회 정도 적은 양을 먹는 것이 좋습니다. 과식은 위산 분비를 촉진하므로 속이 불편하다고 식사를 건너뛰고 하루 한 끼를 먹으면 치명적입니다. 죽을 먹을 때는 연한 농도에서 시작해 점점 농도를 높이고 상태가 좋아지면 물을 많이 넣은 흰밥을 조금씩 먹습니다.

다이어트 중 위장 질환이 생겼을 때 식이요법

1. 음식 온도는 체온과 비슷한 따뜻한 온도가 좋습니다. 뜨거운 음식은 식혀서 먹고 차가운 음식은 입안에서 오래 씹어 체온에 가깝게 만듭니다. 뜨거운 음식은 위벽에 자극을 줄 수 있으니 주의합니다.

2. 고섬유질 채소는 피합니다. 애호박, 연한 상추, 근대 등 부드러운 채소를 선택합니다. 토마토는 유기산이 많아서 위를 자극할 수 있으니 피합니다.

3. 귤, 레몬, 자두, 매실, 포도 등 유기산이 많고 산미가 강한 과일은 피합니다. 변비를 일으킬 수 있는 바나나도 조금만 먹습니다.

4. 고구마는 당분과 섬유질이 많아 위를 자극할 수 있으니 피하고, 감자는 쪄서 조금씩 먹습니다. 감자는 고구마에 비해 칼로리가 적고 식이섬유가 적게 들어 있어 위장에 자극적이지 않습니다. 하지만 혈당지수가 높기 때문에 다이어트 중에는 하루에 한 개 정도 먹는데 위산 분비를 줄이고 혈당지수가 낮은 저지방 우유를 따뜻하게 중탕해서 같이 먹으면 혈당지수를 떨어뜨리고 위장 질환을 완화하는 데 도움이 됩니다.

5. 생선은 흰살 생선 중심으로 먹습니다. 병어, 가자미, 조기 등 기름기 적은 흰살 생선을 죽이나 찜으로 먹습니다. 색이 진한 고등어, 꽁치, 청어, 연어 등 불포화지방산이 많은 생선은 위장을 자극할 수 있으니 주의합니다.

6. 위를 자극하는 강한 향신료는 피합니다. 고추, 고춧가루, 겨자, 생강, 고추냉이, 식초 등 향신료는 되도록 사용하지 않습니다. 카페인이 많은 커피나 탄산음료는 먹지 않습니다.

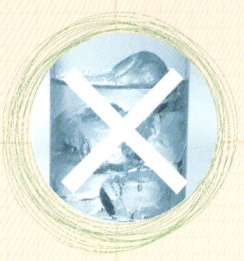  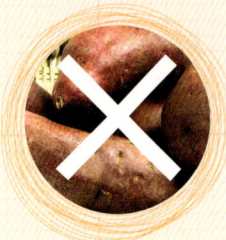

STORY 18

미니스커트, 스키니 패션, 이미지 트레이닝, 레크리에이션 운동요법

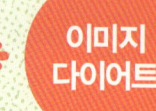
이미지 다이어트

이미지 트레이닝으로 다이어트하라

이미지 다이어트

예쁜 미니 원피스, 허벅지에 착 감기는 청바지는 다이어트에 큰 자극이 돼요. 몸매가 드러나는 예쁜 옷으로 군살도 확인하고 이미지 트레이닝도 하세요.

- 강추 패션에 관심이 많은 젊은 다이어터
       옷장에 비싼 옷들을 아쉬워하는 왕년의 한 몸매 했던 다이어터
- 비추 패션은 사치라고 생각하는 유행에 관심 없는 다이어터
       힙합 스타일의 편한 옷을 선호하는 다이어터

비만도
경도 비만
(비만 1단계, BMI=27.1kg/m²)

이름
공미란(여, 21)

키
164cm

감량체중
73kg ○ 57kg
(7개월 동안 16kg 감량, 22% 감량하는 데 성공)

가족력
부모님 날씬,
남동생 통통

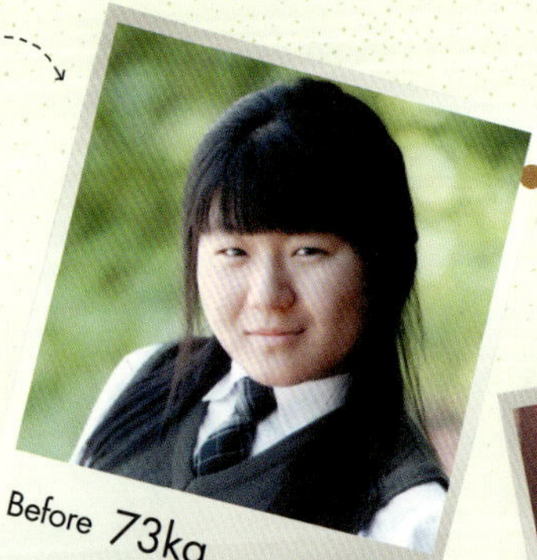

Before 73kg

−16kg

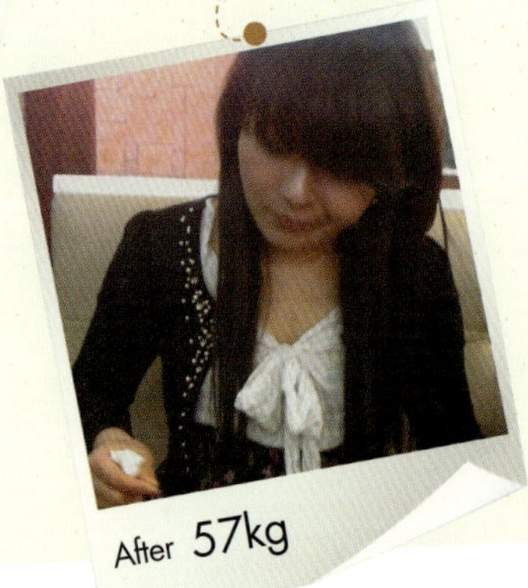

After 57kg

다이어트 결심에서 성공까지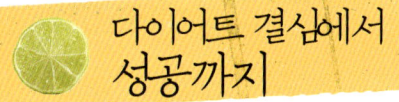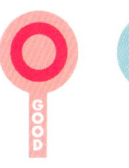

뚱뚱하다는 자각이 생기기 전까지 살에 대한 스트레스는 별로 없는 편이었어요. 대학에 입학한 후 예쁜 옷을 입으려고 생각한 그 순간부터 이대로는 안 되겠다 싶어 다이어트를 결심하게 되었어요.

지금의 다이어트에 성공하기 전까지 몇 번의 실패가 있었어요. 한 달에 10kg 이상 감량시켜 준다는 한약 다이어트 광고에 속아 친구랑 같이 먹었는데 오히려 살이 더 찌고 말았지요. 지방 분해 주사도 맞아 봤는데 심장이 두근거리고 숨을 쉴 수 없어서 도중에 그만뒀어요. 여러 차례 다이어트와 요요 현상이 계속 되풀이된 것은 극도로 제한된 식사량 때문에 식탐이 생겨 마구 먹게 되었기 때문인 것 같아요. 반복되는 요요 현상으로 지친 상태였지만 이번에는 성공하리라 결심하고 7개월 동안 다이어트에 매진한 결과 88사이즈 옷을 입던 제가 66사이즈 옷을 입게 되었어요. 바지 사이즈도 32인치에서 27인치로 바뀌었고요. 16kg을 감량하면서 가장 고민이었던 상체 살이 빠져 아주 기뻐요.

나만의 다이어트 노하우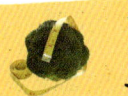

❶ **식이요법** 하루 한 끼에서 두 끼 정도만 먹었어요. 아침, 점심은 안 먹고 운동을 다녀온 후 오후 3시에 반 공기 정도 밥을 먹었어요. 주로 기름기가 없는 음식 위주로 먹고, 근육량이 많았기 때문에 단백질 음식은 멀리했어요. 저녁에 배가 고프면 우유나 과일을 먹었어요.

❷ **운동요법** 헬스클럽에 가서 트레이너가 알려주는 대로 자전거 타기 20분, 근육 운동

30분, 마지막으로 유산소 운동을 했어요. 매일 같은 운동을 반복하는 것이 지루해 주 2~3회 정도는 에어로빅, 수영, 등산을 했어요.

❸ **행동요법** 운동을 한 후에는 집에 와서 곧바로 잤어요. 그렇게 하지 않으면 먹고 싶다는 생각이 들까 봐 두려웠기 때문이죠. 저녁에는 TV 보기, 책 보기 등 한 자리에 앉아서 집중할 수 있는 것을 찾아서 음식의 유혹을 이기려고 노력했어요. 다이어트 카페에 가입해서 성공 사례를 보면서 자극을 받기도 하고, 여러 가지 정보를 얻기도 했어요. 술, 피자 등 고칼로리 음식의 유혹을 피하기 위해 친구들과도 만나지 않았어요.

❹ **다이어트 중 위기와 극복 방법** 여자지만 근육량이 많은 편이어서 다이어트 후 체지방은 정상 범위에 들어왔지만 근육량이 유지돼서 체중에 큰 변동이 없었기 때문에 다이어트에 대한 흥미가 없어지기 시작했어요. 하지만 체지방이 빠지자 옷 사이즈가 많이 줄어 위기를 극복할 수 있었어요.

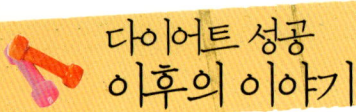

다이어트 성공 이후의 이야기

❶ **현재까지 유지 정도** 70~90%

❷ **주위의 반응** 날씬하고 예쁜 고모는 살을 뺀 저를 보고 "살 빼니까 나를 꼭 닮았네"라며 칭찬하세요. 친구들은 다이어트 후 제 모습을 보고 놀라기도 하고 신기해하기도 하며 다이어트 방법을 궁금해했어요.

❸ **다이어트의 의미** 저에게 다이어트는 무(無)법이에요. 처음에는 다이어트를 꼭 지켜야 할 법이라고 생각했지만 다이어트에 관한 지식을 하나하나 알게 되면서 다이어트는 나 자신을 위한 선택 사항일 뿐이라고 생각하니 부담이 없어지면서 다이어트를 하기 쉬워졌어요.

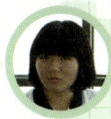
다이어트를 하는 분들께 꼭 해 주고 싶은 조언

다이어트를 할 때 자신을 최대한 예쁘게 꾸미고 몸매가 드러나는 잘 맞는 옷을 입고 다니면 자극을 받을 수 있어 좋아요. 예쁘게 옷을 입고 나면 자신감도 생기고 주위 사람들에게 살이 많이 빠졌다는 칭찬을 계속 듣는 것도 다이어트 중 힘들고 지칠 때 자극제가 돼요.

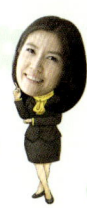

이경영 박사의 성공 다이어트 포인트

❶ **성공 포인트**

공미란 씨의 다이어트 성공 비결은 패션을 통한 자극요법입니다. 자신이 비만이라는 자각을 하지 못했고 스트레스도 받지 않다가 대학에 입학한 뒤 옷에 대한 관심이 생기면서 다이어트를 시작했습니다. 실제로 많은 여성들이 옷에 대한 스트레스 때문에 다이어트에 도전합니다. 비만인들은 자신의 몸에 맞는 옷을 찾기 어렵기 때문에 자신의 패션 코드와는 전혀 상관없는 옷을 입기 쉽습니다. 공미란 씨는 몸매가 드러나는 꼭 끼는 옷을 입고 다닌 것이 효과적이었다고 했는데, 이것은 좋은 시도입니다. 몸무게와 옷이 주는 느낌은 아주 다릅니다. 몸매가 드러나는 옷을 입으면 군살이 잘 보여 어느 부분을 더 집중해서 빼야 할지 등 자극을 받습니다. 또 헐렁한 옷에 비해 위장관을 압박하기 때문에 과식을 막아 줍니다. 하지만 지나치게 꼭 끼는 옷은 소화기능을 떨어뜨리므로 코르셋을 입는 것은 권하지 않습니다.

공미란 씨는 여성치고는 근육량이 많은 몸을 가졌습니다. 근육량이 많으면 기초대사량이 높기 때문에 같은 운동을 해도 칼로리를 더 많이 태울 수 있습니다. 하루

한 끼만 먹어서 지방 연소율이 떨어질 수도 있었지만 높은 기초대사량이 어느 정도 부작용을 막은 것 같습니다. 하지만 이 다이어트 방법은 다른 사람들이 따라 하기에는 힘든 식이요법입니다. 아무리 근육량이 많아도 하루 한 끼 식사는 공복기를 길게 만들어 기초대사량 저하를 초래합니다.

❷ 성공 포인트 응용하기 : **다양한 운동 종목 시도**

공미란 씨는 유산소 운동과 근력 운동을 병행한 복합 트레이닝 프로그램을 꾸준히 하면서 주 2~3회는 에어로빅, 수영, 등산 등을 접목해 다양한 운동 프로그램을 수행했습니다. 운동 선호도가 낮은 상태에서 다람쥐 쳇바퀴 돌 듯 똑같은 운동 프로그램을 수행하면 4주 이상 지속하기 힘듭니다. 여성의 경우 호르몬의 영향으로 근육이 빨리 생기지 않아 웨이트 트레이닝을 하다 보면 지루한 면이 있습니다. 이럴 때는 공미란 씨처럼 레크리에이션을 응용한 새로운 운동 종목을 시도하는 것이 좋습니다. 주 5회 복합 트레이닝을 하고 주말에는 자전거 타기, 수영, 또는 등산을 해서 운동에 대한 흥미를 잃지 않도록 합시다.

❸ 개선 포인트!

> **3시 반쯤 반 공기 정도 밥을 먹었어요.**
> **규칙적인 소식은 운동 중 지방 연소율을 증가시켜요.**

공미란 씨의 경우 아침, 점심은 거르고 운동을 한 후 점심 겸 저녁을 먹었습니다. 이런 식이 패턴은 운동 효과를 떨어뜨리기 쉽습니다. 음식이 들어오지 않으면 지방세포는 자신의 존재를 지키기 위해 비상 사태에 들어갑니다. 체중 감량을 위해 운동을 하는 것은 에너지 소비율, 특히 지방 연소율을 증가시키기 위한 것인데 에너지 섭취가 이뤄지지 않으면 에너지 소비 역시 늘어나지 않아 지방 연소율이 감소하는 부작용을 겪게 됩니다. 또 하루 한 끼 식사는 우리 몸을 굶주리게 만들어 조금만 과식해도 쉽게 요요 현상에 빠집니다.

식이요법은 운동 효과에도 영향을 미치는데 운동을 할 때 지방 연소율을 높이려면 운동을 하기 전 어느 정도 에너지를 섭취해야 합니다. 단, 운동 직전에 음식을 먹는 것은 좋지 않습니다. 소화를 위해 위장관으로의 혈류량이 증가한 상태에서 운동을 하면 혈류량을 근육으로 이동시켜야 하기 때문에 소화에도 문제가 생기고 운동 효과도 높지 않습니다. 식사를 할 때는 증가한 혈당을 떨어뜨리기 위해 인슐린이 분비되는데 인슐린은 지방 합성을 돕습니다. 이런 상태에서 지방 연소를 위한 운동을 한다면 운동 효과가 떨어지게 마련입니다. 그렇다면 운동 후 언제 식사를 하는 것이 좋을까요? 정리운동을 마치고 샤워를 한 후 적어도 1시간은 지나서 식사를 해야 운동 효과를 높일 수 있습니다.

다이어트 중 식이 조절은 칼로리를 줄여서 적게 먹는 것이 아니라 운동과 함께 에너지 시스템을 효율적으로 만드는 것이 목표입니다. 효과적으로 지방을 연소시키려면 하루 한 끼 식사보다는 하루 세끼 소식하는 것이 좋습니다.

STORY 19

불타는 승부욕, 하체 비만 운동, 벌칙, 과식 방지 팁

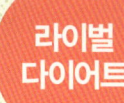
라이벌 다이어트

상주고 벌 받는
신나는 다이어트

✦ 라이벌 다이어트

혼자서 다이어트 하는 것보다 비슷한 성향과 체형을 가진 친구와 다이어트 목표를 세워 보세요. 벌칙도 정하고 상도 주면 재미있는 다이어트를 할 수 있을 거예요.

☺ **강추** '가위 바위 보' 놀이도 지기 싫어 하는 불타는 승부욕을 가진 다이어터
실패만 남긴 혼자 하는 다이어트가 무서운 그룹 다이어터
서바이벌 다이어트 쇼에 나가고 싶은 다이어터

☹ **비추** 양보심이 강하고 내기에 큰 의미를 가지지 못하는 다이어터
체중 감량보다는 체지방과 사이즈 감량에 관심이 많은 다이어터

비만도
비만
(BMI=27kg/㎡+하체 비만)

이름
박송이(여, 21)

키
160cm

감량체중
69kg ➔ 51kg
(10개월간 18kg 감량,
26% 감량하는 데 성공)

가족력
외가 쪽 통통,
아버지 날씬

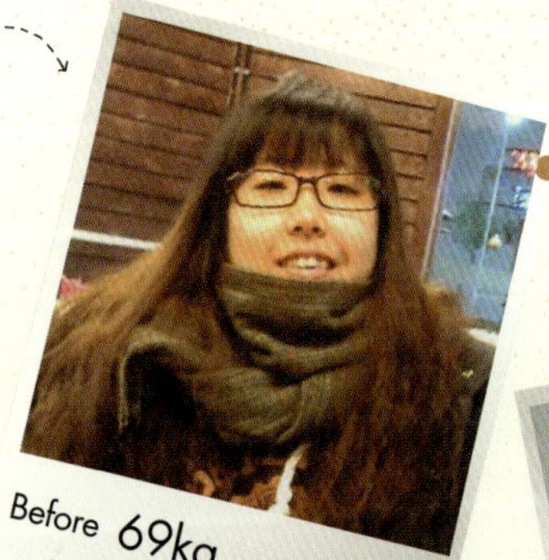

Before 69kg

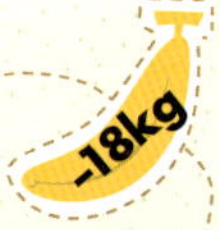

-18kg

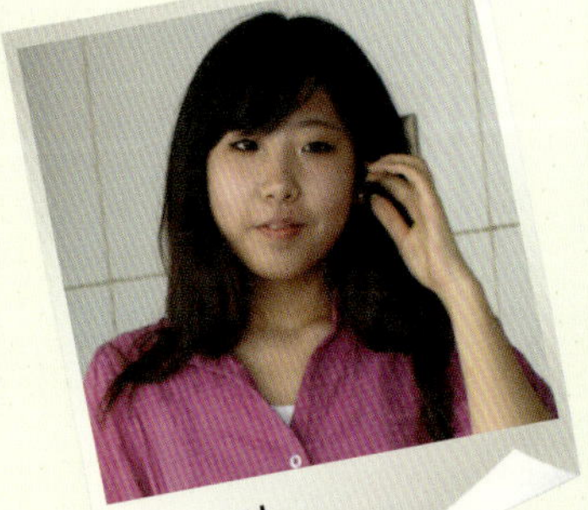

After 51kg

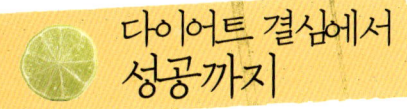 다이어트 결심에서 성공까지

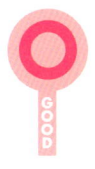 

덴마크 다이어트, 바나나 다이어트 등 안 해 본 다이어트가 없어요. 며칠 동안 물만 먹은 적도 있어요. 그렇게 다이어트를 할 때마다 어김없이 요요 현상이 찾아왔는데, 단기간에 체중을 많이 줄이려고 했기 때문에 더 심했던 것 같아요. 굶지 않는 방법으로 살을 빼고 싶었지만 혼자 하기에는 역부족이었어요. 그러던 중 평소 다이어트에 관심이 있었던 친구와 같이 다이어트를 하게 되었고 51kg까지 감량했어요. 가장 고민이던 허벅지 두께가 62cm에서 51cm까지 줄었어요. 허벅지 때문에 34인치 바지를 입었는데 이제는 28인치 바지도 편안하게 입을 수 있어요.

나만의 다이어트 노하우

❶ **식이요법** 하루에 한 끼 정도 먹었는데 밥은 쌀밥을 반 공기 정도 먹었고 대신 반찬은 마음대로 먹었어요. 다음 식사까지의 공복기가 24시간 정도는 되었던 것 같아요. 밥을 먹을 때는 틈틈이 물을 마셔 최대한 오랜 시간 먹었어요.

❷ **운동요법** 아침에 일어나자마자 운동을 시작했는데 근력 운동과 자전거 타기 40분, 러닝머신 50분을 했어요. 재즈 댄스 학원을 다녔는데 학원의 벽 사방이 거울이어서 제 몸 곳곳에 숨어 있는 살을 보며 자극을 많이 받았어요. 특히 하체 살이 고민이어서 자기 전에 1시간 정도 다리 운동을 했어요.

❸ **행동요법** 친구와 함께 다이어트를 했는데 다이어트 목표량을 정하고 못 지켰을 경우엔 머리 밀기, 운동장 열 바퀴 돌기 등 벌칙을 줘 다이어트에 박차를 가했어요. 길거리에서 맛있는 음식 냄새가 날 때마다 코를 막거나 냄새 나는 쪽으로는 눈을 돌리

지 않았어요.

❹ **다이어트 중 위기와 극복 방법** 다이어트를 하면서 겪는 정체기를 혼자였다면 극복할 수 없었을 텐데 둘이었기 때문에 버텨 낸 것 같아요. 서로에게 격려하고 위로와 격려를 해 주며 힘든 시기를 이겨 낼 수 있었어요.

다이어트 성공 이후의 이야기

❶ **현재까지 유지 정도** 90~100%
❷ **주위의 반응** 살이 쏙 빠진 저를 본 친구들은 많이 놀라워하며 저보다 더 많이 기뻐해 주었어요. 또 다이어트 후에도 요요 현상 없이 계속 유지되는 저를 보고 신기해 하고, 기뻐해 주었어요.
❸ **다이어트의 의미** 하체 비만에서 벗어날 수 있게 되어 정말 기뻐요.

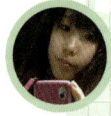 **다이어트를 하는 분들께 꼭 해 주고 싶은 조언**

다이어트 중 식사량은 서서히 줄여야 해요. 처음에는 힘들지만 어느 순간 적은 양을 먹더라도 포만감을 느낄 수 있을 거예요. 무작정 참으면 폭식할 위험이 있기 때문에 꼭 먹고 싶은 음식은 조금씩 먹는 것이 좋아요.
중간에 실패하더라도 우선 도전하세요. 실패의 원인을 안다면 다음엔 성공할 수 있을 거예요. 함께할 친구가 있다면 더욱 좋아요. 서로 경쟁하면서, 서로 힘을 주면서 성공적인 다이어트를 할 수 있을 거예요.

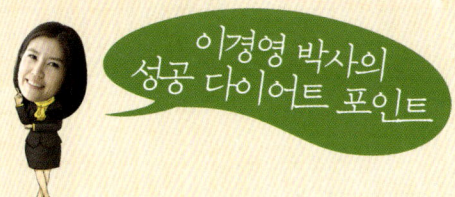

① 성공 포인트

　박송이 씨의 다이어트 성공 비결은 친구와 함께하면서 시너지 효과를 높인 것입니다. 서로의 성공이 자극이 되기 때문에 경쟁심을 유발해 성공률을 높일 수 있습니다. 특히 다이어트 초기와 중기에는 혼자 운동하는 것보다 파트너나 그룹 또는 전문가와 함께하는 것이 효과가 높습니다. 초기·중기가 지나고 다이어트 기간이 3개월 정도 지나면 혼자서도 잘할 수 있을 겁니다. 박송이 씨는 친구와 함께 목표를 정하고 실패했을 때 벌칙을 정하는 등 나름대로 규칙을 정해 다이어트 의지를 높였습니다. 이 경우 실패에 대한 부정적인 벌칙보다는 성공했을 때 적절히 포상하는 것이 효과가 높습니다. 굳이 벌칙을 준다면 다이어트 의지를 꺾는 부정적인 것보다는 서로 웃고 즐길 수 있는 가벼운 것을 택합니다.

　또 박송이 씨는 길거리에서 맛있는 음식 냄새가 날 때마다 코를 막거나 냄새 나는 쪽으로 눈을 돌리지도 않으며 피했다는데, 이러한 행동은 식욕을 자극하는 요인을 조절하는 적극적인 방법입니다. 다이어트 중에는 과식과 폭식을 일으키는 자극에 대한 조절 방법을 찾는 게 무엇보다 중요합니다. 정해진 시간에 식탁에서만 음식을 먹고 수면 시간을 6시간 이상 확보해서 식탐이 늘어나는 것을 막아야 합니다. 후각을 자극하는 빵집, 떡볶이 가게 주변은 지나가지 않도록 합니다. 특히 장을 볼 때 음식에 대한 욕구가 높아지기 쉬우니, 시장에 갈 때는 꼭 장 볼 목록을 적어 가는 습관을 들입니다.

　식사 시간 외에 음식을 먹고 싶을 때는 10분 정도 지난 후에도 먹고 싶은지 생각해 봅시다. 오후에는 오전에 비해 피곤하고 몸이 나른해져 간식이 생각나기 쉽습니다. 이럴 때는 가방에 고구마나 토마토, 오이, 찐 달걀, 우유 등을 가지고 다니면서 조금씩 먹습니다.

하체 비만에 좋은 체조

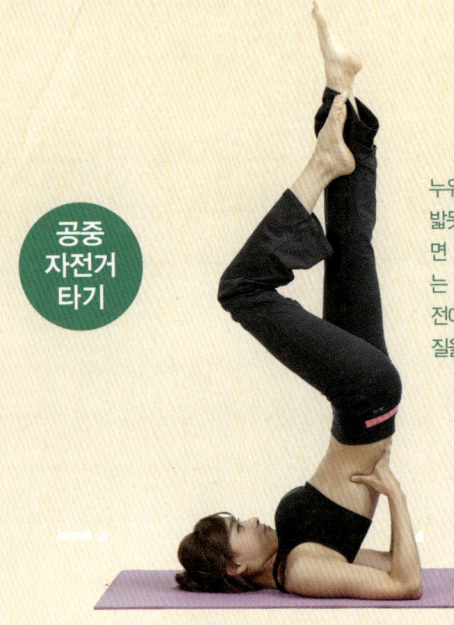

공중 자전거 타기

누워서 두 다리를 올린 후 양손을 허리에 대고 자전거 페달을 밟듯 다리를 움직입니다. 천천히 400회 정도 실시하는데 힘들면 200회 정도로 시작하고, 천천히 개수를 늘립니다. 이때 머리는 정중앙에 두고 시선은 발을 응시합니다. 자전거 타기는 자기 전에 하는 것이 좋은데, 운동과 활동으로 하체에 쌓인 피로 물질을 풀어 줘 가벼운 다리로 아침을 시작할 수 있을 겁니다.

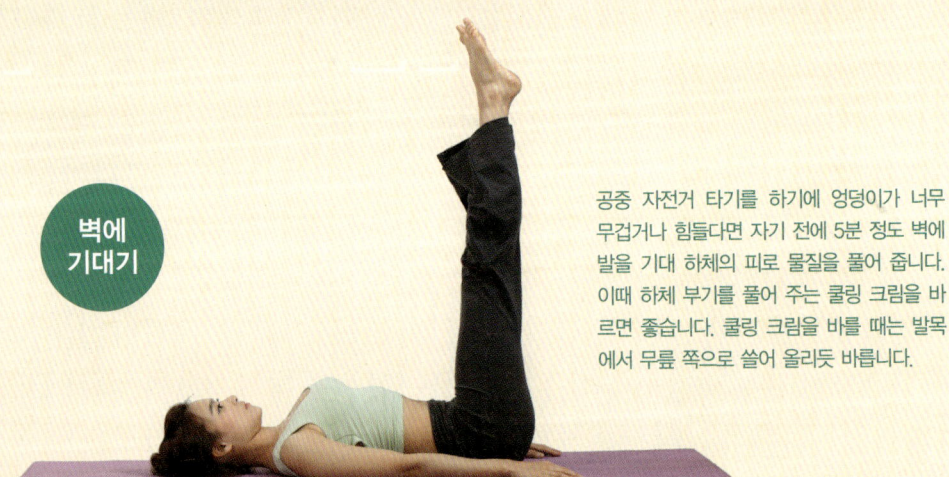

벽에 기대기

공중 자전거 타기를 하기에 엉덩이가 너무 무겁거나 힘들다면 자기 전에 5분 정도 벽에 발을 기대 하체의 피로 물질을 풀어 줍니다. 이때 하체 부기를 풀어 주는 쿨링 크림을 바르면 좋습니다. 쿨링 크림을 바를 때는 발목에서 무릎 쪽으로 쓸어 올리듯 바릅니다.

❷ 성공 포인트 응용하기 : <mark>하체 비만 운동</mark>

박송이 씨는 하체 비만 때문에 고민이어서 자기 전 1시간 정도 하체 운동을 했습니다. 하체 비만은 저녁에 다리가 많이 부으니 낮에 활동하느라 다리에 쌓인 젖산 등 피로 물질을 밤에 풀어 줍시다. 밤에는 하체에 과부하를 주는 운동보다는 하체 순환을 도와주는 운동이 좋습니다. 하체 비만이 고민이라면 옆의 동작을 따라해 봅니다.

❸ 개선 포인트!

> 밥은 하루 반 공기, 반찬은 맘껏, 물은 많이 마셨어요.
> 최소한 하루 두 끼 먹고 반찬량을 줄여요.

박송이 씨의 식이요법은 하루 한 끼 밥 반 공기만 먹으면서 반찬을 많이 먹는 것으로, 공복 시간이 길어져 지방 흡수율이 높아지는 좋지 않은 식이요법을 선택했습니다. 특히 하체 비만이 심한 박송이 씨는 짜게 먹는 것이 좋지 않은데 반찬을 많이 먹고 밥을 적게 먹는 패턴은 하체 비만을 악화시킬 수 있습니다. 하체 비만에는 나트륨이 적은 음식이 좋습니다. 찌개나 국, 젓갈류는 피하고 반찬 가짓수는 다섯 가지 이하로 정합니다. 김치도 자극적이지 않은 백김치가 좋습니다. 반찬량을 줄이기 때문에 밥량은 3분의 2공기 정도 먹어도 문제없습니다.

또 박송이 씨는 반찬을 많이 먹고 식사 중에 물을 많이 마셨다고 했는데, 이런 식습관은 하체 비만에 쥐약입니다. 짜게 먹으면서 물을 많이 마시면 하체 부종이 악화될 수 있습니다. 하체 비만은 싱겁게 먹고 물을 적게 마셔야 합니다. 하체 비만은 식사량을 줄이는 것보다 적합한 음식을 선택하는 게 중요합니다. 몸을 차게 하는 밀가루, 카페인이 많이 들어 있는 커피, 자극적이고 짠 음식은 피하고 칼륨이 많은 과일과 야채, 혈액 순환을 돕는 미역, 다시마, 김 같은 해조류를 많이 먹습니다. 그리고 최소한 하루 두 끼 이상을 먹어야 지방 흡수율이 증가하는 것을 막을 수 있습니다.

STORY 20

식판, 균형식, 군대 식단, 규칙적인 식사 시간, 적정 수면 시간

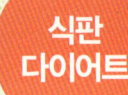
식판 다이어트

균형식으로 식탐 조절까지 한 번에 해결

식판 다이어트
밥과 반찬을 골고루 담을 수 있어 균형식 다이어트가 가능한 식판 다이어트로 우리 몸에 필요한 다섯 가지 영양소를 꼭꼭 챙기세요.

☺ **강추** 집에서 혼자 밥 먹다 보니 밥 차리는 것이 귀찮은 다이어터
식사 시간이 10분 미만인 다이어터
국수, 카레라이스 등 한 그릇 음식을 선호하는 다이어터

☹ **비추** 집에 있는 시간이 거의 없고 세끼 챙겨먹기도 바쁜 다이어터
젓갈, 장아찌 등 짜고 자극적인 반찬을 좋아하는 다이어터

비만도
중등도 비만
(비만 1단계, BMI=29.4kg/㎡)

이름
이덕환(남, 25)

키
173cm

감량체중
88kg ⇒ 55kg
(9개월 동안 33kg 감량,
37.5% 감량하는 데 성공)

가족력
아버지는 마른 체형,
어머니와 동생은 통통한 체형

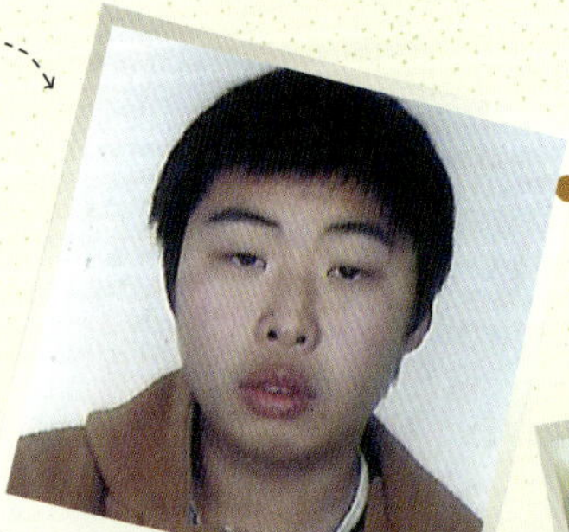

-33kg

Before 88kg

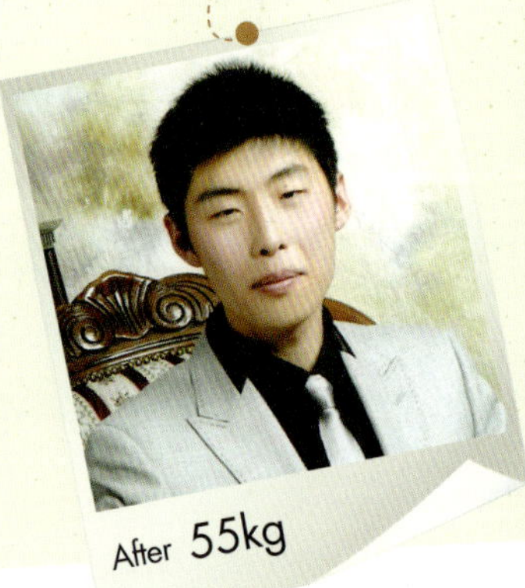

After 55kg

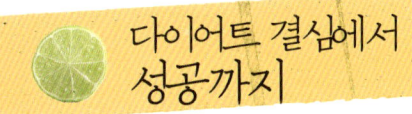
다이어트 결심에서 성공까지

초등학교 때 이미 중등도 비만을 넘어선 뚱뚱한 제 모습이 죽을 만큼 싫었지만, 자신감도 같이 떨어져서 당시에는 살 뺄 생각을 못 했어요. 빅 사이즈 전문점이 아니고서는 옷을 살 수 없어서 일반 매장에서 옷을 사 보는 게 소원이었지요. 두 번 정도 다이어트를 시도했는데 곧바로 요요 현상을 겪었어요. 많이 먹은 만큼 움직여야 했는데 귀찮다는 이유로 운동을 전혀 하지 않아 실패한 것 같아요.

군 입대를 위해 신체검사를 했는데 고혈압 판정을 받았어요. "이러다가 성인병으로 죽을 수도 있다"는 의사 선생님의 말에 상황의 심각성을 깨닫고 다이어트를 결심했어요. 군대에서 규칙적인 생활을 하다 보니 저절로 살이 빠졌어요. 용기를 얻어 본격적으로 다이어트를 시작했어요. 본격적으로 다이어트를 한 뒤 전역할 때쯤 55kg가 되었고 빅 사이즈 전문점에서 38인치 바지를 사던 제가 일반 매장에서 27인치 바지를 사게 되었어요.

나만의 다이어트 노하우

❶ **식이요법** 군대에서 다이어트할 때는 군에서 나온 음식 이외엔 절대로 다른 음식을 먹지 않았어요. 특히 군대의 규칙적인 식사 시간이 큰 도움이 되었어요. 쌀밥보다는 잡곡밥이나 콩밥을 먹도록 노력했고 장에 좋은 요구르트를 많이 먹었어요. 스트레스를 받으면 초콜릿을 먹어서 기분을 풀었어요.

❷ **운동요법** 남자들은 20세 이후에도 키가 클 수 있다고 해서 성장판을 자극하는 운동을 위주로 했는데 PT 15번, 줄넘기 15세트(1세트는 50개)를 하고 러닝머신에서 3~4km를 시속 10km로 달렸어요.

❸ **행동요법** 군대에서는 활동량이 많기 때문에 따로 시간을 내서 움직이지 않아도 됐어요. 제대한 뒤에 활동량이 급격히 줄어들자 비 오는 날을 제외하고 버스나 지하철을 타는 대신 무조건 걸었어요. 2시간 반을 걸어서 약속 장소에 간 적도 있어요.

❹ **다이어트 중 위기와 극복 방법** 스트레스가 쌓이면 먹는 것으로 해결하는 나쁜 버릇이 있었는데 운동으로 풀려고 노력했어요. 폭식의 유혹을 느낄 때면 예전에 살 때문에 따돌림 당했을 때를 떠올리며 이겨 내려고 노력했어요.

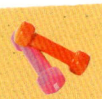
다이어트 성공 이후의 이야기

❶ **현재까지 유지 정도** 80%

❷ **주위의 반응** 한동안 못 만났던 친구들은 저를 봐도 알아보지 못해요. 이름을 듣고서야 겨우 알아채고는 모두들 놀라더군요. 제가 절대로 살을 뺄 수 없을 거라고 생각했던 가족들도 너무 좋아 보인다며 기뻐했어요.

❸ **다이어트의 의미** 다이어트는 외계인을 지구인으로 변화시켜 주는 요술봉 같아요. 예전에는 외로움도 많이 느꼈고 자신감도 낮았는데 다이어트에 성공한 다음에는 사람들과 어울리는 것이 즐거워졌어요. 무엇보다 걱정되던 혈압이 낮아지고 건강해진 것이 가장 기뻐요.

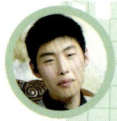

다이어트를 하는 분들께 꼭 해 주고 싶은 조언

다이어트도 성공할 때가 있으면 실패할 때도 있어요. 막연하게 '살을 빼야지' 하는 마음보다는 확실한 목표를 가지고 다이어트를 해 나간다면 반드시 성공할 거예요.

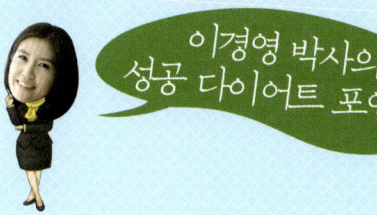

이경영 박사의
성공 다이어트 포인트

① **성공 포인트**

이덕환 씨는 군대라는 특수 상황을 아주 잘 활용했습니다. 음식 권하고 술 권하는 사회에서 다이어트에 성공하는 것은 참 힘든 일입니다. 이 때문에 유혹과 거리를 둘 수 있는 다이어트 캠프나 다이어트 빌리지가 유행인데, 이런 곳에서는 규칙적인 생활을 할 수 있습니다.

다이어트 중에 규칙적인 생활이 도움이 되는 것은 두 가지 이유 때문입니다. 우선 식사 시간의 규칙성입니다. 아침밥을 굶는 나쁜 습관도 군대에서는 고칠 수 있습니다. 그리고 점심, 이른 저녁으로 식사 시간의 간격을 5시간 정도로 맞추어 공복 시간을 줄여서 지방세포의 에너지 흡수율을 줄일 수 있습니다. 둘째, 적당한 수면 시간을 확보할 수 있습니다. 대부분 비만인들이 수면 시간이 지나치게 많거나 적습니다. 수면 시간이 줄어들면 식욕 증가 호르몬인 그렐린(grelin) 분비량이 늘어나 식욕이 증가합니다. 또 줄어든 수면은 멜라토닌(melatonin)이라는 수면 호르몬의 분비

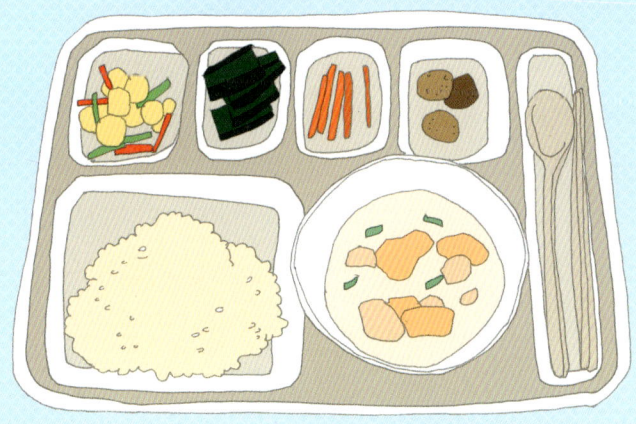

량을 줄여서 단 음식에 집착하게 만듭니다. 따라서 최소한 6시간 이상 수면 시간을 확보하는 것이 좋습니다. 한꺼번에 몰아서 자는 수면 패턴은 절대적인 활동량이 줄어들어 군살이 생기기 쉽습니다.

❷ 성공 포인트 응용하기 : <mark>식판 다이어트</mark>

군대 식단의 특징은 한식 중심의 균형식입니다. 다이어트를 위해 군대처럼 식판을 마련해 봅시다. 이때 밥과 국은 식판에 담지 말고 작은 그릇을 따로 장만해 양을 정확히 파악합시다. 식판 다이어트는 한 그릇 음식을 먹을 때 생기는 식사 시간의 단축을 막을 수 있고 영양 불균형을 줄일 수 있습니다. 식판 다이어트는 포만중추를 자극할 수 있는 15분 이상의 식사 시간을 확보하기 쉽습니다.

식판 다이어트를 할 때 주의점은 저녁 식단에는 국이나 찌개는 넣지 않는 겁니다. 찌개나 국에 많이 들어 있는 나트륨은 수분 보유 현상과 부종을 일으켜 체중 증가의 원인이 됩니다. 비어 있는 국그릇에 방울토마토 30알 정도나 찐 달걀 1개를 넣읍시다.

그렇다면 식판 다이어트는 어떤 사람에게 좋을까요? 세끼 식사를 집에서 하는 경우 좋습니다. 새벽 출근과 늦은 퇴근이 생활화된 경우 주말에 식판 다이어트를 합시다. 둘째, 식사 시간이 너무 짧은 경우 시도해 봅니다. 식사 시간이 10분을 넘지 않거나 너무 빨리 먹어서 소화 불량에 걸리는 경우 식판 다이어트를 이용해서 밥과 반찬을 골고루 먹는 습관을 들입시다. 셋째, 한 그릇 음식을 좋아하는 분께도 추천합니다. 김밥, 라면, 카레라이스 등 한 그릇 음식은 대부분 탄수화물이나 지방의 비중이 지나치게 높고 비타민과 무기질이 부족하기 때문에 주의해야 합니다. 넷째, 혼자서 밥을 먹어서 밥 먹는 재미가 없는 경우에도 좋습니다.

혼자서 밥을 먹다 보면 빵이나 배달 음식으로 끼니를 때우는 경우가 많아 위염 등 위장관 질환에 걸리는 경우가 많습니다. 따뜻한 밥과 반찬으로 건강과 다이어트를 같이 챙깁시다.

식판 다이어트 따라 하기

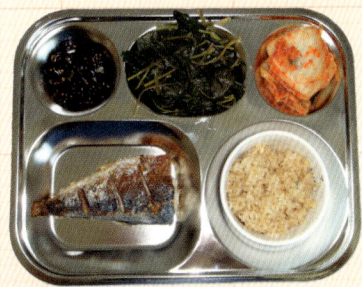

다이어트 식판의 크기는 30×23cm로, 성인 식판의 3분의 2 사이즈인 어린이용을 활용하면 좋습니다. 이것보다 더 작은 식판도 있는데 뚜껑이 있어 도시락으로 사용해도 좋습니다.

식판 차림 구성을 보면 현미밥은 지나친 저탄수화물 다이어트의 부작용을 줄이기 위해 일반적인 밥량의 50% 정도로 조정했습니다. 밥공기는 다이어트용으로 따로 마련해서 식판에 담는 것이 양을 가늠하기 좋습니다. 콩 조림은 나물보다는 칼로리가 높고 간장이 들어가서 짜기 때문에 양을 줄이고 취나물처럼 나트륨 함량이 적은 것은 1인분 정도로 담습니다. 고등어처럼 불포화지방산이 많은 생선은 자체에서 기름이 많이 나오기 때문에 두꺼운 프라이팬을 사용하면 기름을 소량만 넣어도 구울 수 있습니다.

식판 식단 분석

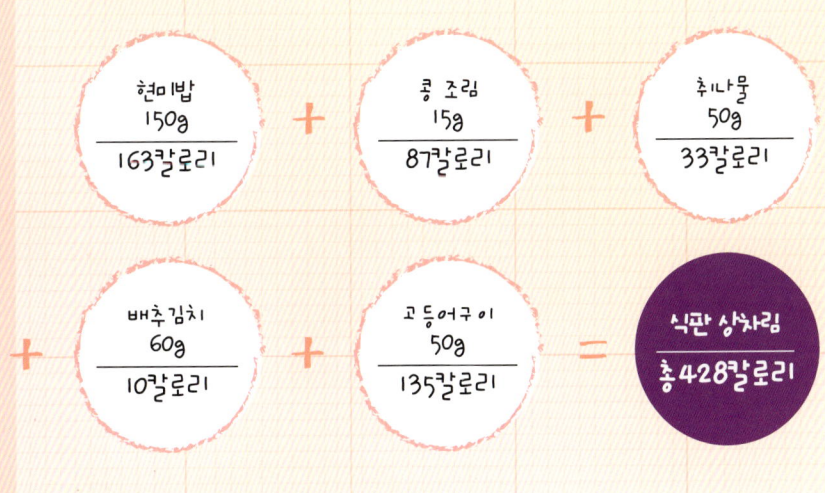

현미밥 150g / 163칼로리 + 콩 조림 15g / 87칼로리 + 취나물 50g / 33칼로리
+ 배추김치 60g / 10칼로리 + 고등어구이 50g / 135칼로리 = 식판 상차림 총 428칼로리

❸ 개선 포인트!

> 스트레스를 받을 때만 초콜릿을 먹었어요. ➡ 운동을 한 후 먹어요.

이덕환 씨는 스트레스를 받을 때 초콜릿을 먹었다고 했는데 초콜릿은 밀가루나 술처럼 중독성이 높은 식품으로 혈당지수가 무척 높습니다. 공복에 혈당지수가 높은 음식을 먹으면 인슐린 분비량이 증가해서 지방 합성률이 높아집니다. 초콜릿을 먹으면 힘이 나는 것은 열량이 높고 혈당지수가 높기 때문입니다. 스트레스를 받을 때 단 음식이 생각나면 달콤한 향이 나는 열대 과일차를 마시면 도움이 됩니다. 포도나 수박을 먹어도 어느 정도 대리만족을 느낄 수 있습니다.

그래도 꼭 초콜릿을 먹고 싶다면 운동을 한 후 먹습니다. 운동을 하면 우리 몸에서는 기분이 좋아지는 베타 엔도르핀이라는 호르몬이 나와 가짜 초콜릿 효과를 냅니다. 그래서 운동을 한 후에는 단 맛에 대한 욕구가 줄어들어 조금만 먹어도 만족할 수 있습니다. 운동을 한 후 칼로리가 높은 음식을 먹는 것이 꺼려지는 현상도 활용하면 좋습니다. 힘들게 운동했는데 고열량 음식을 먹으면 아깝다는 생각이 들 겁니다. 스트레스를 받을 때마다 운동을 하면 음식으로 푸는 나쁜 습관을 고칠 수 있습니다.

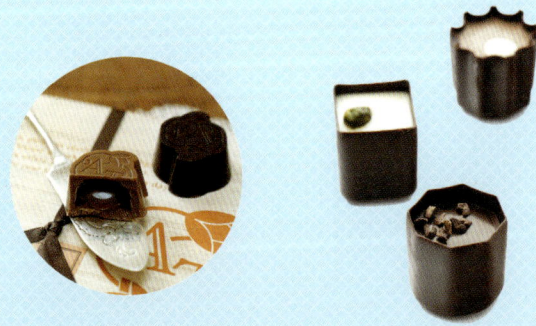

> **장에 좋은 요구르트를 많이 먹었어요.**
> **저지방 플레인 요구르트를 하루 한 번만 먹어요.**

요구르트는 장 건강에 좋은 비피더스균이나 락토바실러스 같은 유익균이 많이 들어 있는 데다 유당 불내증이 있어 우유를 소화시키기 힘든 동양인들도 무리 없이 먹을 수 있습니다. 요구르트를 고를 때는 저지방 플레인 요구르트가 좋습니다. 액상 요구르트는 150ml가 97칼로리인데 골다공증 예방에 좋은 칼슘은 겨우 58mg 들어 있습니다. 하지만 떠 먹는 요구르트는 150ml가 154칼로리이지만 칼슘이 249mg이나 들어 있습니다. 이는 흰 우유 200ml에 들어 있는 칼슘 210mg을 넘는 양입니다. 하지만 요쿠르트는 칼로리가 높기 때문에 많이 먹는 것보다 하루에 한 번 꾸준히 먹습니다.

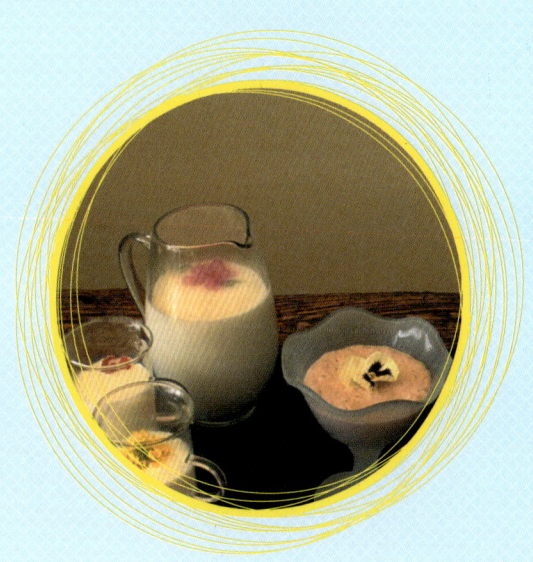

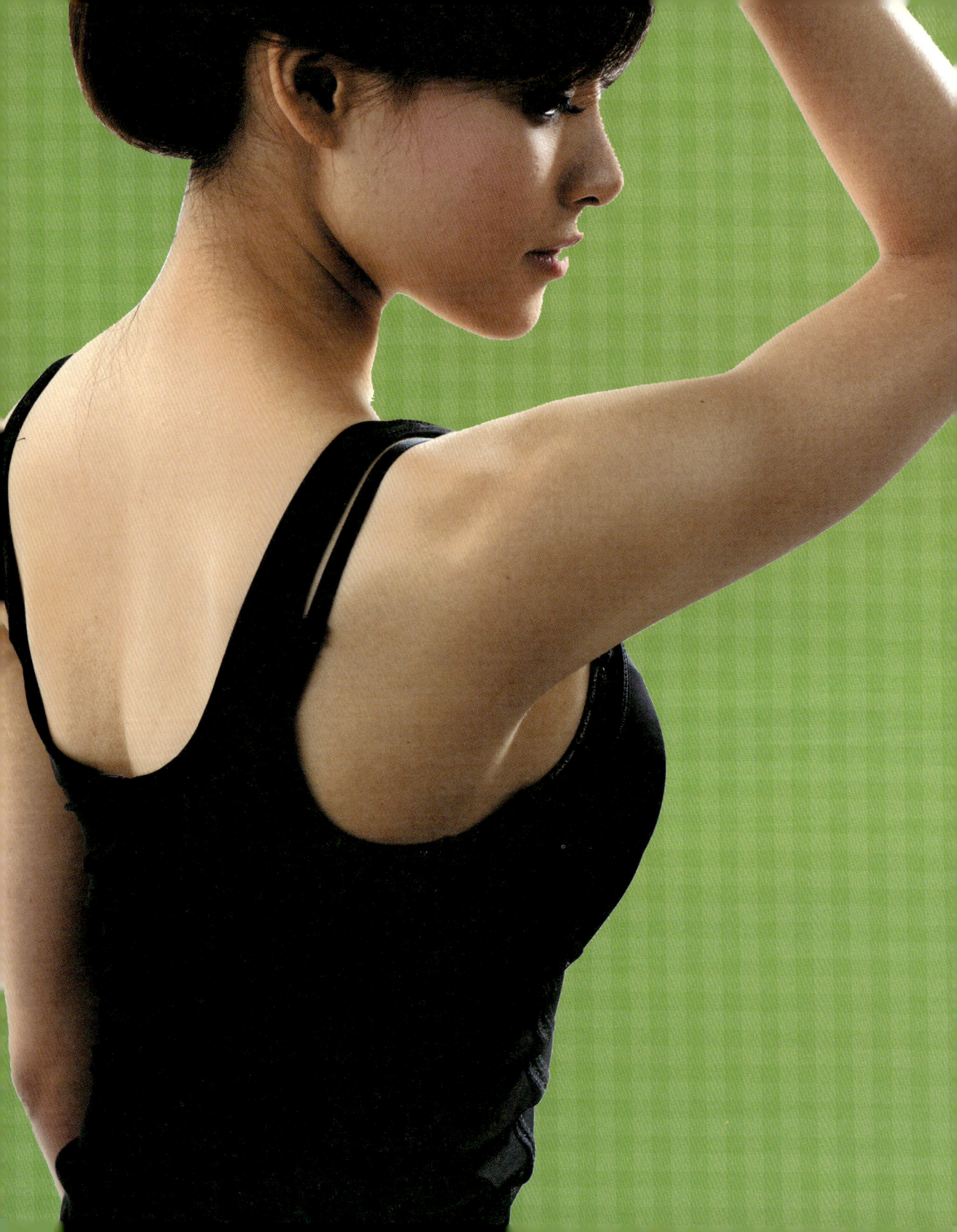

Get ready
성공한 사람만 아는 다이어트의 조건

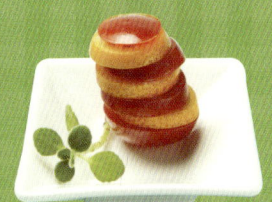

부러우면 지는 거다. 20인의 다이어터가 밝힌 다이어트 성공 비결과 요요 현상의 함정을 잘 파악해서 나에게 꼭 맞는 다이어트 전략을 세우자. 다이어트에 성공하는 사람이 적은 것은 요요 현상의 위험을 가볍게 여기기 때문이다. 스토커보다 더 질긴 지방을 내 인생에서 완전히 물리치기 위해서는 요요 현상 절대 방지용 부적이 필요하다. 이 장에서는 무서운 요요 현상 없이 15년을 무사히 지낼 수 있었던 필자의 노하우를 공개한다.
그리고 성공하는 다이어트를 위해 꼭 필요한 습관 교정이 무엇인지 알아보고 좋은 다이어트 습관을 만드는 비결을 배워 본다. 건강한 음식은 다이어트의 적이 아니라 동지다. 내 몸의 체지방을 활활 태우는 파워 다이어트 푸드 열 가지와 다이어트 중에 주의해야 할 조리법도 알아보자. 마지막으로 실전 다이어트에 돌입하기 전에 꼭 필요한 준비물을 꼼꼼히 체크해 본다.

PART 2

1 보디 혁명 20인이 꼽은 다이어트 성공의 조건

133kg 초고도 비만부터 55kg 허벅지 비만까지, 다이어트 기간 2개월에서 4년까지, 각기 다른 유형의 사람들이 20가지 다양한 식이요법과 운동요법으로 보디 혁명에 성공했다. 그러나 이들의 성공에는 공통점이 있다. 20인의 다양한 다이어트 방법 속에 숨어 있는 다이어트 성공 비결 10가지를 해부해 본다.

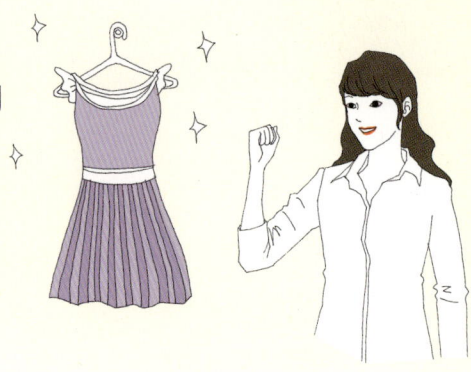

❶ 다이어트, 자각이 중요하다.

평양 감사도 자기가 싫으면 그만이다. 아무리 주위에서 권하고 애원해도 자신이 깨닫지 못하면 성공적인 다이어트는 요원하다. 20인의 다이어트는 스스로의 자각과 필요에 의해 시작되었다는 점을 잊지 말자.

❷ 운동을 사랑한다.

20인 모두 한 명도 빠짐없이 규칙적인 운동으로 다이어트에 성공했다. 대부분 주 5

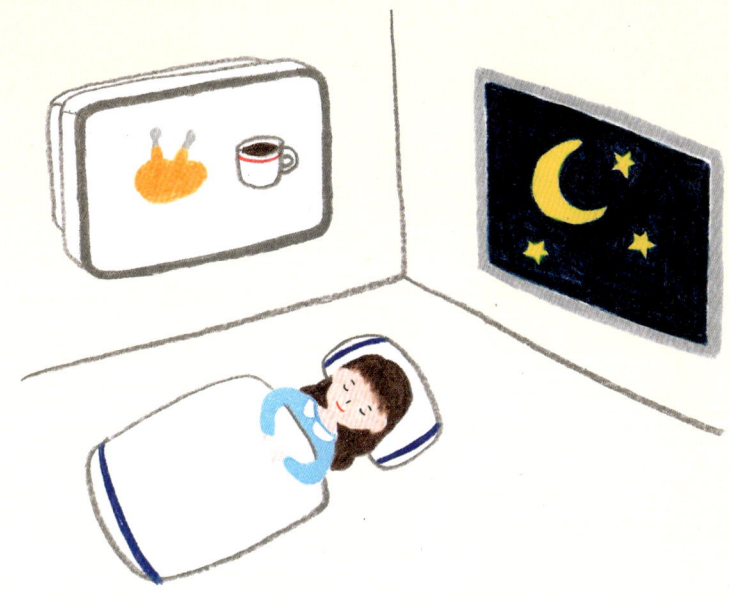

회 이상 운동을 할 정도로 운동이 습관화되었고 오히려 운동 중독이 걱정될 정도로 운동에 대한 애정이 강했다. 규칙적인 운동은 체지방 감량뿐만 아니라 심리적으로 자존감을 높이는 데 중요한 다이어트 방법이다. 식이요법만으로는 성공적인 다이어트가 어렵기에 반드시 운동을 병행해야 한다.

❸ **규칙적인 생활을 사수한다.**

20인의 다이어터는 규칙적인 생활 속에서 다이어트를 사수했다. 다이어트 기간에 일탈을 최소화하고 식사 시간과 수면 시간을 규칙적으로 정해 다이어트를 생활화했다. 다이어트를 할 때는 모임을 최대한 줄이고 여행을 연기하고 명절 때도 다이어트 계획을 지킬 수 있도록 생활을 단순화하는 것이 중요하다.

❹ 물을 많이 마신다.

제6의 영양소 물은 칼로리가 '제로(0)' 다. 20인의 다이어터는 대부분 물을 많이 마셨다. 인체의 수분이 10% 정도만 손실돼도 생명에 치명적일 정도로 충분한 수분 공급은 매우 중요하다. 운동을 통한 지방 분해에서도 물은 중요한 요소다. 물을 섭취하지 않으면 지방 연소 효과가 떨어지고 운동 중 탈수 상태에 빠지기 쉽다. 전문가들은 다이어트 중 최소한 1.5리터, 가능하다면 2리터 이상 물을 마시라고 권한다.

❺ 저녁을 일찍 먹는다.

야식을 즐기면 다이어트에 성공하기 어렵다. 20인의 다이어터 대부분이 저녁을 일찍 먹었다. 활동량이 줄어드는 저녁에 하는 늦은 식사는 체지방 축적을 일으킨다. 또 이성보다 감성이 발달하는 밤에는 음식에 대한 관용도 높아진다. 저녁을 일찍 먹기 어렵다면 오후 4시 정도에 달걀이나 저지방 우유 등 단백질을 섭취해 배고프지 않은 상태에서 단백질 중심으로 저녁을 적게 먹도록 한다.

❻ 단백질 식품 섭취를 늘린다.

20인의 다이어터 대부분이 다이어트 중 단백질 식품 섭취를 늘렸는데 특히 닭가슴살이나 달걀, 두부 등을 많이 섭취했다. 단백질 식품은 포만감이 오래 가고 식품 섭취 후 에너지 발생률이 탄수화물이나 지방에 비해 월등히 높아 다이어트에 효과적이다.

❼ 배부른 느낌을 피한다.

20인의 다이어터 모두 과식과 폭식으로 늘어난 위를 줄이기 위해 소식하는 습관을 들였는데, 특히 배가 부르다는 느낌을 피하려고 노력했다. 이를 위해서는 천천히 먹고 작은 숟가락을 사용하는 습관을 들인다.

❽ 가족 및 친구에게 다이어트를 선언한다.

몰래 하는 다이어트는 그만! 당당히 선언하고 시작하라. 가족과 친구들에게 다이어트를 선언하면 음식에 대한 유혹을 줄일 수 있고 스스로 약속을 지키기 위해 노력하기 때문에 작심삼일 다이어트로 끝나지 않을 확률이 높아진다.

❾ 전문가의 조언에 귀 기울인다.

20인의 다이어터 대부분이 정체기나 빈혈 등 다이어트 위기에 있을 때 전문가의 조언을 받아 극복했다. 또 인터넷 카페에서 정보를 수집해 자신의 다이어트를 점검하는 등 과학적인 다이어트 방법을 모색했다.

❿ 정체기에는 식사량을 줄이지 않고 활동량과 운동량을 변경한다.

20인의 다이어트에서 가장 큰 위기는 정체기였다. 정체기에 가장 흔히 저지르는 실수가 식사량을 줄이는 것인데, 이렇게 하면 근육 손실과 기초대사량 저하로 악성 비만 체질이 되기 쉽다. 하지만 20인의 다이어터는 운동량을 늘리거나 마인드 컨트롤을 하는 등 현명하게 극복했다.

2 비만을 부르는 식습관의 함정

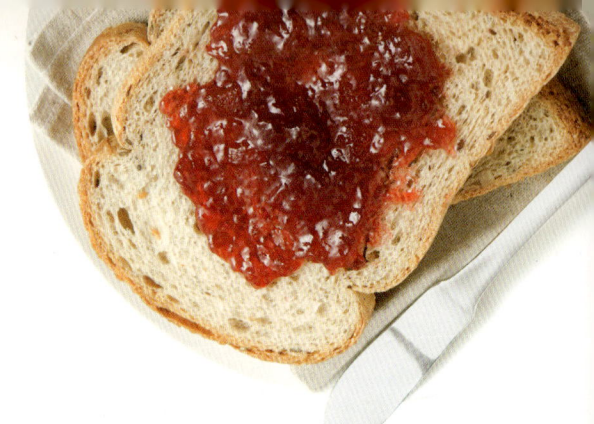

20인의 보디 혁명에는 식이요법과 운동요법 외에도 꾸준한 습관 교정이 있었다. 비만을 부르는 무서운 습관 4가지를 알아보고 이를 교정하는 전략을 분석해 본다.

나의 식습관은 어떤가?

❶ 야식 증후군(하루 중 오후 6시 이후 하루 섭취량의 절반을 먹는다)
- ☐ 주 5회 이상(10점)
- ☐ 주 2~5회(5점)
- ☐ 주 2회 미만(0점)

❷ 살찌는 음식(단 것, 기름진 것, 자극적인 것) 선호도
- ☐ 항상 좋아한다(30점)
- ☐ 보통이다(15점)
- ☐ 싫어한다(0점)

❸ 한꺼번에 몰아 먹기(하루 한두 끼 폭식)
- ☐ 항상 그렇다(40점)
- ☐ 주 2~3회 폭식(30점)
- ☐ 세끼 사수 (0점)

❹ 운동과 담 쌓기(운동 선호도)
- ☐ 절대 안 한다(20점)
- ☐ 억지로 한다(10점)
- ☐ 운동을 좋아한다(0점)

▲ 60점 이상 : 비만 습관
▲ 30점 이상 : 과체중 습관

습관 분석표를 통해 총점이 60점 이상이면 비만, 30점 이상이면 과체중이 될 수밖에 없는 습관을 가지고 있다고 생각하면 된다. 지금 비만이나 과체중이 아니더라도 이런 습관을 가지고 있다면 조만간 체형이 변할 확률이 높기 때문에 주의해야 한다. 비만을 부르는 나의 식습관을 분석했다면 그 습관을 없애기 위해 어떤 전략이 필요한지 알아보자.

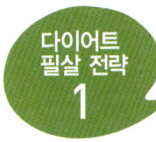

야식 증후군을 없애라.

야식 증후군이란 하루 섭취량의 반 이상을 저녁 6시 이후에 먹는 식사 패턴을 이야기한다. 저녁 7시에 식사를 하더라도 하루 섭취량의 반 이상이 아니라면 야식 증후군이라고 할 수 없다. 야식 증후군은 3주 정도만 고생하면 쉽게 교정된다. 야식 증후군을 없애기 위해 다음 전략에 집중하자.

❶ 아침식사 하기
사람은 하루에 필요한 양을 꼭 먹고 자게 되어 있다. 아침을 먹지 않으면 밤에 먹고 자게 된다. 밤에 먹는 것을 아침으로 옮겨라.

❷ 하루 세끼를 비슷한 비율로 먹기
다이어트를 할 때 저녁으로 갈수록 적게 먹는 것은 다이어트 고수나 할 수 있는 일이다. 처음에는 식사량을 비슷하게 l 나누고 점점 아침 비율을 늘리자.

❸ 야행성 생활은 포기할 것
새벽 늦게 자면 빈 위를 만족시키기 위해 야식이 필요하다. 일찍 자야 성장 호르몬이 듬뿍 나와 지방 연소가 잘 되고 근육 합성이 잘 된다. 늦은 밤 TV에 나오는 음식 광고는 야식 증후군을 자극하니 당장 TV를 끄고 자라.

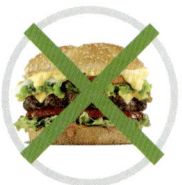 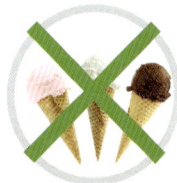  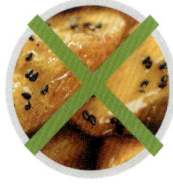

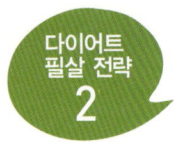 ## 입맛을 바꿔라.

사람이 갑자기 바뀌면 죽을 때가 됐다고 하지 않는가? 그런데 입맛을 어떻게 바꾼단 말인가. 아니다! 죽어야 산다. 살찌는 음식을 좋아하는 혀를 바꿔라. 단 것, 기름진 것, 자극적인 것을 좋아하는 입맛을 담백하게 바꾸기 위해 최소 8주 이상 입맛 교정 트레이닝을 실시하자.

❶ **횟수와의 싸움에서 이기자**
빵, 육류, 아이스크림 등 살 찌는 입맛으로 만드는 식품을 완전히 멀리하기 힘들다면 먹는 횟수를 줄이자.

❷ **횟수가 힘들면 양이라도 조절하라**
모든 음식의 양을 줄이는 것이 아니라 롤케이크, 믹스커피 등 살이 찌는 입맛의 원인이 되는 음식 양을 줄여라.

❸ **하나를 포기하고 하나를 얻어라**
탕수육과 자장면, 믹스커피에 치즈 케이크는 위험한 조합이다. 자장면을 먹을 때는 탕수육 대신 매콤한 겨자 소스가 일품인 양장피, 치즈 케이크를 먹을 때는 그윽한 향의 아메리카노를 주문하라. 둘 다 먹으면서 날씬하길 기대하는 것은 도둑 심보다!

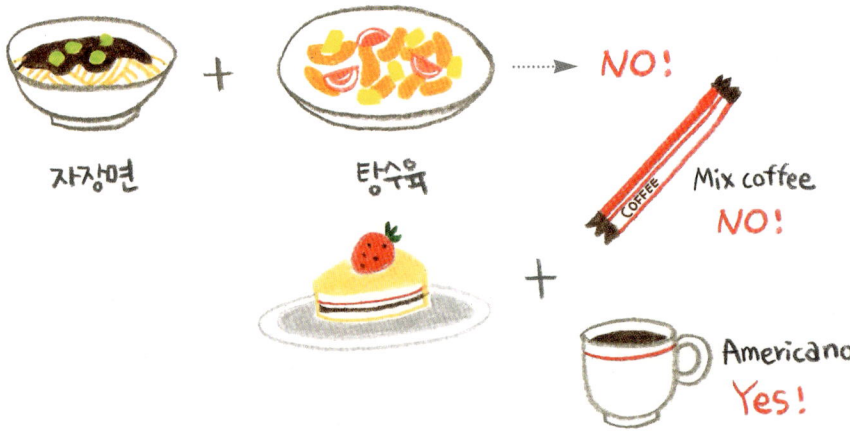

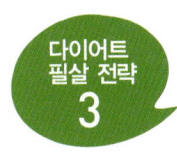

다이어트 필살 전략 3 커진 위를 줄여라.

다이어트 전문가들은 한꺼번에 몰아 먹는 소나기밥이 가장 경계해야 하는 식이 패턴이라고 지적한다. 폭식하다가 굶었다가 하는 패턴을 반복하면 위가 늘어나 적정량을 먹어도 만족하지 못하는 불량 위가 되고 만다. 성공적인 다이어트를 위해서는 늘어난 위를 줄이는 것이 무엇보다 중요하다. 위 줄이기 트레이닝은 최소 12주 이상 실행해야 할 만큼 고치기 어려운 나쁜 습관이므로 다음 전략을 사수하자.

❶ 하루 최소 두 끼 이상 규칙적으로 먹어라
하루 세끼 사수하기 힘들다면 하루 두 끼와 단백질 중심의 간식으로 위 줄이기 트레이닝에 도전하라. 특히 생활이 불규칙할 경우 두 끼 식사는 전통적인 균형식으로 하고 한 그릇 음식은 가급적 피한다.

❷ 정해진 시간에 최소 15분 이상 식사하라
배꼽시계가 제대로 작동하도록 하라. 배가 고프지 않더라도 정해진 시간에 밥 먹는 습관을 들인다. 입맛이 없을 때는 식사량을 줄여서 먹는 신호만 보내 줘도 된다. 또한 밥을 먹을 때는 최소 15분 이상 먹어야 포만감 신호가 뇌로 전달된다.

❸ 견과류를 가지고 다녀라
식사 시간이 늦어지면 허겁지겁 먹거나 과식하기 쉽다. 이때 견과류를 활용하라. 견과류를 먹으면 콜레시스토키닌(Cholecystokinin)이라는 포만감을 주는 호르몬이 분비돼서 한 시간 정도 참고 기다릴 수 있다.

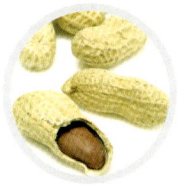 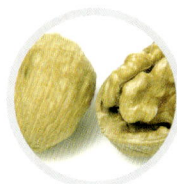 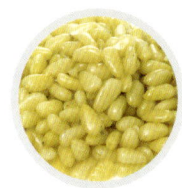 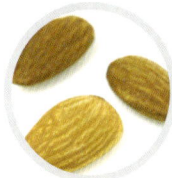

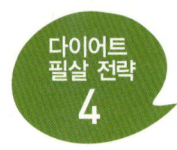
운동을 사랑하라.

시간이 없다는 핑계는 대지 마라. 운동을 생활의 일부로 받아들이는 마음 자세가 중요하다. 하지만 운동을 지나치게 사랑한 나머지 하루 종일 운동만 생각해도 안 된다. 세련되게 사랑하라. 최소 8주 이상 꾸준히 실천해야 운동에 대한 선호도가 높아진다.

❶ **혼자 하기 힘들면 파트너를 구하라**
혼자보다는 같이하면 재미도 있고 지속 효과도 높다. 단, 자신보다 더 게으른 파트너를 선택하는 일은 피해야 한다.

❷ **7 대 5 대 3 법칙을 지켜라**
주 7회 스트레칭, 주 5회 유산소 운동, 주 3회 근력 운동을 중심으로 운동 계획을 짜라. 이것을 기본으로 자신의 체형에 따라 적절한 전략을 세워라.

❸ **운동은 최소 20분, 최대 1시간 반 이하 하라**
최소 20분 이상 운동해야 성장 호르몬이 분비돼 지방 연소 효율이 높아진다. 무조건 많이 하면 좋을 것 같지만 하루 2시간 이상 운동하면 피로 물질이 늘어나고 식욕이 증가한다. 하루 1시간 30분 이내의 운동 시간이 가장 적당하다.

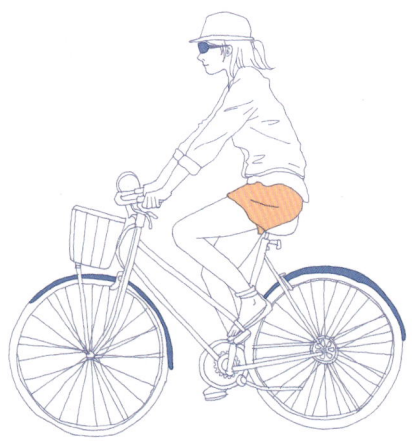

3 다이어트의 늪, 요요 현상에서 탈출하라

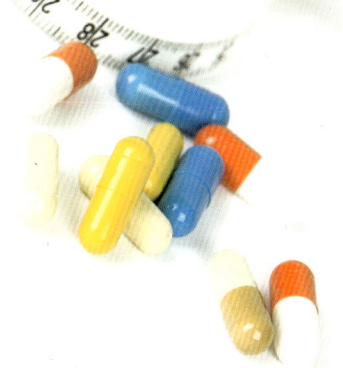

100% 요요 오는 무서운 다이어트

평균 30kg 이상 감량해서 최소 8개월 이상 최대 6년까지 평균 2년 이상을 유지해 온 20인이 경고하는 요요 현상의 함정! 이들 역시 다이어트에 성공하기 전 수차례 요요 현상을 경험했다. 이들이 겪었던 100% 요요 현상에 빠지는 무서운 다이어트는 무엇일까?

❶ **약으로 단시간에 효과를 보려는 다이어트**

한약, 양약, 주사요법……. 식이조절이나 운동을 하지 않고 현대 의학의 힘에만 의지하면 원상복귀는 시간문제다. 문제 해결 방법을 자신에게서 찾자.

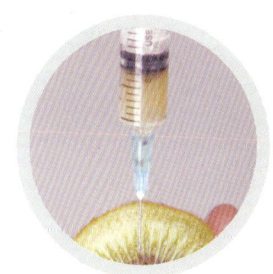

❷ **폭풍 식욕을 만드는 단식**

단식원에 가거나 집에서 단식을 하는 등 인위적으로 음식을 배제하면 주체할 수 없는 폭풍 같은 식욕이 생겨 오히려 낭패를 볼 수 있다.

❸ **저녁 안 먹는 다이어트**

가장 쉽게 생각할 수 있는 다이어트 방법이지만 점심 후 다음 날 아침까지 공복 기간이 18시간 이상으로 길어지기 때문에 지방 흡수율이 높은 체질로 변하는 심난한 다이어트 방법이다.

❹ **운동 안 하는 다이어트**

식이요법만으로 다이어트를 하면 체중은 줄지만 주로 수분이 빠져 결국 사이즈 감량에 실패한다.

❺ **음식도 물릴 수 있다는 것을 알게 해 주는 원푸드 다이어트**

단백질 파우더, 포도, 감자, 호박, 고구마, 사과, 콩 등 연예인들이 해서 효과를 봤다고 따라 하지만 음식에 물려서 1주일 이상 지속하기 힘들다. 영양 불균형으로 탈수 현상을 촉진하기 때문에 단기간에는 잘 감량되지만 신기할 만큼 곧 예전 몸무게로 복귀하는 놀라운 다이어트 방법이다.

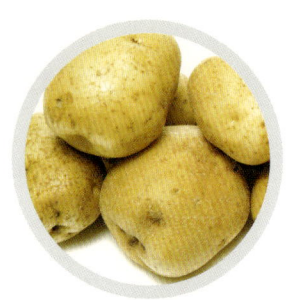

❻ **운동 광신 다이어트**

운동을 하면 요요 현상이 없다고 해서 하루 4시간 이상 헬스클럽에서 사는 사람들이 있다. 일상생활로 돌아오면서 똑같은 운동 시간을 확보하기 힘들다면 하지 않는 것이 좋다. 하루 한두 시간 이내 운동하는 것이 다이어트 후에도 운동을 습관화하는 데 도움이 된다. 장시간 무리하게 운동을 하면 운동 시간에 대한 강박 관념을 갖게 되므로 운동을 생활화하기 힘들다.

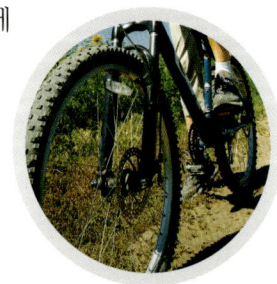

요요 현상, 정공법이 답이다

다이어트에 성공한 후 감량한 몸무게를 1년 이상 유지했다면 95% 성공한 것이다. 그리고 5년 이상 유지했다면 99% 요요 현상의 덫에서 벗어났다고 판단할 수 있다. 살은 빼는 것보다 유지하는 것이 더 중요하다. 미국의 '다이어트 전당'이라고 불리는 '내셔널 웨이트 컨트롤 레지스트리(National Weight Control Registry)'는 최소 13.6kg, 평균 33kg 이상 감량해서 최소 1년, 평균 5년 이상 유지한 미국 성인들이 등록이 되어 있다. 이곳에 등록된 4000명 중 75%가 부모님 중 한쪽 또는 모두가 비만이었는데 이것은 유전과 습관이라는 최악의 조화가 비만을 만든다는 것을 증명한다. 재미있는 점은 이들이 식이요법과 운동요법을 병행해 다이어트에 성공했다는 것이다. 식이요법만으로 다이어트에 성공한 경우는 10%였고 운동요법만으로 성공한 경우는 1%에 지나지 않았다.

이것은 운동으로 소모되는 칼로리보다 간식으로 섭취하는 칼로리가 훨씬 높기 때문이다. 그렇다고 운동을 하지 말라는 이야기는 아니다. 규칙적인 운동은 기초대사량을 증가시켜 지방이 잘 타는 고마운 우성 체질로 전환시켜 주고 식욕을 조절하는 데도 도움이 된다. 무엇보다 다이어트 중 예민해진 신경을 조절하고 저질 체력으로 떨어지는 것을 막아 준다. 4000명 중 89%가 식이요법과 운동요법을 병행했다는 것을 잊지 말자. 이 책에서 보디 혁명을 이룬 20인 모두 식이요법과 운동요법을 병행해서 지금의 기적을 만들었다.

다이어트에 성공했다면 1년 동안 체중을 꾸준히 체크해야 한다. 특히 2.3kg 이상 체중이 늘어나면 주의해야 한다. 최소한 일주일에 한 번, 이왕이면 매일 아침 몸무게를 측정하라. 특히 월요일 아침에는 꼭 측정해 주말 증후군을 방지하라.

요요 현상 절대 방지 십계명

❶ 일상생활로 천천히 돌아가라

특히 저녁 식사량은 다이어트 기간보다 늘어나지 않도록 한다. 식사량을 조절하기 어렵더라도 늦은 저녁 식사만큼은 주의한다.

❷ 아침 식사는 반드시 챙겨먹어라

아침 식사는 기초대사량을 늘리고 야식 증후군을 막아 주기 때문에 꼭 사수해야 한다.

❸ 일주일에 세 번 운동하라

다이어트 중에는 일주일에 다섯 번 운동하고 다이어트 후에는 일주일에 세 번 운동하면 체중이 늘어나는 것을 방지할 수 있다.

❹ 규칙적으로 생활하라

늦게 자고 하루 한 두 끼 식사하는 등 주말, 휴일 변동성이 요요 현상의 큰 원인이다.

❺ 일주일에 한 번씩 아침 공복에 체중을 측정하라

가급적 월요일에 측정하면 주말 폭식을 막을 수 있다.

❻ 여가 시간을 활동적으로 바꿔라

여가 시간에 영화 감상, 독서를 즐기기보다는 인라인 스케이트, 자전거, 등산, 수영 등 활동적으로 생활하라.

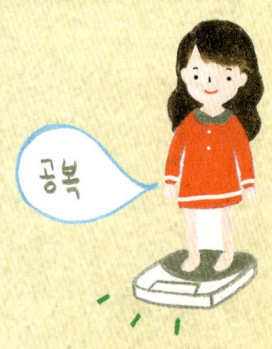

❼ 몸에 붙는 옷을 즐겨 입자

헐렁한 힙합 스타일 옷은 체형 변화를 빨리 파악할 수 없다. 자신에게 딱 맞는 옷을 입어 항상 긴장을 늦추지 마라.

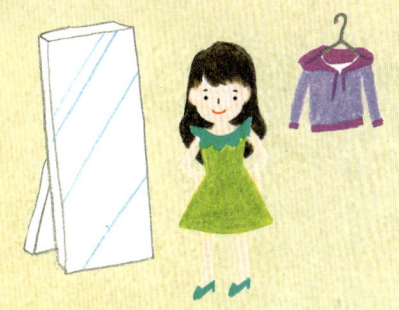

❽ 스트레스는 바로 해소하라

스트레스 호르몬 코티졸의 농도가 높아지면 복부 지방 합성률이 높아진다. 노래, 댄스 등 자신만의 스트레스 해소법을 개발하자. 단 먹어서 스트레스를 푸는 것은 지양해야 한다.

❾ 옛날 사진을 봐라

개구리 올챙이 시절 기억하지 못한다고 많이 먹어도 살이 안 찔 것 같다는 이상한 과시 욕구에 사로잡히지 마라. 한번 살이 쪘던 사람은 몸이 오래 기억한다는 사실을 잊어서는 안 된다. 비만 시절 자신의 사진을 가지고 다니며 게을러질 때마다 꺼내서 본다.

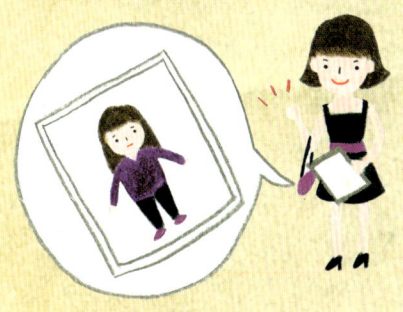

❿ 입맛을 교정하라

다이어트 후 내키는 대로 먹다 보면 입맛이 금방 예전으로 돌아간다. 혀는 몸의 주인인 뇌를 쉽게 배신한다. 살이 찌지 않는 음식을 계속 먹다 보면 입맛이 꾸준히 개선된다.

4 나를 분석하면 다이어트의 답이 보인다

나는 얼마나 뚱뚱한가?

지피지기면 백전백승! 일단 자신의 비만 상태를 정확히 파악하자. 비만 상태를 파악하기 위해서는 세 가지 방법을 쓴다. 가장 일반적인 것이 체질량지수(BMI, Body Mass Index)이고, 이 외에 표준 체중 계산법과 체지방률 측정법이 있다.

❶ 체질량지수법 = 체중(kg)/신장^2(m^2)

체중과 신장을 이용한 지수 가운데 가장 대중적으로 쓰이며 성인의 경우 연령, 성별에 상관없이 일정하게 적용할 수 있는 비만 지표다. 하지만 키가 너무 작거나 근육량이 많은 운동선수에게는 적용하기 어렵다.

▶ 체질량 지수를 이용한 비만도 분류

BMI	비만 판정(한국인 기준)	WHO(국제 기준)
18.5 미만	저체중	저체중
18.5~22.9	정상 체중	정상 체중
23~24.9	과체중	정상 체중
25~29.9	경도 비만(1단계)	과체중
30~34.9	중등도 비만(2단계)	경도 비만(1단계)
35~39.9	고도 비만(3단계)	중등도 비만(2단계)
40 이상	초고도 비만(4단계)	고도 비만(3단계)

❷ 표준 체중 계산법

신장을 이용한 공식으로, 체질량지수가 키가 작은 사람에게 적합하지 않은 데 비해 초등학생부터 적용할 수 있는 장점이 있다. 공식을 적용하면 키가 155cm, 몸무게가 60kg인 여성의 표준 체중은 52.5kg이며 비만도는 14%다. 표준 체중을 10% 초과하면 과체중, 20% 초과하면 비만으로 진단한다. 하지만 현대적 기준보다는 후한 편이므로 표준 체중보다 조금 더 빼는 것이 보기 좋다.

> **표준 체중을 이용한 비만도 계산**
> 비만도(%)=[실제 체중(kg)−표준 체중(kg)]/표준 체중(kg)×100

▶ 표준 체중 계산법

신장	공식
160cm 이상	[신장(cm)−100]×0.9
160~150cm	[신장(cm)−150]/2 + 50
150cm 이하	[신장(cm)−100]×1.0

❸ 체지방률 측정법

여성들의 경우 몸무게는 과체중이 아닌데 만져 보면 근육이 적고 지방이 많은 저근육형 비만이 많다. 이런 경우에는 몸무게와 신장으로 비만 상태를 파악하기 어렵다. 특히 갑자기 운동량이 늘어나면서 근육량이 증가해 체중이 오히려 늘어나는 경우가 있기 때문에 비만도를 파악하는 데는 체지방률을 측정하는 것이 더 정확하다. 최근에는 가정 보급용 체지방 측정기도 많이 나와 있으니 과학적인 다이어트를 위해서는 하나 구입하는 것도 바람직하다. 한국 성인 남자는 20% 이상, 여자는 28% 이상이면 비만이라고 본다.

○ 체질량지수를 이용한 비만도 분류

비만 기준	과체중	경도 비만	중도 비만	고도 비만
남자(성인)	15% 이상	20% 이상	25% 이상	30% 이상
여자(성인)	23% 이상	28% 이상	35% 이상	40% 이상

하루 동안 얼마나 먹을 수 있나

다이어트를 할 때는 나에게 적합한 칼로리 섭취량을 아는 것이 매우 중요하다. 물론 무조건 적게 먹고 많이 움직이면 좋지만 이런 다이어트는 장기간 지속하기 힘들다. 자신의 활동량과 기초대사량을 구해 과학적인 다이어트에 도전하라.

❶ 나의 기초대사량 구하기

다이어트를 하지 않을 때는 한국영양학회가 발표한 한국인 영양 섭취 기준(2005)에 따라 20대 여성의 경우 하루 2100칼로리, 20대 남성의 경우 하루 2600칼로리를 권장한다. 하지만 다이어트 중이라면 평소보다 500칼로리 정도 적게 먹어야 한다. 그렇다면 20대 여성은 하루 1600칼로리를 섭취하면 된다고 생각하기 쉽지만 활동량과 기초대사량을 고려해 하루에 필요한 칼로리를 정확하게 계산해야 한다. 기초대사량은 근육량을 기초로 해서 자신의 칼로리를 태우는 능력이다. 자신의 체중을 이용하면 대략 알 수 있다.

$$남자의\ 기초대사량(kcal) = 1 \times 체중 \times 24$$
$$여자의\ 기초대사량(kcal) = 0.9 \times 체중 \times 24$$

예를 들어 체중이 60kg인 여성의 기초대사량은 1296칼로리다. 하루에 적어도 1296칼로리를 먹으면 살이 찌지 않고 칼로리가 다 태워진다는 뜻이다. 반대로 하루에

활동 강도	해당 사항
1.2	사무직 회사원, 학생 등 주로 앉아서 생활하는 경우
1.35	육아 및 가사를 주로 하는 전업주부, 백화점 판매 사원 등 활동량이 많거나 서서 일을 하는 경우
1.5	운동선수, 농업, 어업, 건설 작업 등 하루 종일 활동량이 높은 일을 하는 경우

🔅 몸무게별 기초대사량과 다이어트 중 하루 섭취량

몸무게(kg)	기초대사량(kcal)	다이어트 중 하루 섭취량 (kcal)		
		저강도(1.2)	중강도(1.35)	고강도(1.5)
40	864	1036.8	1166.4	1296
42.5	918	1101.6	1239.9	1377
45	972	1166.4	1312.2	1458
47.5	1026	1231.2	1385.1	1539
50	1080	1296	1458	1620
52.5	1134	1360.8	1530.9	1701
55	1188	1425.6	1603.8	1782
57.5	1242	1490.4	1676.7	1863
60	1296	1555.2	1749.6	1944
62.5	1350	1620	1822.5	2025
65	1404	1684.8	1895.4	2106
67.5	1458	1749.6	1968.3	2187
70	1512	1814.4	2041.2	2268
72.5	1566	1879.2	2114.1	2349
75	1620	1944	2187	2430
77.5	1674	2008.8	2259.9	2511
80	1728	2073.6	2332.8	2592
82.5	1782	2138.4	2405.7	2673
85	1836	2203.2	2478.6	2754
87.5	1890	2268	2551.5	2835
90	1944	2332.8	2624.4	2916
92.5	1998	2397.6	2697.3	2997
95	2052	2462.4	2770.2	3078
97.5	2106	2527.2	2843.1	3159
100	2160	2592	2916	3240

1296칼로리 이하를 먹으면 기초대사량 저하의 원인이 되어 악성 비만 체질이 될 수도 있다.

❷ **나의 하루 칼로리 섭취량 계산하기**

자신의 몸무게를 바탕으로 기초대사량을 계산했다면 이제는 자신의 활동량을 파악해 여기 기초대사량을 곱해 다이어트 중 하루 칼로리 섭취량을 계산하자. 활동 강도는 앞의 표를 참고하라. 하루 섭취 필요량에서 칼로리를 더 줄이더라도 기초대사량은 확보해야 장기간 다이어트를 할 수 있다.

나에게 맞는 운동 강도를 정하라

유산소 운동을 할 때는 나에게 적합한 운동 강도를 유지하는 것이 중요하다. 최대 강도의 60~80%가 적정한 운동 강도인데 준비운동이나 정리운동을 할 때는 최대 강도의 30~50%를 유지한다. 유산소 운동에서는 체력 수준이 낮으면 50% 강도에서 하고, 체력 수준이 높아지면 80%까지 높여라. 80%를 초과하면 지방 연소에 효과적인 유산소성 운동에서 무산소성 운동으로 변하기 때문에 조심해야 한다. 나에게 적합한 운동 강도를 정할 때는 최대 심박수를 응용하거나 운동 자각도를 이용한다.

❶ **최대 심박수 응용하기**

목표 심박수를 구하려면 우선 최대 심박수를 구해야 한다. 최대 심박수는 220에서 자신의 나이를 빼면 된다. 20살이면 '220-20', 즉 200이 20살의 최대 심박수다. 65%의 중강도로 하면 분당 130회 심박수가 뛰어야 하고 90% 고강도 운동을 하면 심박수가 분당 180회 뛰어야 한다. 요골동맥을 인지나 중지로 짚어 심박수를 측정하라. 15초 동안 측정한 뒤 4를 곱하면 쉽게 알아낼 수 있다.

최대 심박수를 활용한 운동 강도 정하기

최대 심박수(HRmax)=220−나이(세)

20세 남성이 운동 시 65~90%HRmax을 구하면

20대 남성 65%HRmax	➡	0.65 × (220−20) = 130회/분
20대 남성 90%HRmax	➡	0.9 × (220−20) = 180회/분
20대 남성 운동 시	➡	65~90%HRmax = 130~180회/분

* HRmax = heart rate maximum

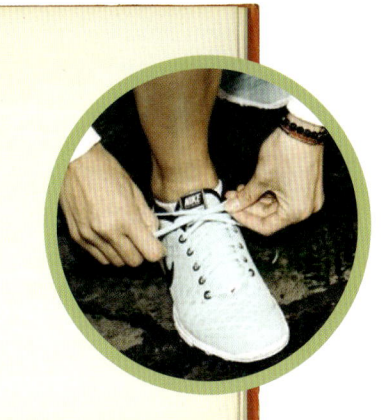

다음으로 심박수를 측정하는 방법을 알아보자. 운동 중 심박수를 측정할 때 보통 요골동맥에서 측정을 많이 하는데 이 때 주의점은 엄지가 아닌 인지나 중지를 이용하는 것이다. 엄지 자체가 맥박이 있기 때문에 심박수를 측정하는데 혼동이 생길 수 있다. 요골동맥 외에도 목에 있는 경동맥과 관자놀이에 있는 측두 동맥으로 촉

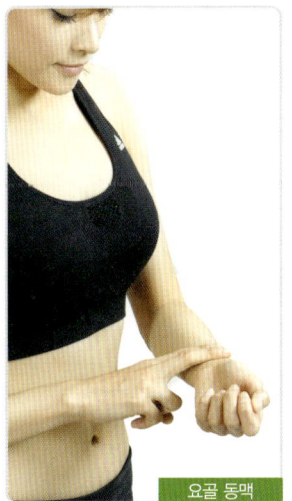
요골 동맥

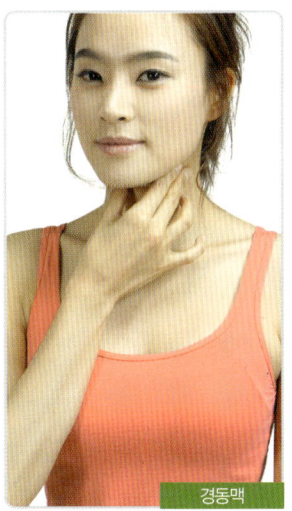
경동맥

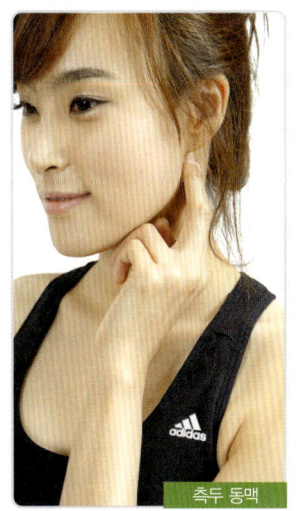
측두 동맥

진할 수 있다. 60초 동안 심박수를 측정하는 것이 번거롭기 때문에 보통 15초 동안 심박수를 측정해서 4를 곱하면 운동 중 심박수를 측정할 수 있다.

나이에 따른 심박수는 아래 그래프와 같다. 해당되는 나이의 최대 심박수를 찾아 70%에 이를 정도로 운동강도를 조절한다.

▶ 나이에 따른 최대 심박수의 70%

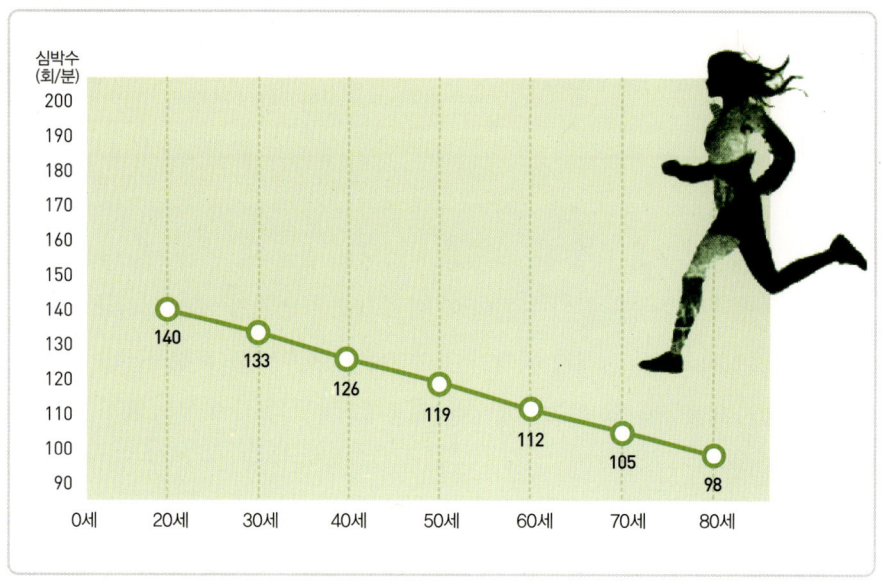

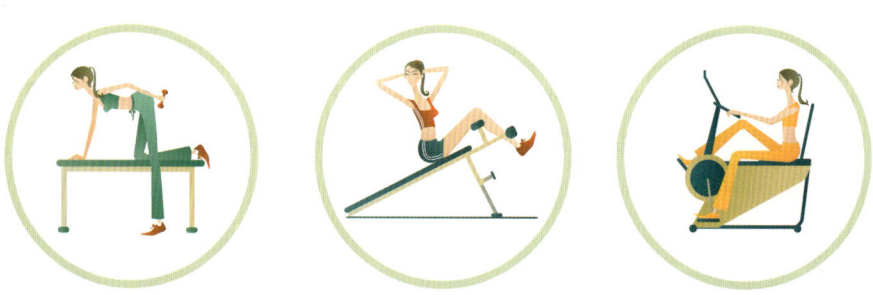

❷ 운동 자각도 구하기

심박수를 측정하기 어렵다면 운동 자각도를 활용하는 것도 좋다. 운동 자각도는 운동 중 개인이 주관적으로 느끼는 정도에 등급을 매기는 것인데 심박수와 상관관계가 높다. 6~20등급을 매기는데 13~16단계, 즉 '다소 힘들다'에서 '힘들다'의 단계가 다이어트에 이상적이다.

▶ 운동 중 주관적 느낌을 고려한 강도 구하기

등급	운동 자각도
6~8	매우매우 가볍다
9~10	매우 가볍다
11~12	상당히 가볍다
13~14	다소 힘들다
15~16	힘들다
17~18	매우 힘들다
19~20	매우매우 힘들다

▶ 운동 자각도와 최대 심박수 강도 비교 (20대 기준)

심박수	최대 심박수 강도(%)	운동 자각도
90~109	45~54	9~10
110~129	55~64	11~12
130~149	65~74	13~14
150~169	75~84	15~16
170~189	85~94	17~18
190~200	≥95이상	19~20

예를 들어 20대가 운동 중 심박수가 110으로 나타난다면 자신의 나이 기준으로 최대 심박수의 55%로 운동하고 있는 것이다. 운동 자각도는 11단계로 상당히 가벼운 수준이며, 산책하기 정도의 강도로 해석할 수 있다.

5 다이어트 중 만나는 특별한 시기에 주목하라

굳은 결심을 하고 시작한 다이어트가 계획대로 이루어지면 좋겠지만 모든 일엔 굴곡이 있게 마련이다. 똑똑한 다이어트를 하려면 다이어트 중에 만나는 특별한 시기에 대비해야 한다.

터닝 포인트! 변화를 인식하라

먼저 다이어트로 인한 변화를 우리 몸이 인식하는 터닝 포인트를 알아보자. 우리 몸은 하루 동안 폭식하거나 쫄쫄 굶었다고 갑자기 살이 확 찌거나 빠지지 않는다. 이것은 우리 몸이 에너지 항상성의 법칙에 지배받기 때문이다. 다이어트를 하면 이 항상성이 원수처럼 느껴진다. 열심히 음식을 조절하고 운동을 해도 이전 몸의 에너지 상태를 기억해서 자꾸 돌아가려는 인체의 법칙이 작용한다. 그렇다면 에너지 항상성은 고집불통 황소처럼 전혀 꿈쩍도 하지 않을까? 물론 그렇지 않다. 앞서 소개한 20명의 다이어터들을 포함해서 다이어트에 성공한 이들은 이 에너지 항상성을 터닝 포인트로 바꾸어 놓았다. 식이요법과 운동요법을 꾸준히 실천하면 빠르게는 2주, 느리게는 3주 정도에 몸무게 변화가 확실히 나타나는 터닝 포인트를 맞이하게 된다. 예를 들어 66kg인 여성이 다이어트를 하면서 매일 몸무게를 측정했다. 몸무게가 66kg, 65kg, 64kg, 66kg,

65kg…… 이렇게 변한다면 이 여성은 아직 터닝 포인트가 오지 않은 것이다. 반대로 66kg, 65kg, 64kg, 64kg, 64kg…… 이렇게 계속 64kg대라면 이 여성은 체중이 64kg에 고정될 확률이 높아지고 적어도 2kg 감량은 확실해진다. 이처럼 똑같은 몸무게가 반복적으로 나타나 감량된 몸무게, 즉 에너지가 몸에 완전히 인식이 되는 단계를 터닝 포인트라고 한다.

그렇다면 몸무게가 측정할 때마다 계속 감량되는 것이 좋은 것일까? 다이어터들에게는 꿈같이 좋은 일이지만 전문가들은 위험한 상태라고 판단한다. 단식이나 약물 다이어트를 하면 터닝 포인트가 확실하게 나타나지 않고 몸무게가 쭉쭉 빠진다. 반면에 다이어트를 그만두면 놀랄 만큼 금방 원상복귀된다. 터닝 포인트가 늦게 온다고 속상해하지 말고 변화한 내 몸 상태를 확실히 인식하는 기간이라고 생각하라.

다이어트 경험이 많거나 기초대사량이 떨어지는 경우, 유전적 비만인 경우, 나이가 많은 경우에 터닝 포인트가 늦어진다. 일종의 양치기 소년 효과인데 에너지 항상성 변화가 자주 있었기 때문에 이번 변화가 진짜라고 몸이 확신하기까지 시간이 걸리는 것이다. 터닝 포인트를 잘 이해한다면 20대 때 한 달 만에 5kg 이상 감량했는데 30대 때는 한 달 동안 열심히 다이어트를 했지만 3kg밖에 감량하지 못했다고 속상해할 필요가 전혀 없다.

정체기! 명심하자, 빠지지 않는 살은 없다

다음은 정체기다. 다이어트를 하고 빠르게는 한 달, 늦게는 두 달 정도 되면 체중 감량이 더뎌지는 정체기가 생긴다. 무슨 짓을 해도 살이 안 빠지는 정체기는 보통 일주일에서 열흘 정도 지속되는데 경우에 따라 한 달까지 가기도 한다. 정체기에 관해 재미있는 현상은 가장 장시간 유지됐던 몸무게에서 정체기가 길어진다는 것이다. 이것을 높은 고정점(set point)이라고 하는데, 역시 에너지 항상성의 원리가 적용된 결과다.

정체기 때 다이어터들이 가장 많이 하는 실수가 식사량을 줄이는 것이다. 다이어트 초기에 식사량을 줄였기 때문에 추가적으로 줄이면 근육량 감소와 기초대사량 저하가 초래된다. 정체기에는 식사량을 줄이기보다는 운동량이나 활동량을 조절하라. 운동량이 부족한 것 같으면 2시간 이내에서 늘려 보고, 운동량이 서너 시간 정도로 많으면 줄이는 것이 인체 스트레스를 줄여 정체기를 극복하는 데 도움이 된다. 식사량이 너무 적다면 단백질 중심으로 늘린다. 마음을 편안하게 하는 명상이나 요가로도 정체기를 극복할 수 있다. 성장 호르몬 분비량을 증가시킬 수 있도록 12시 이전에 자고 6시간 이상 숙면 시간을 확보하는 것 또한 정체기를 줄이는 데 도움이 된다. 감량하는 데 오래 걸리는 살은 있어도 안 빠지는 살은 절대 없다.

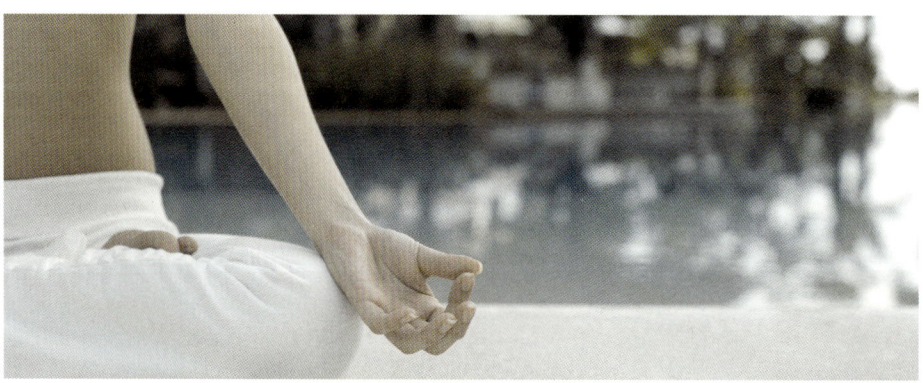

황금기! 기회는 찬스, 목표를 향해 질주하라

다이어트를 할 때 가장 신나는 것은 다이어트 황금기에 들어섰을 때다. 이때는 무엇을 해도 살이 빠지는 시기로 약간 과식을 해도 신기하게 살이 빠진다. 남성보다 여성이 다이어트 황금기를 확실히 경험하는데, 월경이 끝난 직후에 다이어트를 하면 빠른 감량 효과를 볼 수 있다. 반대로 월경 직전 일주일은 다이어트의 암흑기다. 이 시기는 배란 후 프로게스테론 분비가 높아져 체중 감량 효과가 더디고 몸이 붓는다. 여성의 경우 월경 주기로 다이어트 황금기와 암흑기가 나누어진다면 남성의 경우에는 과음이 연속되는 기간을 암흑기라고 생각하면 된다. 지나친 음주는 숙면 사이클을 방해해서 성장 호르몬 분비를 떨어뜨린다. 알코올을 섭취한 후 운동을 하면 미토콘드리아의 지방 연소 효율이 떨어진다. 그렇다면 남성에게 다이어트 황금기는 어떤 시기일까? 늦은 시간까지 야근을 하지 않고 술자리를 줄일 수 있는 기간이 바로 다이어트 황금기다.

이렇게 다이어트를 하면서 우리 몸은 다양한 변화를 겪는다. 터닝 포인트, 정체기, 다이어트 황금기와 암흑기……. 이런 현상은 누구에게나 나타난다. 시기별 특징을 잘 파악해서 똑똑한 다이어트를 한다면 몸의 어떤 변화도 다이어트 의욕을 꺾을 수 없을 것이다.

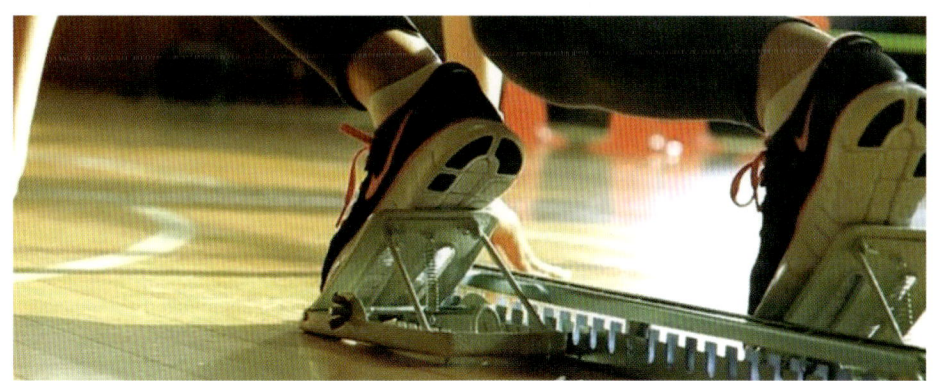

6 먹으면서 살 빼는 똑똑한 식이요법

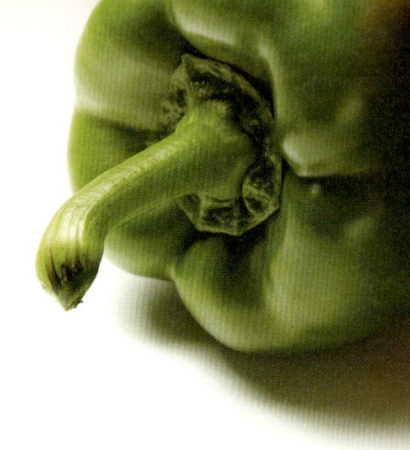

행운을 부르는 매직 다이어트 푸드

먹으면서 살을 뺄 수 있을까? 제대로 먹어야 성공적인 다이어트를 할 수 있다. 우리 몸의 에너지 대사 시스템을 다이어트에 우호적으로 만들어 주는 매직 다이어트 푸드 일곱 가지를 소개한다.

❶ 현미밥(한 공기, 210g, 318칼로리)

대한민국 사람이라면 밥을 외면할 수 없다. 하얗게 정제된 쌀밥을 몰아내고 식이섬유와 비타민, 무기질의 보고인 누런 현미밥을 주식으로 정하자. 현미의 티아민은 탄수화물 연소를 도와 복부 지방 합성을 막아 준다. 뿐만 아니라 식이섬유가 풍부해서 과식을 막아 주고 늘어난 위를 줄여 준다. 멥쌀 현미를 먹기 힘들면 찹쌀 현미와 멥쌀 현미를 반반씩 섞어서 먹어 본다. 다이어트 중에 스트레스로 생기는 활성산소를 줄여 주는 싹이 난 발아현미도 멥쌀 현미보다는 먹기 편하다.

❷ 고구마(1개, 140g, 175칼로리)

다이어트 식품으로 각광받는 고구마는 식사 대용식으로 사랑받는데 변비를 예방하는 데도 좋고, 단 음식이 당길 때 애용하면 좋다. 생으로 먹거나 구워 먹기보다는 쪄서 먹는 것이 칼로리도 적고 식이섬유 섭취량을 늘릴 수 있다. 고구마를 찌면 나오는 수지배당체라는 끈적거리는 물질은 장내 유해물질을 제거하는 데 도움이 된다.

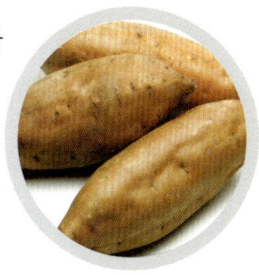

❸ 닭가슴살(1인분, 45g, 74칼로리)

고단백 저지방 식품인 닭가슴살은 근육 운동을 할 때 가장 사랑받는 식품이다. 닭가슴살 한 팩(500그램)에는 150그램의 단백질이 들어 있다. 20대 여성의 하루 단백질 권장 섭취량은 45그램, 20대 남성은 55그램이다. 다이어트 중 단백질 섭취량을 늘려야 하는 것을 고려하면 하루에 여성은 3분의 1팩, 남성은 2분의 1팩 정도 먹는 것이 적당하다.

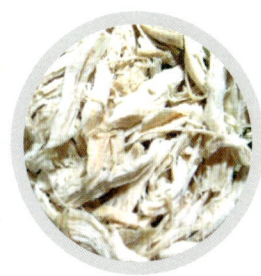

❹ 토마토(1개, 200g, 28칼로리)

다이어트를 하면서 이만큼 고마운 간식이 또 있을까. 칼로리가 적으면서도 피로 회복에 좋은 비타민 C가 많이 들어 있는 토마토는 칼륨이 많아 부종에도 좋고 신맛이 나지만 위 건강에도 좋다. 배가 너무 고플 때는 포만감을 느낄 수 있고 짜게 먹은 후에는 나트륨 배출을 도와주니 디저트로 활용해 보자.

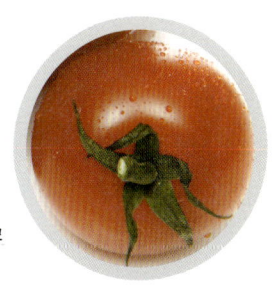

❺ 미역(1인분, 70g, 12칼로리)

정체기에 신진대사 기능을 높이는 요오드가 풍부한 미역을 자주 먹어 보자. 칼슘 함량이 많아 식사량을 줄일 때 나타나기 쉬운 골다공증을 예방하는 데도 좋고 혈액 순환을 도와주기 때문에 하체 비만에도 효과적이다.

❻ 달걀(1개, 50g, 75칼로리)

달걀은 가장 저렴하게 양질의 단백질을 섭취할 수 있는 국민 다이어트 식품이다. 콜레스테롤이 많이 들어 있는 노른자는 기피하는 경향이 있는데 노른자의 콜린 성분이 콜레스테롤 섭취를 줄여 주기 때문에 하루 한 개 정도는 상관없다. 단, 비타민 C와 철분이 부족해지기 쉬우니 피망이나 깻잎과 함께 먹는다.

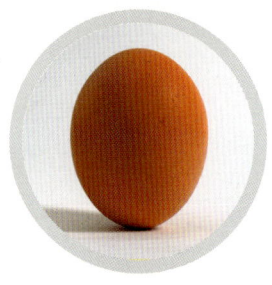

❼ 녹차(한 컵, 200ml, 1칼로리)

녹차는 지방 연소에 좋은 카테킨이 들어 있어 운동 전에 마시면 더 좋다. 차로 마시거나 밥을 지을 때 녹차 잎을 넣는 것도 좋다. 술을 녹차랑 같이 마시면 숙취 예방 효과가 있고 술 때문에 떨어지는 지방 연소 효과도 어느 정도 회복된다. 녹차의 카테킨은 티백보다 찻잎이나 가루에 많이 들어 있는데 너무 진하게 우려 마시면 위에 자극적인 탄닌 성분이 늘어나기 때문에 주의해야 한다.

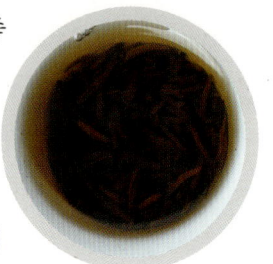

칼로리를 줄이는 똑똑한 조리법

떡볶이용 떡 8개는 240칼로리이지만 양념을 하면 칼로리가 두 배 가까이 늘어난다. 이처럼 조리를 하면서 식품 자체의 칼로리가 두 배 이상 늘어나는 경우가 많다. 영양은 지키면서 칼로리를 줄이는 똑똑한 조리법을 알아보자.

❶ 유지류 줄이기

콩기름보다 심혈관에 좋은 불포화지방산이 많은 올리브유나 카놀라유, 홍화유를 선택하고 기름으로 익힐 때는 두꺼운 팬을 사용해서 기름 양을 줄인다. 재료는 큼직하게 썰어 기름에 닿는 면적을 줄인다. 참기름 대신 참깨를 활용하면 칼로리를 줄일 수 있다.

❷ 설탕 줄이기

설탕은 중성지방 전환율이 높고 혈당을 높이기 때문에 설탕 대신 칼로리가 40% 낮은 올리고당을 사용한다. 올리고당은 다이어트 중에 민감해진 장 건강을 도와주는 비피더스균을 증식시켜 배변 활동에도 도움이 된다. 인공감미료인 아스파탐은 설탕량의 5분의 1 이하를 넣어도 비슷한 맛을 낼 수 있다. 이 밖에 과즙으로 단맛을 내거나 계핏가루로 단맛을 증가시킬 수 있다.

❸ 소금 줄이기

과도한 소금 섭취는 고혈압, 부종, 위염의 원인이 되고 짜게 먹으면 밥량이 늘어나니 주의해야 한다. 저염 소금, 저염 간장, 저염 된장을 사용한다. 해조류를 먹을 때는 물에 30분 이상 담가 염분을 완전히 뺀다.

❹ 매운맛 활용하기

고추의 매운맛을 내는 캡사이신 성분은 몸속의 지방을 태우는 역할을 한다. 캡사이신은 청고추보다 홍고추에 많이 들어 있고 고추씨에도 많이 함유되어 있으니 다이어트 요리를 할 때는 고추씨를 버리지 않고 같이 넣는다. 물엿이 들어 있는 고추장은 칼로리가 높기 때문에 고춧가루로 매운 맛을 높인다.

❺ 신맛 활용하기

단맛을 선호하는 혀를 트레이닝 할 때 신맛을 높여 주면 효과적이다. 식초는 화학 식초보다 곡물이나 과일을 발효한 양조 식초가 좋다. 현미 식초, 사과 식초, 감식초 등에 들어 있는 유기산은 신진대사 기능을 높여 준다. 운동 후 감식초를 한 잔 마시면 몸에 있는 피로물질인 젖산을 분해시키고 피로 회복에도 도움이 된다.

7 다이어트도 준비물이 필요하다

이제 본격적으로 다이어트를 시작할 때다. 전쟁터에 나가는 병사가 무기를 먼저 챙기는 것처럼 성공적인 다이어트를 위해서는 다이어트 준비물이 필요하다. 살과의 전략 게임에서 승산을 높여 줄 강력한 준비물을 알아보자.

❶ 체중계, 체지방 측정기

다이어트를 하면서 가장 먼저 사야 하는 준비물 1호다. 눈금으로 나타나는 아날로그 시스템과 숫자로 나타나는 디지털 시스템이 있다. 아날로그 시스템보다는 디지털 시스템이 조금 더 정확하다. 몸무게는 식사 후, 밤, 생리 직전에 측정하는 것이 가장 많이 나가고 식사 전, 아침, 생리 후에 측정하는 것이 가장 적게 나간다. 가장 정확한 몸무게는 아침에 일어나서 식사 전에 측정하는 몸무게다. 이왕이면 체지방도 같이 측정할 수 있는 체중계를 구입하자. 특히 과체중 체형이나 저근육형 비만은 체중 감량보다 체지방률 감량이 더 의미 있기 때문에 체지방을 측정할 수 있는 체중계를 구입하는 것이 좋다.

❷ 줄자

다이어트 중 체중의 변화만큼 중요한 것이 사이즈 감량이다. 특히 정체기에는 체중 변화가 적기 때문에 사기가 떨어지기 쉬운데 고맙게도 이 시기에 사이

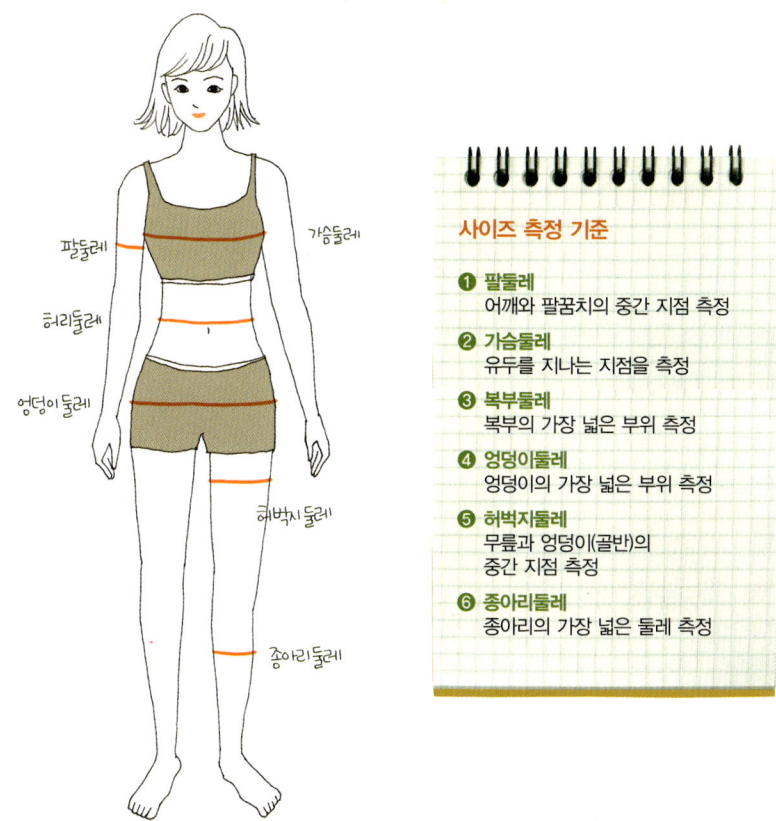

즈는 조금씩 줄기 때문에 일주일에 한 번씩 측정하는 것이 좋다. 특히 부분 비만인 경우 몸무게보다 문제되는 부위의 사이즈를 측정하는 것이 더 중요하다.

❸ 이미지 그림

자신이 닮고 싶은 보디 이미지를 가진 배우나 모델의 사진을 붙이는 것은 좋은 자극이 된다. 다이어트에 성공한 후 사고 싶은 옷을 입은 모델 사진을 붙이는 것 역시 큰 동기 부여가 된다. 부분 비만의 경우 해당되는 신체 부위가 부각되는 사진을 붙여 두자. 하체 비만인 경우 허벅지 라인이 예쁜 모델의 사진을, 복부 비만 남성의 경우 식스팩을 가진 배우 사진을 붙여 두면 큰 자극이 된다.

❹ **다이어트용 밥그릇**

일반 밥그릇은 현미밥 1인분 210그램을 담아도 여유가 있을 정도로 크다. 다이어트 중에는 일반 밥그릇의 3분의 2 정도 되는 작은 밥그릇이 좋다. 일반 밥그릇 한 공기 210그램을 채우면 318칼로리이지만 다이어트 밥그릇에 140그램 정도 채우면 212칼로리가 된다. 한 끼당 106칼로리, 일주일이면 2226칼로리를 줄이는 셈인데 체지방 289g을 사라지게 만들어 한 달이면 1.2kg 이상 감량되는 효과를 보게 된다.

❺ **생수병**

다이어트 중 수분 섭취의 중요성은 아무리 강조해도 지나치지 않다. 충분한 수분 섭취는 혈액 순환을 돕고 노폐물을 배출시키고 지방 연소 효율을 높여 주고 전해질 장애를 막아 주고 변비를 예방한다. 하루에 1.5~2리터의 수분을 섭취해야 하는데, 특히 운동 중에는 15~20분에 한 번씩 물을 섭취해서 탈수 현상을 막는다. 수시로 물을 마실 수 있도록 생수병을 준비하자.

❻ **시계, 핸드폰**

다이어트를 할 때는 알람 기능이 되는 시계가 필요한데 핸드폰으로 대체해도 된다. 공복 시간이 길어지면 지방 흡수율이 높아지니 공복 시간이 6시간 이상 되지 않도록 한다. 식사 시간이 늦어지면 중간에 우유, 요구르트, 달걀, 견과류 등 간식을 먹어 공복 시간이 장기화되는 것을 막는다. 점심 식사를 한 지 3~4시간 후에 알람을 맞춰 간식 타임을 알리도록 한다. 밥을 먹을 때도 알람을 맞춰 15분 이상 식사 시간을 지키자. 운동을 할 때도 요긴하게 이용할 수 있다.

❼ 운동화

최근에 기능성 운동화가 쏟아져 나오고 있기 때문에 구매하기는 어렵지 않다. 다만 다이어트 중에는 운동량이 많아 밑창이 빨리 닳아서 6개월에 한 번씩 바꿔야 하기 때문에 고가의 패션 운동화보다 기능에 충실한 운동화를 구매한다. 지퍼보다는 끈으로 조이는 것이 발을 보호하는 데 좋다. 저녁에 발이 부은 상태에서 사서 끈을 조여 보고 복사뼈를 잘 보호하는지 확인한다. 살이 빠지면 사이즈가 달라질 수도 있으니 한 켤레씩 구입하자.

❽ 운동복

가급적 통풍이 잘 되는 운동복을 입고 운동을 하는 것이 좋다. 상체 쪽에 열이 많은 상체 비만은 땀복을 피하고 땀 흡수와 배출이 잘되는 면 옷이나 기능성 옷을 입는다. 하체 비만은 꼭 끼는 레깅스를 입고 운동을 하면 하체 순환을 방해하기 때문에 주의해야 한다. 하체 비만에 좋은 요가 운동을 할 때는 하체를 따뜻하게 해 주는 요가 전용 바지가 좋다. 등산, 골프, 배드민턴, 수영, 댄스 스포츠 등 해당 종목에서 기능이 검증된 옷을 구매하는 것이 경기력 향상에 도움이 되듯이 다이어트를 할 때도 열 배출과 땀 흡수가 잘 되는 운동복이 체중을 감량하는 데 도움이 된다. 군살을 다 감추는 옷은 이미지를 자극하는 데 도움이 되지 않기 때문에 몸의 곡선이 드러나는 옷을 입이 운동 중 지극요법의 효과를 높인다.

❾ 가방

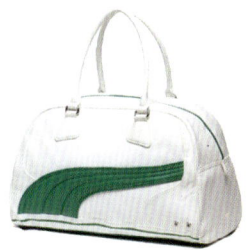

빅사이즈 핸드백이나 백팩은 구조적으로 파워 워킹을 하기 힘들다. 트레드밀에서 가방을 메고 뛰는 사람을 본 적 있는가? 동네 운동장이나 공원에서 파워 워킹을 할 때 생수병과 핸드폰, 손수건, 집 열쇠 등 자잘한 물건들을 챙겨야 한다면 허리에 차는 가방이

낫다. 무게중심을 가운데로 해서 배에 걸치면 파워 워킹이 어렵지 않다.

❿ 동네 공원, 운동장

헬스클럽에 가기 어렵다면 동네 운동장이나 공원을 활용하자. 다이어트를 하기 전에 자신이 사는 동네에 어떤 공원이 있는지 미리 확인해 보자. 'http://parks.seoul.go.kr'에 들어가면 서울시 각 동네의 공원이 소개되어 있다. 다른 지역 역시 각 지자체 홈페이지에 들어가면 공원 소개와 이용할 수 있는 체육 시설을 확인할 수 있다. 확 트인 야외에서 운동을 하면 기분 전환도 되고 스트레스가 줄어들어 다이어트 강박증을 해소할 수도 있다.

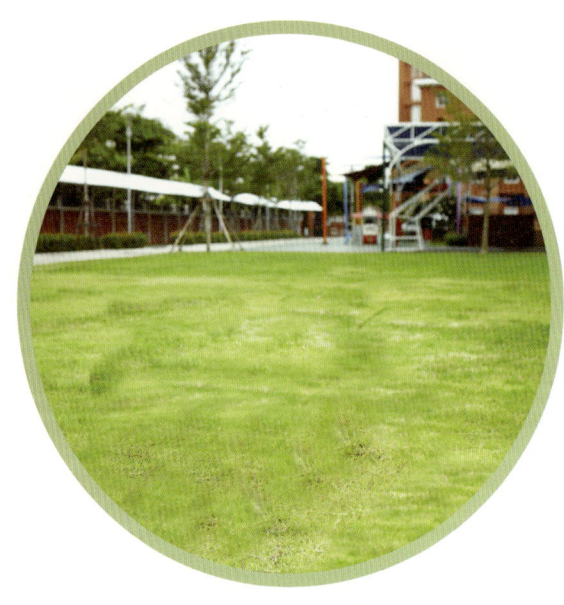

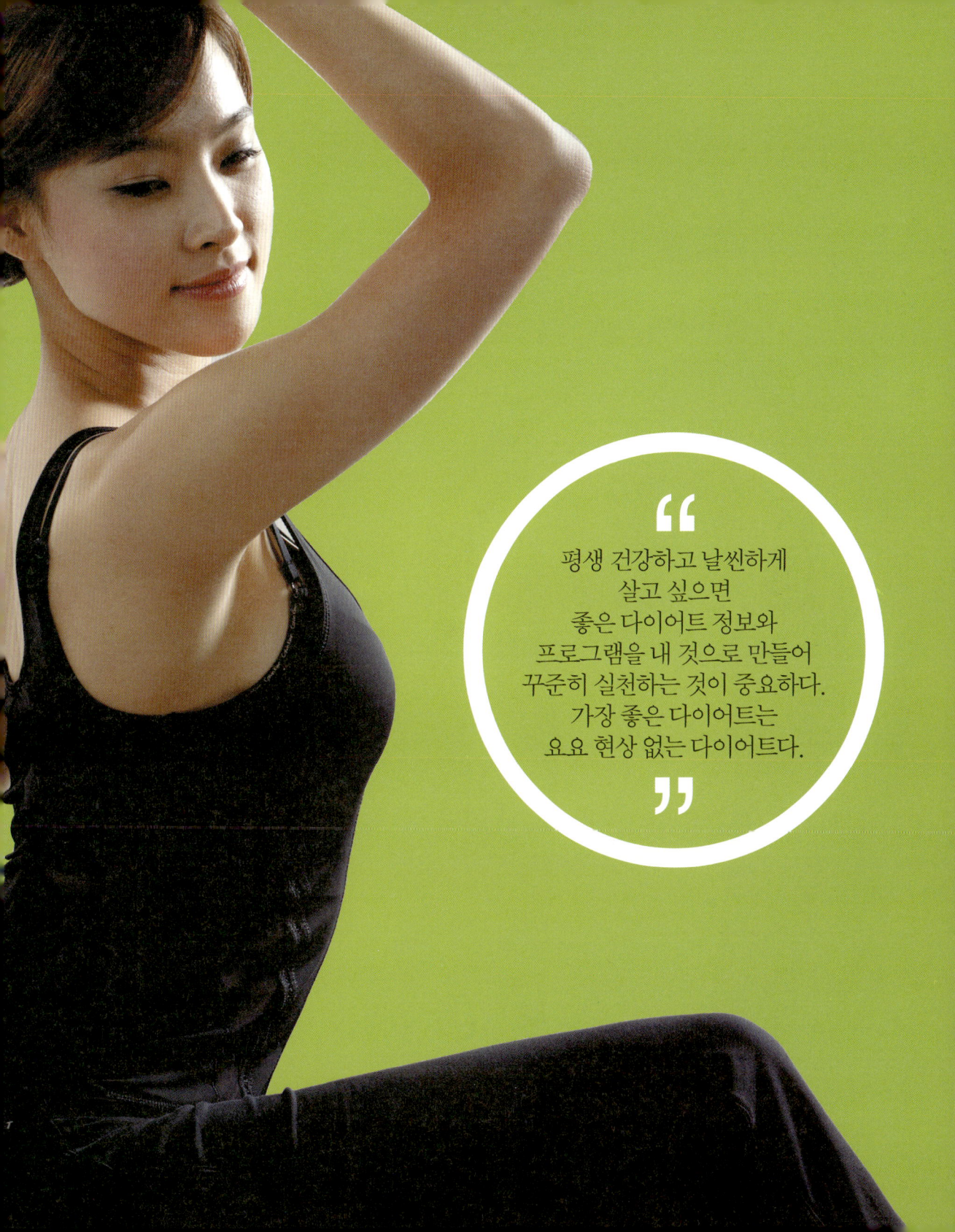

> 평생 건강하고 날씬하게 살고 싶으면 좋은 다이어트 정보와 프로그램을 내 것으로 만들어 꾸준히 실천하는 것이 중요하다. 가장 좋은 다이어트는 요요 현상 없는 다이어트다.

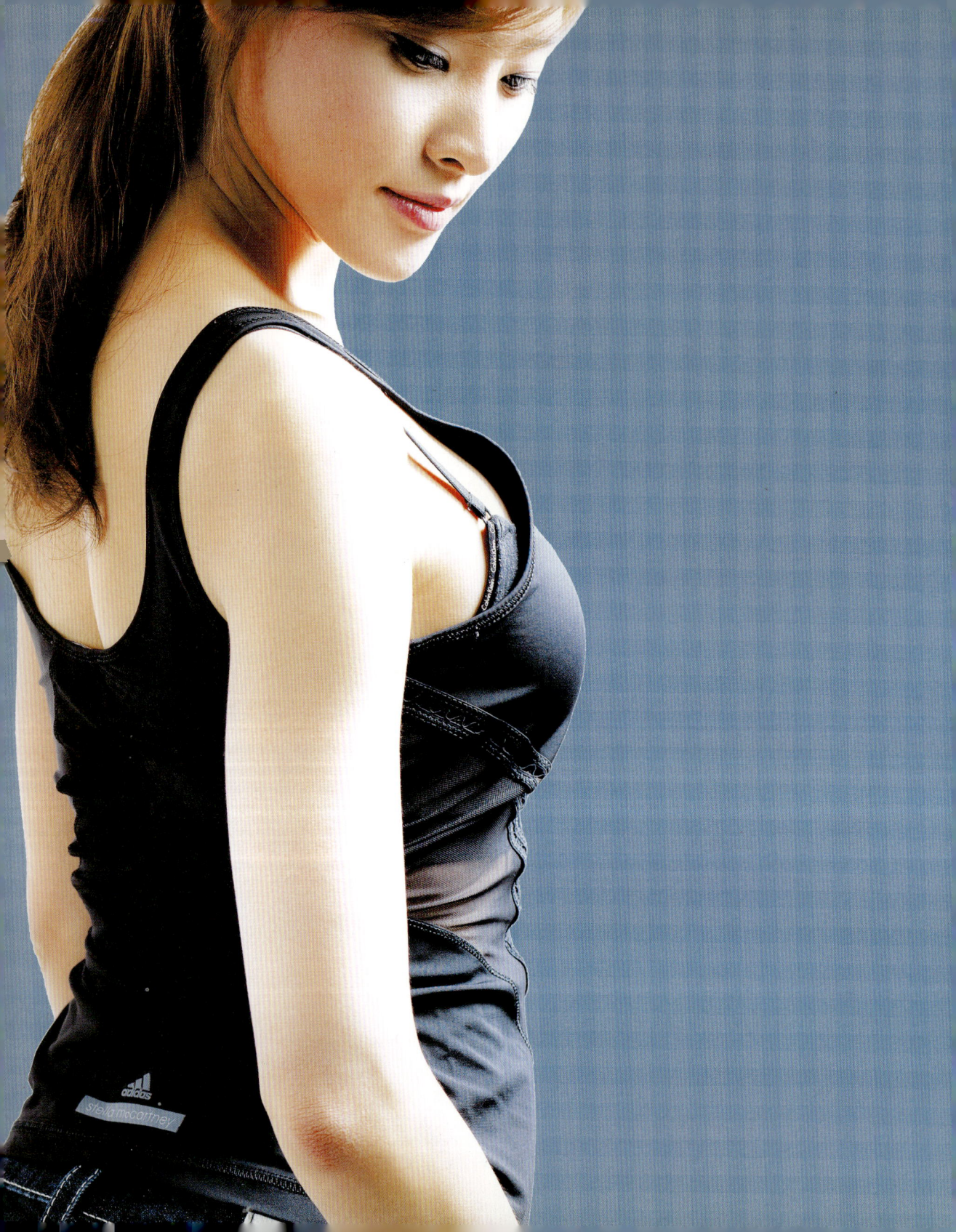

Take action
이제 진짜 내 몸에 맞는 다이어트를 해야 할 때

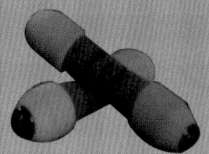

살이 찐다고 해서 모두 다 똑같은 부위에 지방이 축적되는 것은 아니다. 복부 살이 고민인 어머니와 허벅지가 튼실한 여고생 딸, 온몸이 동글동글한 아버지, 정상 체중인데도 지방 때문에 고민인 이모 등 한 가족 안에도 다양한 비만 체형이 존재한다. 체형에 따라 다이어트 전략도 달라야 한다. 누구나 같은 운동과 식이법으로 똑같은 결과가 나타나지 않는 것 또한 이 때문이다. 이제부터 대한민국의 대표적인 비만 체형 6가지를 분석해서 체형별 전략을 알아보자. 체형별 12주 프로그램에서는 가정에서 쉽게 따라할 수 있는 식단과 칼로리, 상차림 전략을 소개한다. 운동요법에서는 12주 동안 3단계로 업그레이드하는 운동 전략을 소개하는데 12주 후에도 더 감량하기를 원하면 계속 수행한다. 이 밖에 요요 현상을 방지하기 위한 체형별 미션이 소개되어 있다. 한 가지 주의할 점은 다이어트 중 변하는 체형에 맞게 새로운 전략을 시도해야 한다는 것이다. 12주를 다 채우지 않았어도 체형이 변했다면 해당 체형 전략으로 변경한다. 자신의 체형에 맞게 프로그램을 능동적으로 응용한다면 누구나 원하는 보디 이미지를 가질 수 있을 것이다.

PART 3

1 다이어트 운동의 시작과 끝, 준비운동과 정리운동

어떤 다이어트 프로그램을 수행하든 준비운동과 정리운동이 중요하다. 준비운동(warming up)은 몸을 서서히 데워 유산소 에너지 시스템을 작용시키므로 운동을 장기간 하지 않았다면 더욱 철저히 해야 한다.

정리운동(cooling down)은 데워진 체온을 서서히 내리고 인체에 쌓인 피로 물질을 풀어 주는 것을 목적으로 하는데 운동 후 피로도를 줄이기 위해 꼭 필요하다. 컨디션이 좋지 않을 때는 준비운동과 정리운동에 시간을 좀 더 투자하고 본 운동 시간을 줄인다. 준비운동은 각 동작을 적어도 10초 이상, 정리운동은 각 동작을 적어도 15초 이상 한다. 유난히 잘 안 되는 동작이 있다면, 그 부위가 자신의 약한 부분이라고 생각하고 더 주의해서 한다.

준비운동 & 정리운동

① 한 팔은 쭉 펴고 다른 팔로 팔꿈치를 감싼다. 어깻죽지에 자극이 갈 때까지 쭉 잡아당긴다. (양쪽 다 실시)

② 바르게 선 상태에서 양손을 깍지 끼고 뒤로 올린다. 등과 어깨, 팔이 동시에 풀리도록 한다.

③ 양팔을 위로 꼬아서 귀 옆에 붙이고 팔을 지그시 밀어 준다. 자극이 갈 때까지 쭉 민다.

④ 한 손으로 다른 팔 팔꿈치를 잡아서 뭉친 어깨를 풀어 준다. 컴퓨터를 많이 사용한다면

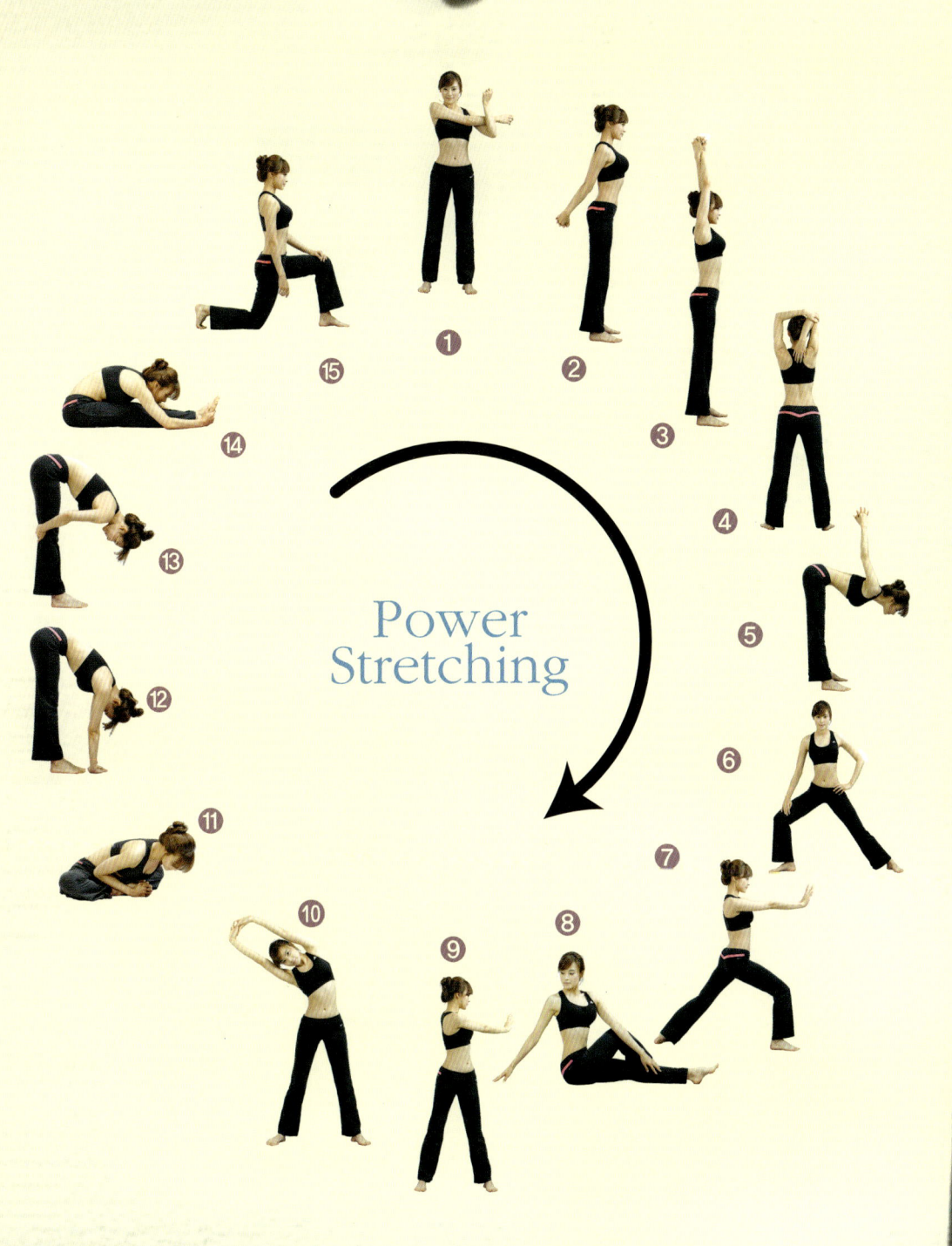

이 동작을 집중적으로 하는 것이 좋다.(양쪽 다 실시)

❺ 2번 동작보다 조금 난이도가 높은 동작으로, 2번 동작을 한 상태에서 몸을 앞으로 숙인다. 이때 얼굴은 바닥과 평행이 되도록 한다. 고개를 지나치게 숙여서 얼굴로 피가 쏠리지 않도록 주의하고 등과 다리 바깥쪽에 긴장감이 느껴지도록 한다.

❻ 허벅지 안쪽 근육을 강화하는 운동으로 한쪽 무릎을 바깥으로 향하게 하는데 이때 발도 같은 방향으로 한다. 발끝과 무릎이 일직선이 되도록 구부리고, 다른 쪽 다리는 쭉 뻗는다.(양쪽 다 실시)

❼ 허벅지 뒤쪽을 탄력 있게 해 주는 동작이다. 허리를 꼿꼿이 세운 채 한쪽 무릎과 발끝이 일직선이 되도록 하고 다른 다리는 쭉 뻗는데, 힘들면 뻗는 다리의 발뒤꿈치를 살짝 들어도 좋다.(양쪽 다 실시)

❽ 옆구리와 엉덩이, 허벅지를 스트레칭해 준다. 서로 다른 쪽 손과 발이 교차되는 것이 핵심인데, 앉아서 왼쪽 다리를 쭉 뻗은 후 오른쪽 다리를 구부려서 뻗은 왼쪽 다리 옆에 세운다. 다음은 왼손으로 오른쪽 발목을 잡아서 왼쪽 옆구리가 쭉 펴지도록 한다. 이때 손으로 발목을 잡기 힘들면 오른쪽 무릎을 좀 더 몸통 쪽으로 붙인다. 오른손은 뒤쪽을 짚은 후 고개와 어깨를 뒤로 천천히 돌려서 몸 전체가 스트레칭되게 한다.(양쪽 다 실시)

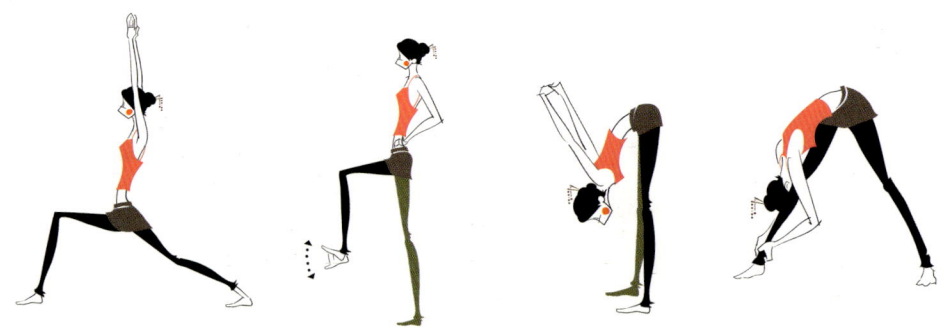

⑨ 일명 러브 라인(love line)이라고 하는 옆구리 라인 스트레칭. 발을 어깨너비로 벌리고, 천천히 비틀 수 있는 각도까지 비튼다. 다시 제자리로 돌아올 때는 절대로 반동을 이용하지 말고 천천히 풀어 준다.(양쪽 다 실시)

⑩ 옆구리와 팔, 허벅지 바깥쪽을 쭉 펴는 동작으로 손가락을 교차해서 손바닥이 하늘로 향하게 한다. 양팔을 옆으로 천천히 내린다.(양쪽 다 실시)

⑪ 앉아서 양 발바닥을 붙이고 팔꿈치로 허벅지 안쪽을 짚은 후 상체를 서서히 내려서 이마가 바닥에 닿게 한다. 이때 가급적 무릎이 바닥에 닿도록 한다. 동작이 끝난 후 올릴 때도 반동을 이용하지 말고 천천히 제자리로 돌아온다.

⑫ 상체를 구부려서 손바닥이 바닥에 닿도록 한다. 가급적 무릎을 쭉 펴는 것이 좋지만, 힘들면 살짝 구부려도 된다.

⑬ 12번 동작에서 상체를 완전히 무릎에 붙여서 무릎을 껴안는다.

⑭ 무릎을 쫙 펴고 앉아서 손으로 발을 잡는다. 배꼽이 쏙 들어가는 느낌으로 가슴이 다리에 닿도록 노력한다.

⑮ 무릎과 엉덩이 전체에 자극이 가는 동작이다. 왼쪽 무릎을 세우고 왼손으로 지지하고, 오른쪽 무릎을 구부려서 바닥에 닿기 직전까지 내린다. 이때 오른팔은 자연스럽게 편다.(양쪽 다 실시)

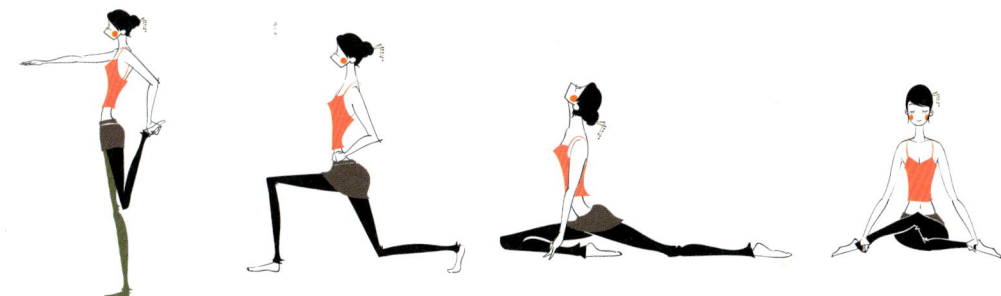

나의 비만 유형은 무엇일까?

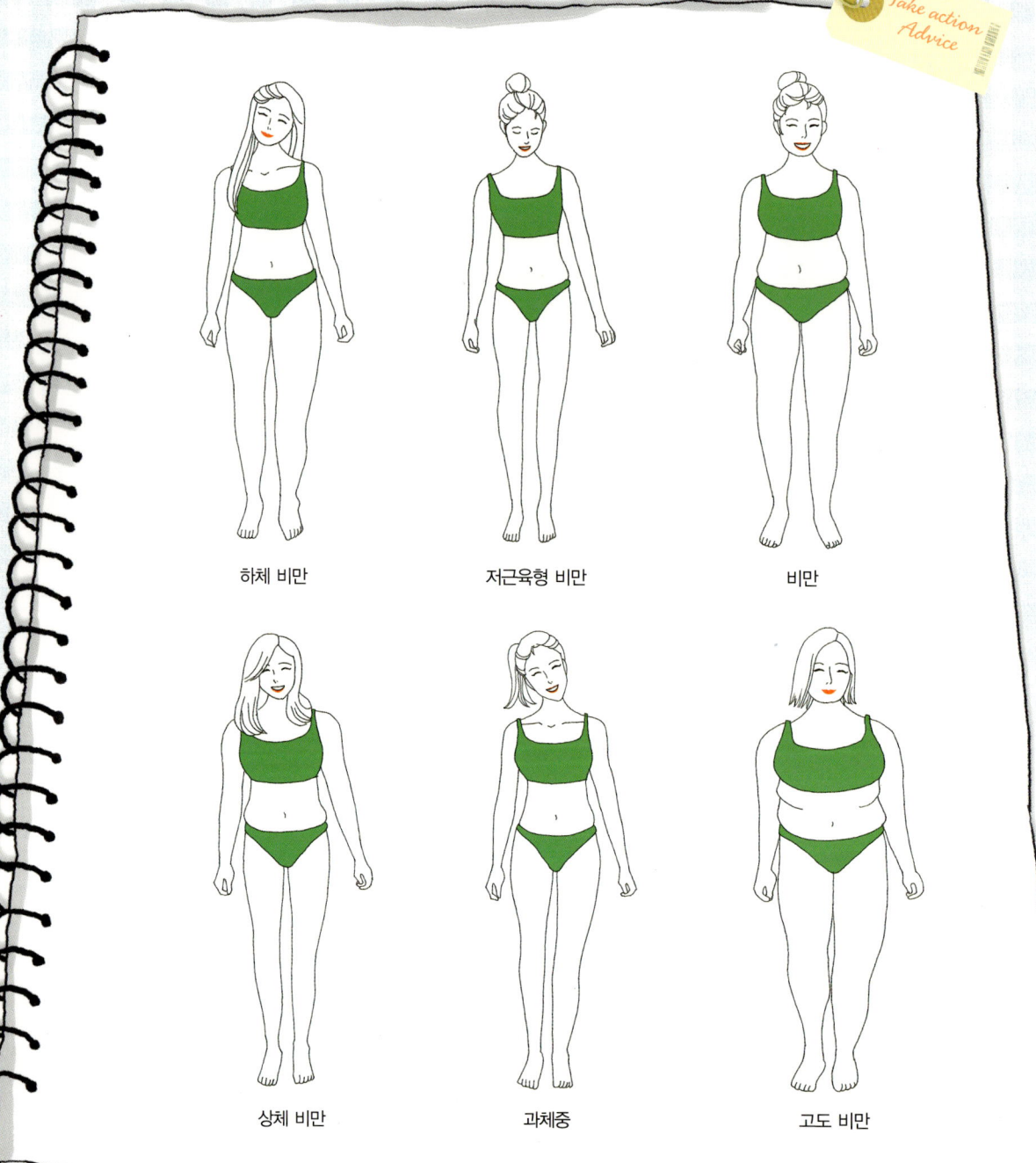

2 여성들의 공통 고민 '하체 비만'
저염식＋요가

하체 비만을 위한 상차림 전략

고도 비만이 아닌 비만이나 과체중 상태에서 특히 하체 즉 엉덩이, 허벅지, 종아리에 군살이 많은 경우 하체 비만용 전략을 선택한다. 10~30대 동양 여성의 80%가 하체 비만인데 체중이 많이 나가면서 하체 비만인 경우에는 해당 몸무게 전략을 중심으로 하고 하체 비만용 전략은 참고해서 응용한다.

❶ 평균 1300칼로리의 저열량 칼로리 식단으로 본인의 기초대사량보다 낮은 경우 4주 이상 지속하지 않는다.
❷ 탄수화물과 단백질, 지방의 비율은 60 대 20 대 20으로 하고 지방은 불포화지방산이 많은 생선을 섭취한다.
❸ 아침, 점심은 전통적인 균형식으로 하되 흰 쌀밥을 피하고 잡곡밥 중심으로 먹는다. 하체의 부기를 줄이는데 도움이 되는 팥밥을 자주 활용한다. 아침, 점심 모두 3분의 2 공기로 한다.
❹ 반찬은 싱겁게 조리해서 다섯 가지 이하로 한다. 나트륨이 많은 국과 찌개는 피한다.
❺ 저녁은 콩, 두부, 닭가슴살, 달걀 등 단백질이 풍부한 식품과 하체 부종을 줄여 주는 해조류로 구성한다. 배고픔을 줄이기 위해 식이섬유가 많은 고구마나 토마토, 야채 샐러드를 곁들인다.

❻ 간식은 칼륨이 많아 나트륨을 배설하는 데 효과적인 바나나, 키위, 포도, 고구마 등을 섭취한다. 배가 고프면 추가로 저지방 우유나 달걀흰자를 먹는다.

❼ 육류는 모두 섭취할 수 있지만 가능한 한 양념을 줄이고 굽기, 삶기, 찌기 등의 방법을 선택한다.

❽ 찬 성질이 있으면서 혈액 순환을 방해하는 빵 같은 밀가루 음식은 금지한다.

❾ 탈수 현상을 촉진시켜 혈액 순환을 방해하는 카페인이 많이 든 커피, 홍차, 콜라 등은 멀리한다.

❿ 나트륨이 많이 들어 있는 훈제 식품은 피하고 찬 성질이 있는 청포묵도 주의한다.

★ **주의 사항** 하체 비만은 나트륨 섭취를 줄이고 칼륨 섭취를 늘려 체액의 균형을 맞춰 하체 부종을 줄여야 한다. 해조류는 물에 담가 소금기를 완전히 빼서 조리한다. 바나나, 포도는 혈당지수가 높기 때문에 저녁에는 먹지 않는다. 하체 비만은 음식 종류에 주의해야 한다. 찬 음식은 피하고 싱겁게 먹는다.

하체 비만을 위한 운동 전략 : 요가+파워 워킹

하체의 혈액 순환과 림프 순환 장애가 있으면 부종형 비만으로 악화될 수 있다. 하체에 피로 물질이 많이 쌓이는 줄넘기, 에어로빅, 인라인 스케이트, 스쿼시, 테니스, 계단 오르기 운동은 피하는 것이 좋다. 운동 후에는 정리운동을 20분 정도 해서 다리를 충분히 풀어 주고 샤워 후 다리 부종 방지 크림을 바른다. 하체 비만 프로그램에서 중점적으로 할 트레이닝은 요가와 파워 워킹이다. 시간이 된다면 파워 워킹은 오전이나 낮에 실시하고 요가는 저녁에 하는 것이 하체 붓기를 빼는데 효율적이다.

하체 비만을 위한 12주 운동 트레이닝 프로그램

1~3주 (주 5회 중 2~3회 요가)	준비운동 10분 +본운동(파워 워킹 30분+요가 20분) +정리운동 10분
4~7주 (주 5회 중 3~4회 요가)	준비운동 10분 +본운동(파워 워킹 40분+요가 20분) +정리운동 10분
8~12주 (주 5회)	준비운동 10분 +본운동(파워 워킹 40분+요가 30분) +정리운동 10분
12주 후	8~12주 프로그램 실시

1~3주 | 주 5회 파워 워킹 중 주 2~3회 요가 병행

A	파워 워킹	약속에 늦었을 때 허겁지겁 가는 속도. 최대 심박수의 60% 내외로 20분 이상 지속할 것. 운동 자각도는 12단계로 상당히 가벼운 느낌. 파워 워킹 후 요가 실시.
B	요가	주 2~3회 20분간 실시, 동작에 익숙해지도록 노력할 것. 요가를 하지 않는 날은 족욕이나 하체 마사지로 하체 순환을 강화할 것.

4~7주 | 주 5회 파워 워킹 중 주 3~4회 요가 병행

A	파워 워킹	속력을 1~3주보다 조금 높일 것. 최대 심박수의 65% 정도로 20분 이상 지속할 것. 운동 자각도는 13단계로 힘들기 직전의 약간 버거운 느낌. 파워 워킹 후 요가 실시.
B	요가	주 3~4회 20분간 실시. 동작에 익숙해졌으면 정확한 자세가 나오도록 연습.

8~12주 | 주 5회 파워 워킹+요가 병행

A	파워 워킹	속력을 4~7주보다 조금 높여 뛰기 전 속력으로. 최대 심박수의 65% 내외로 20분 이상 지속할 것. 운동 자각도는 13단계로 힘들기 직전의 약간 버거운 느낌. 파워 워킹 후 요가 실시.
B	요가	주 5회 30분간 실시. 가급적이면 저녁에 따로 요가만 할 것.

12주 후 | 8~12주 운동 프로그램 계속 실시

★ **주의 사항** 하체 비만 운동 프로그램은 하체 순환을 원활하게 하는 것이 중요하기 때문에 무리해서 운동 시간이나 강도를 늘리지 않는다. 빈혈이 있는 경우 온도가 너무 높은 장소에서 운동하는 것은 좋지 않다.

하체 비만 일주일 식단

	아침		오전 간식		점심		오후 간식		저녁		총칼로리
월요일	현미팥밥 2/3 (67g) 홍합미역국 (52g) 두부김치구이 (144g) 가지나물 (82g) 브로콜리, 데친 것 (70g)	234 60 100 35 19	고구마, 찐 것 1/2개 (70g)	87.5	현미밥 2/3 (60g) 연근구이 (54g) 모듬채소볶음 (89g) 해초샐러드 (110g) 청국장우거지무침 (86g)	213 60 83 21 36	포도 1/2송이 (100g)	60	양상추토마토샐러드 (180g) (오리엔탈드레싱) 감자, 삶은 것 1개 (130g) 닭가슴살, 구운 것 2쪽 (90g)	56 93 148	1305.5
칼로리	448		87.5		413		60		297		
화요일	현미팥밥 2/3 (67g) 돼지고기 안심 & 미역쌈(130g) 미나리관자무침 (120g) 호박나물 (81g) 배추김치 (60g)	234 117 70 54 10	키위 1개 (200g)	108	현미잡곡밥 2/3 (67g) 미역연두부무침 (96g) 양송이버섯볶음 (88g) 우엉채볶음 (69g) 무해파리무침 (121g)	235 42 75 78 40	토마토주스 (100g)	13	고구마, 찐 것 1/2개 다시마새우샐러드 (160g) (오리엔탈드레싱) 토마토 1개 (200g)	87.5 120 28	1311.5
칼로리	485		108		470		13		235.5		
수요일	현미콩밥 (67g) 미역오이샐러드 (63g) 닭고기야채냉채 (137g) 멸치된장볶음 (35g)	238 25 104 96	고구마, 찐 것 1개 (140g)	175	현미팥밥 2/3 (67g) 홍합미역국 (52g) 연근구이 (54g) 곤약부추무침 (147g) 배추김치 (60g)	234 60 60 54 10	저지방우유 1개	102	해초샐러드 (110g) 감자, 삶은 것 1개 (130g) 달걀, 삶은 것 1개 (50g)	21 93 75	1347
칼로리	463		175		418		102		189		
목요일	현미콩밥 2/3 (67g) 멸치된장볶음 (35g) 우엉채볶음 (69g) 미역오이샐러드 (63g) 브로콜리, 데친 것 (70g)	238 96 78 25 19	바나나 1개 (100g)	93	현미팥밥 2/3 (67g) 조기구이 (70g) 미역연두부무침 (96g) 데친양배추무침 (82g)	234 96 42 45	고구마, 찐 것 1/2개 (70g)	87.5	다시마두부샐러드 (190g) (오리엔탈드레싱) 닭가슴살, 구운 것 1쪽 (45g) 고구마, 찐 것 1/2개 (70g)	111 74 87.5	1326
칼로리	456		93		417		87.5		272.5		
금요일	현미밥 2/3 (60g) 홍합미역국 (52g) 우엉채볶음 (69g) 두부김치구이 (144g)	213 60 78 100	키위 1개 (200g)	108	현미팥밥 2/3 (67g) 연어구이 (70g) 미역오이샐러드 (63g) 청국장우거지무침 (83g) 배추김치 (60g)	234 112 25 36 10	고구마, 찐 것 1/2개 (70g)	87.5	단호박, 찐 것 1개 (200g) 저지방 우유 1개 (200g) 달걀, 삶은 것 1개 (50g)	58 102 75	1298.5
칼로리	451		108		417		87.5		235		
토요일	현미잡곡밥 2/3 (67g) 녹차다시마달걀찜 (91g) 미역오이샐러드 (63g) 부추된장무침 (47g) 배추김치 (60g)	235 132 25 32 10	고구마, 찐 것 1/2개 (70g) 토마토주스 (100g)	87.5 13	현미팥밥 2/3 (67g) 멸치된장볶음 (35g) 연근구이 (54g) 미역연두부무침 (96g)	234 96 60 42	바나나 1개 (100g)	93	닭가슴살샐러드 (125g) (오리엔탈드레싱) 토마토 1개 (200g) 고구마, 찐 것 1/2개 (70g)	117 28 87.5	1292
칼로리	434		100.5		432		93		232.5		
일요일	현미팥밥 2/3 (67g) 미나리관자무침 (120g) 우엉채볶음 (69g) 호박나물 (81g) 배추김치 (60g)	234 70 78 54 10	바나나 1개 (100g)	93	현미콩밥 2/3 (67g) 삼치구이 (70g) 미역오이샐러드 (63g) 콩나물무침 (78g)	238 124 25 39	고구마, 찐 것 1/2개 (70g)	87.5	미역콩샐러드 (90g) (오리엔탈드레싱) 닭가슴살, 구운 것 1쪽 (45g) 감자, 삶은 것 1/2개 (65g)	143 74 46	1315.5
칼로리	446		93		426		87.5		263		

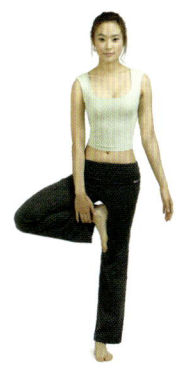

하체 비만을 위한 요가 트레이닝

▶ 과식 후 요가는 절대 금물, 소식을 하고 2시간이 지난 후에 실시한다.

▶ 배가 너무 고픈 상태에서는 집중력이 떨어지므로 하지 않는다.

▶ 물을 마시되 일반 유산소 운동보다는 적게 한두 모금씩 자주 마신다.

▶ 느리게 순환을 느끼듯이 실시한다.

▶ 어려운 동작을 무리해서 하는 것보다 동작에 집중한다.

▶ 요가 후 정리운동을 하고 10분 정도 명상을 한다.

▶ 입보다는 코로 숨을 쉬도록 하고 들숨보다 날숨이 좀 더 오래가도록 한다.

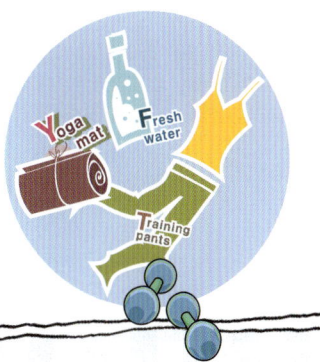

| 하체 비만에 좋은 요가 동작 | 전신 펴기 : 전신 스트레칭

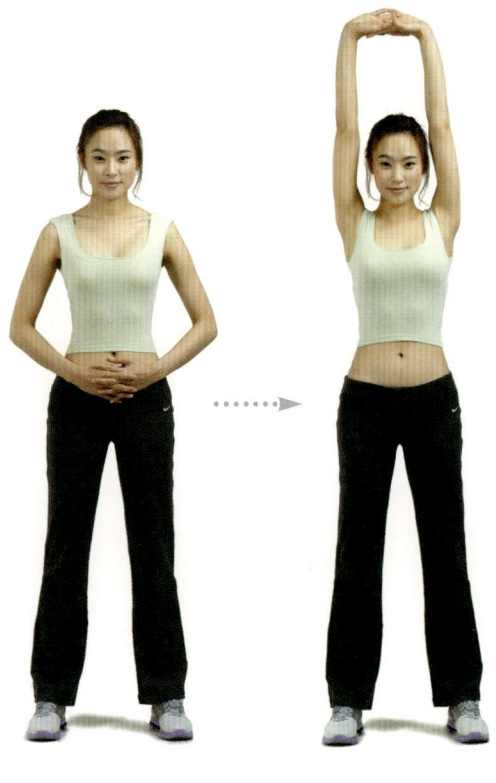

1. 양발을 어깨너비로 벌리고 숨을 마시며 손바닥이 위로 가게 해서 깍지를 낀 뒤 숨을 내쉬며 팔을 위로 편다.

2. 숨을 내쉬면서 상체를 오른쪽으로 늘린다. 같은 동작을 왼쪽으로도 한다.

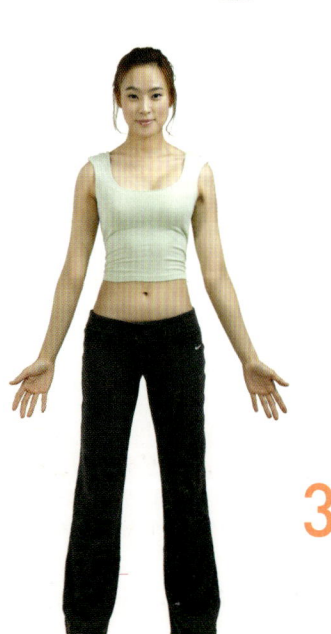

3. 숨을 천천히 내쉬면서 팔을 늘어뜨린다.

나무 자세 : 다리 근력 강화 및 예쁜 다리 라인 만들기 | 하체 비만에 좋은 요가 동작 |

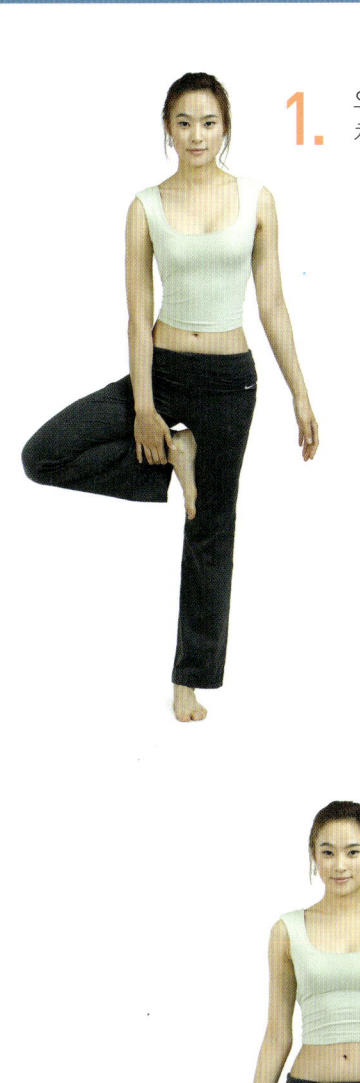

1. 오른손으로 오른쪽 발목을 잡고 발뒤꿈치가 왼쪽 허벅지 안쪽에 닿도록 한다.

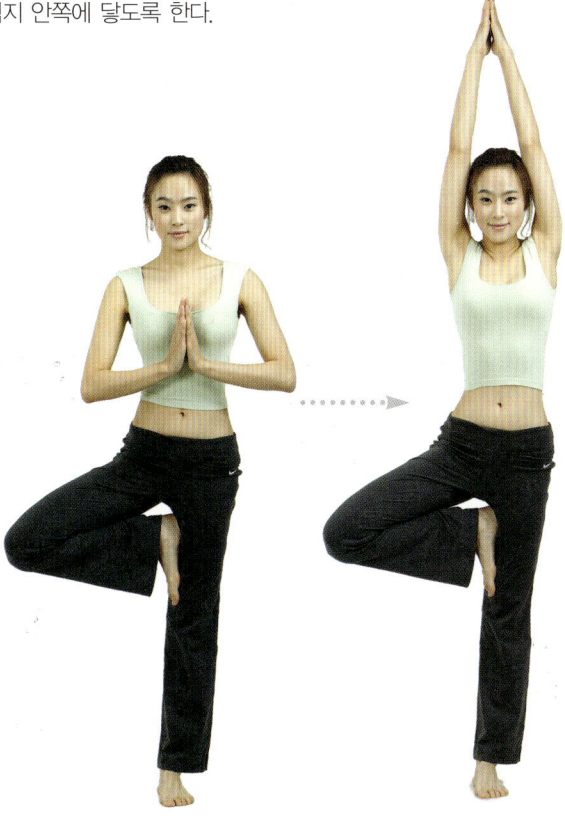

2. 양손을 가슴 앞에 합장하고 숨을 천천히 마시면서 팔을 머리 위로 높이 올린다

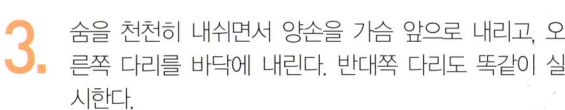

3. 숨을 천천히 내쉬면서 양손을 가슴 앞으로 내리고, 오른쪽 다리를 바닥에 내린다. 반대쪽 다리도 똑같이 실시한다.

| 하체 비만에 좋은 요가 동작 | 발끝으로 서기 : 날씬한 종아리와 발목 만들기

1. 양발을 모아 선다.

2. 양 손바닥을 위로 향한 채 팔을 어깨 높이로 올린다.

3. 숨을 내쉬면서 발뒤꿈치를 천천히 들어 올린다.

4. 숨을 마시며 시작 자세로 돌아온다.

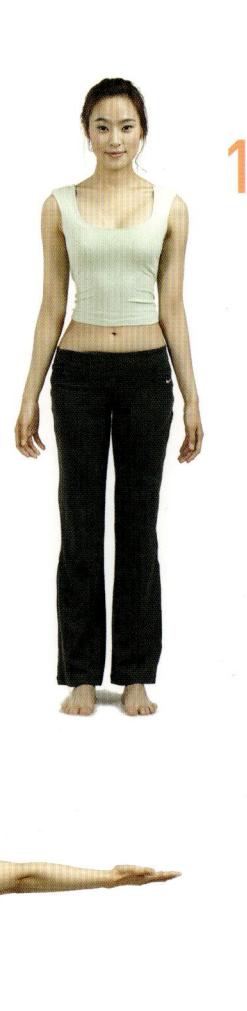
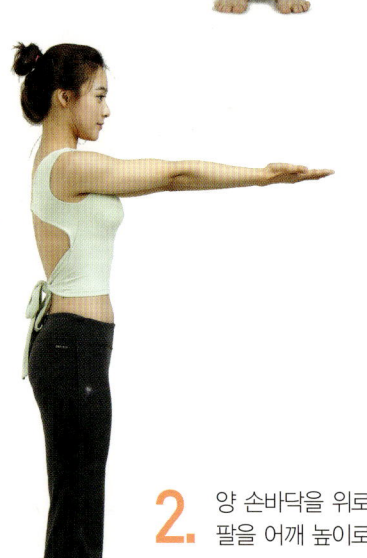
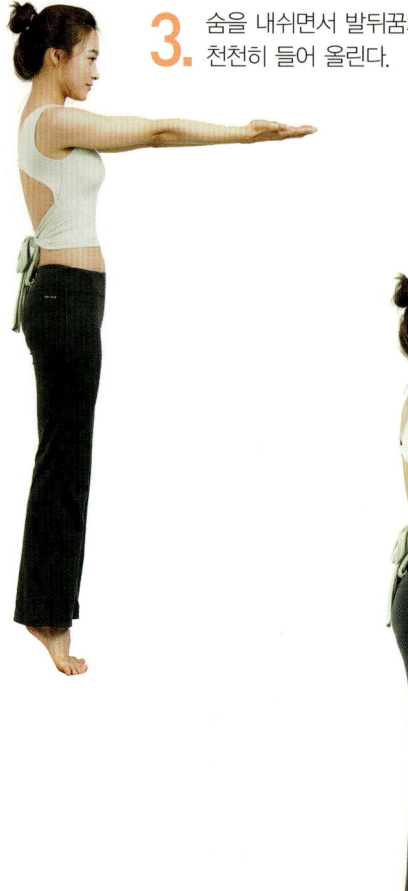

다리 벌려 상체 구부리기 : 옆구리, 허벅지 안쪽 군살 정리 | 하체 비만에 좋은 요가 동작 |

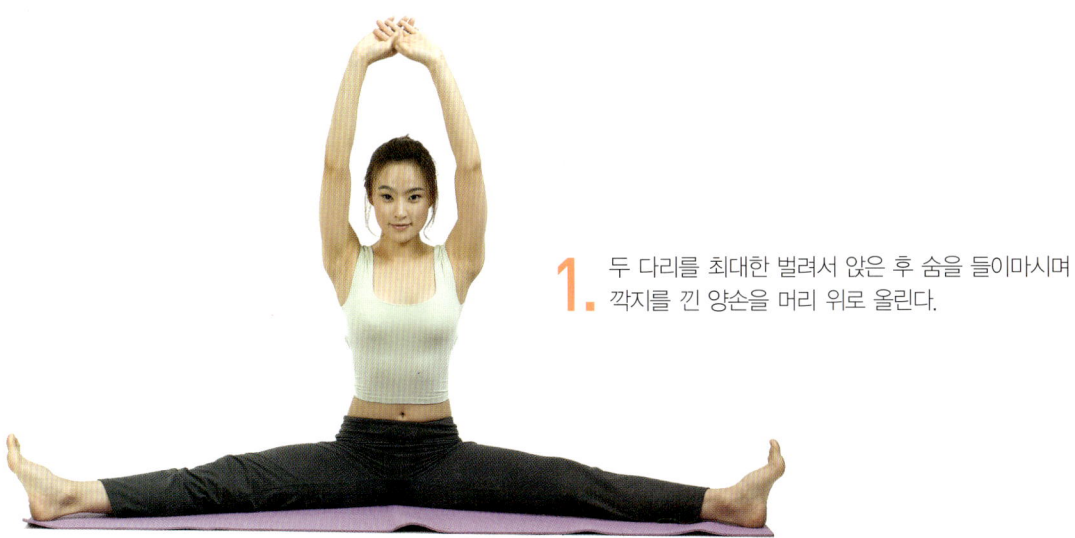

1. 두 다리를 최대한 벌려서 앉은 후 숨을 들이마시며 깍지를 낀 양손을 머리 위로 올린다.

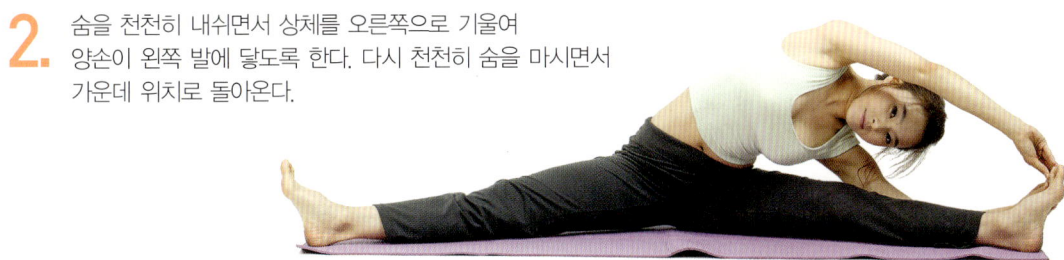

2. 숨을 천천히 내쉬면서 상체를 오른쪽으로 기울여 양손이 왼쪽 발에 닿도록 한다. 다시 천천히 숨을 마시면서 가운데 위치로 돌아온다.

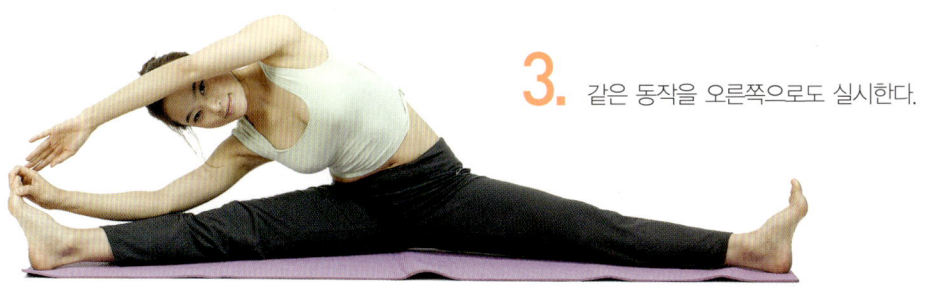

3. 같은 동작을 오른쪽으로도 실시한다.

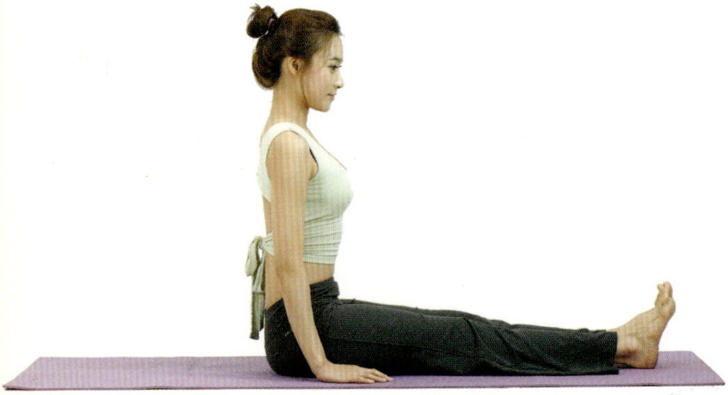

| 하체 비만에 좋은 요가 동작 | 등 펴서 스트레칭 : 복부, 허벅지, 엉덩이 군살 정리

1. 양발을 펴고 앉은 후 숨을 마시면서 손바닥을 앞으로 향한 채 머리 위로 올린다.

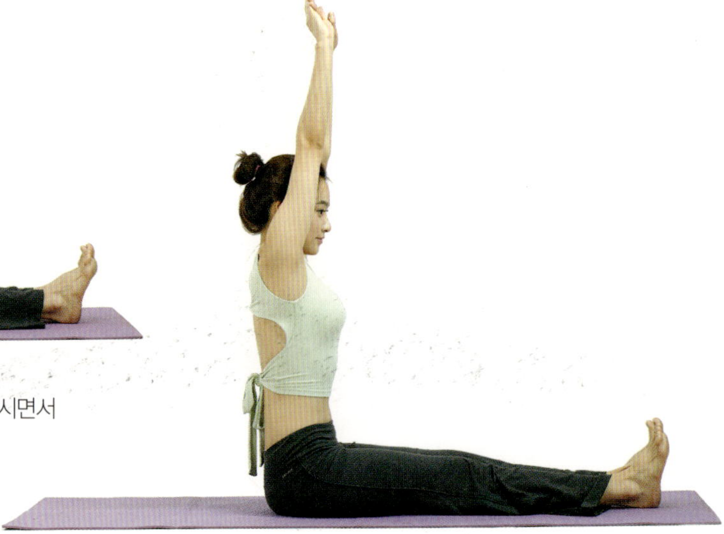

2. 숨을 천천히 내쉬면서 상체를 앞으로 구부려 팔로 발목을 잡고 가슴이 허벅지에 닿게 한다.

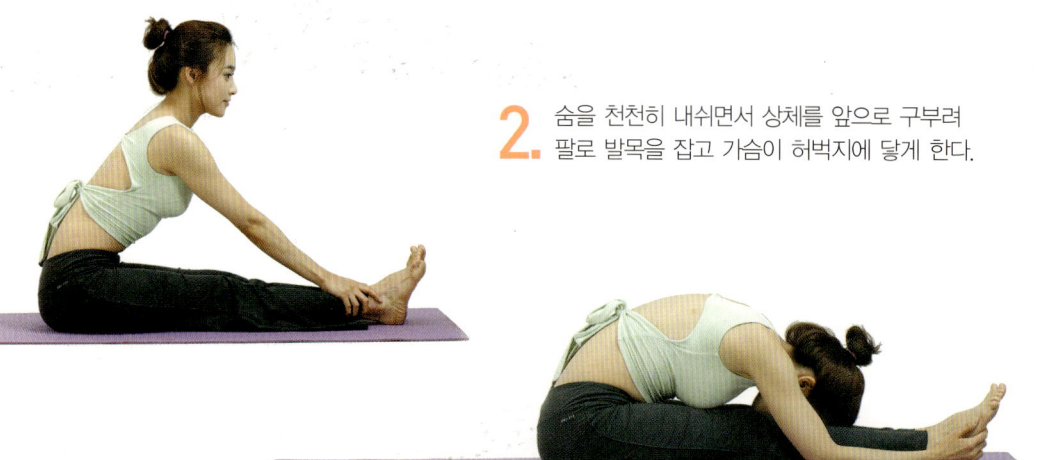

골반 교정하기 : 골반 수축 및 엉덩이 군살 정리 | 하체 비만에 좋은 요가 동작 |

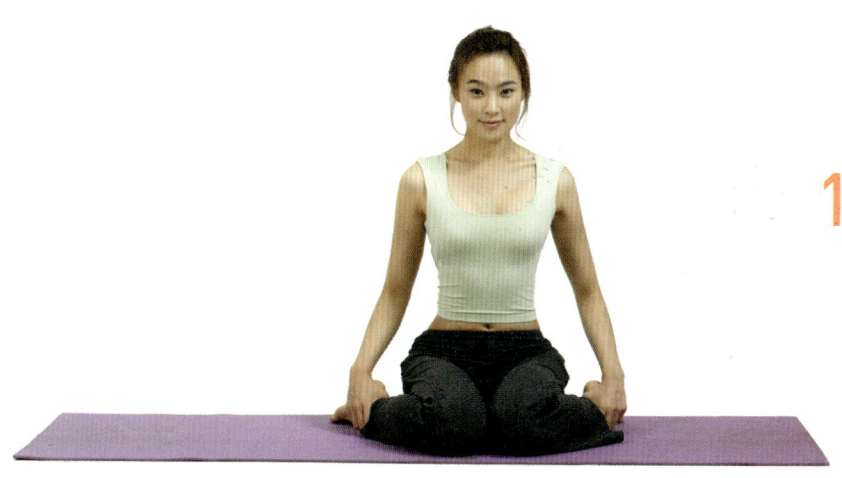

1. 무릎을 꿇고 앉은 후 종아리를 밖으로 빼서 양손으로 발목을 잡는다.

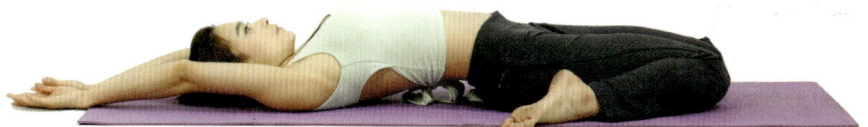

2. 상체를 천천히 뒤로 젖혀 눕는다.

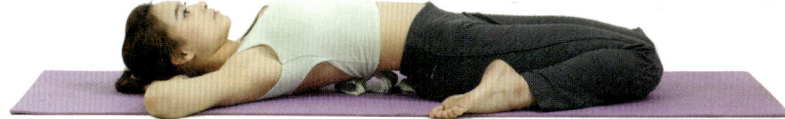

3. 양손은 머리 밑에 깍지를 끼고 천천히 호흡한다.

| 하체 비만에 좋은 요가 동작 | 메뚜기 자세 : 엉덩이 군살 제거 및 힙업

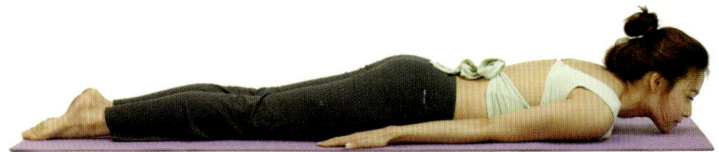

1. 바닥에 엎드려서 양 손바닥이 아래로 가게 한다.

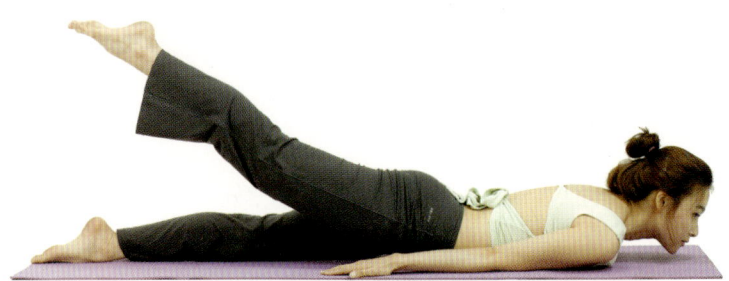

2. 숨을 마시면서 오른쪽 다리를 들어 올렸다가 숨을 내쉬면서 제자리로 돌아온다.
반대쪽 다리도 실시한다.

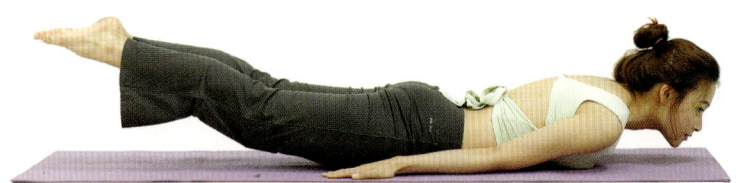

3. 숨을 들이마신 뒤 두 다리를 동시에 천천히 들어 올렸다가 숨을 천천히 내쉬면서 처음 자세로 돌아간다.

쟁기 자세 : 척추 유연성 강화 및 하체 부종 방지 | 하체 비만에 좋은 요가 동작 |

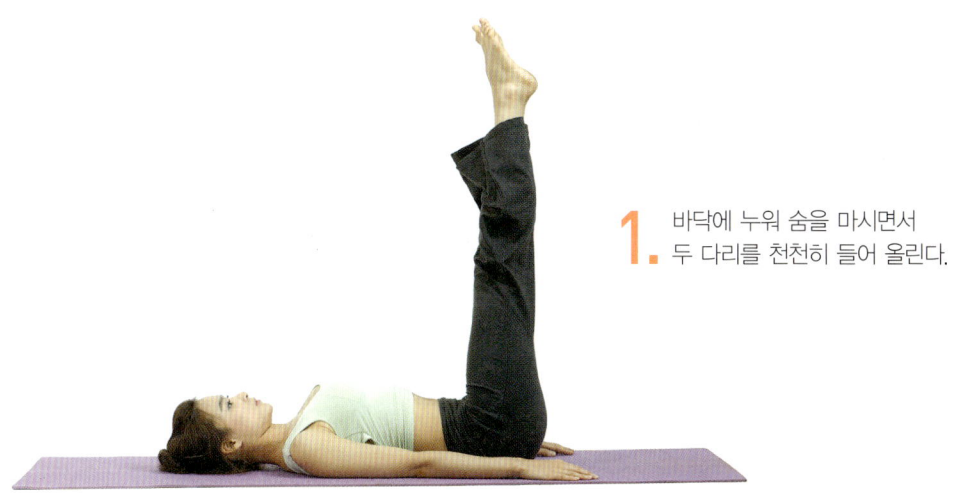

1. 바닥에 누워 숨을 마시면서 두 다리를 천천히 들어 올린다.

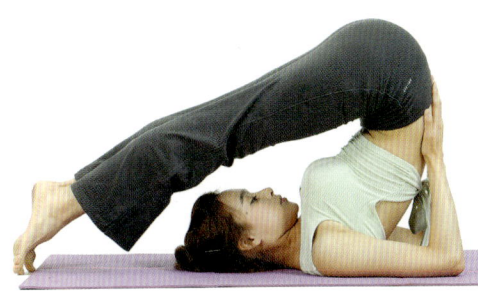

2. 양손으로 허리를 받치고 숨을 내쉬면서 다리를 머리 뒤로 넘긴다.

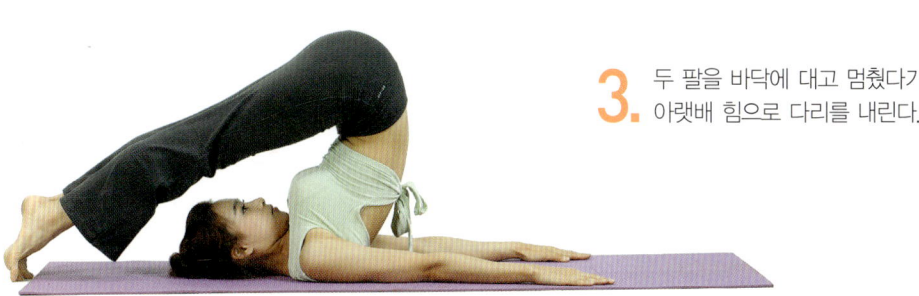

3. 두 팔을 바닥에 대고 멈췄다가 아랫배 힘으로 다리를 내린다.

| 하체 비만에 좋은 요가 동작 | 호흡 명상 : 복식 호흡

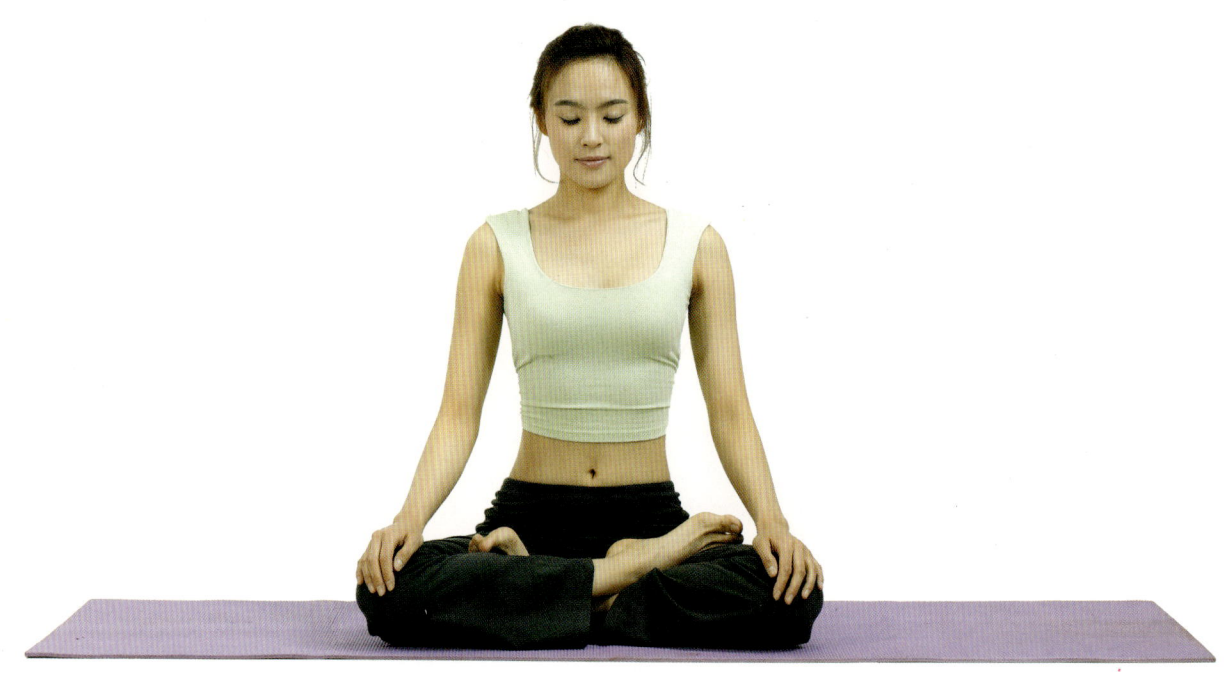

1. 가부좌 자세로 앉아 양손을 무릎에 올린다.
2. 천천히 코로 숨을 마시면서 아랫배가 나오게 한다.
3. 천천히 코로 숨을 내쉬면서 아랫배가 들어가게 한다.

3 겉보기만 날씬한 '저근육형 비만'
균형식+복합 트레이닝

체질량지수가 비만이나 과체중이 아닌 23이하이지만 체지방률이 남자 15% 이상, 여자 23% 이상 되는 경우다.
몸에 비해 근육이 적고 체지방이 많은 불균형 상태다.

저근육형 비만을 위한 상차림 전략

① 평균 1400칼로리의 저열량 칼로리 식단으로, 본인의 기초대사량보다 낮은 경우 4주 이상 하지 않는다.
② 탄수화물과 단백질, 지방의 비율을 50 대 30 대 20으로 해서 고단백 식단을 구성하고, 지방은 불포화지방산이 많은 생선을 섭취한다.
③ 아침, 점심은 전통적인 균형식으로 하되 쌀밥 대신 아미노산이 풍부한 발아현미밥이나 콩밥을 먹는다. 아침, 섬심 모두 3분의 2공기로 한다.
④ 반찬은 식물성 단백질과 동물성 단백질을 골고루 섭취한다.
⑤ 저녁은 콩, 두부, 닭가슴살, 달걀 등 단백질이 풍부한 식품으로 한다. 배고픔을 줄이기 위해 식이섬유가 많은 고구마나 토마토, 야채 샐러드를 곁들인다.
⑥ 찌개나 국은 하루 한 번만 먹되 저녁은 피한다.
⑦ 밀가루 식품은 일주일에 한 번 먹되 달걀, 우유, 닭가슴살 등을 같이 곁들인다.
⑧ 간식은 저지방 우유, 달걀, 요구르트, 닭가슴살 등 동물성 단백질로 섭취한다. 특히 근

육 운동 후에는 단백질 섭취를 추가한다.

★ **주의 사항** 저근육형 비만은 칼로리를 지나치게 줄이면 오히려 근육이 손실되기 때문에 하루 1200칼로리 이하의 저칼로리 다이어트는 삼간다. 또 탄수화물 섭취를 너무 줄이면 근육 단백질에서 탄수화물을 만드는 작용이 생기므로 적절한 탄수화물 섭취가 중요하다. 적절한 탄수화물 섭취는 운동 시 피로를 막는다.

저근육형 비만을 위한 운동 전략 : 웨이트 트레이닝+파워 워킹·달리기

저근육형 비만은 기초 체력이 약하므로 저강도 운동으로 시작한다. 특히 밤 12시 전에 취침해서 성장 호르몬을 통한 근육 합성에 노력한다. 무산소 운동과 유산소 운동을 병행하는 복합 트레이닝이 좋은데 근력 운동 후 파워 워킹이나 달리기를 한다. 근력 운동을 먼저 한 후 유산소 운동을 하면 지방 연소 효율이 높아지고 근육 피로도도 낮아진다. 후반기에는 근력 운동 강도를 높이고 단백질 간식 섭취를 늘린다. 지나친 저탄수화물 다이어트는 근육의 피로를 높이므로 주의한다.

저근육형 비만을 위한 12주 운동 트레이닝 프로그램

1~3주 (주 5회 중 3회 웨이트 트레이닝)	준비운동 10분 +본운동(웨이트 트레이닝 40분+파워 워킹 20분) +정리운동 10분
4~7주 (주 5회 중 3회 웨이트 트레이닝)	준비운동 10분 +본운동(웨이트 트레이닝 40분+달리기 20분) +정리운동 10분
8~12주 (주 5회 중 3회 웨이트 트레이닝)	준비운동 10분 +본운동(웨이트 트레이닝 40분+달리기 30분) +정리운동 10분
12주 후	8~12주 프로그램 실시

1~3주 | 주 5회 파워 워킹 중 주 3회 웨이트 트레이닝 병행

A	파워 워킹	약속에 늦었을 때 허겁지겁 가는 속도. 최대 심박수의 60% 내외로 20분간 지속적으로 할 것. 운동 자각도는 12단계로 상당히 가벼운 느낌. 웨이트 트레이닝을 하지 않는 날은 파워 워킹 50분간 실시.
B	웨이트 트레이닝	주 3회 실시. 자신이 들 수 있는 최대 무게의 60% 정도로 총 2~3세트 실시(1세트 15회 내외).

▼

4~7주 | 주 5회 러닝 중 주 3회 웨이트 트레이닝 병행

A	러닝	속력을 4~7주보다 조금 높여서 가볍게 뛸 것. 최대 심박수의 70% 내외로 20분간 지속적으로 할 것. 운동 자각도는 14단계로 다소 힘든 느낌. 웨이트 트레이닝을 하지 않는 날은 러닝 30분 + 파워 워킹 30분
B	웨이트 트레이닝	주 5회 러닝 중 주 3회 웨이트 트레이닝 병행. 자신이 들 수 있는 최대 무게의 70% 정도로 총 3~4세트 실시 (1세트 15회 내외).

▼

8~12주 | 주 5회 러닝 중 주 3회 웨이트 트레이닝 병행

A	러닝	속력을 4~7주보다 조금 높여 뛸 것. 최대 심박수의 70% 내외로 30분 이상 지속할 것. 운동 자각도는 14단계로 다소 힘든 느낌. 웨이트 트레이닝을 하지 않는 날은 러닝 30분 + 파워 워킹 30분.
B	웨이트 트레이닝	주 5회 러닝 중 주 3회 웨이트 트레이닝 병행. 자신이 들 수 있는 최내 무세의 70% 징도로 총 3~4세트 실시(1세트 15회 내외).

▼

12주 후 | 8~12주 운동 프로그램 계속 실시

★ **주의 사항** 웨이트 트레이닝을 병행하는 날에는 유산소 운동 시간이 적기 때문에 파워 워킹이나 러닝을 20~30분 한다. 컨디션이 좋아도 유산소 운동은 40분 이상 하지 않는다. 웨이트 트레이닝을 매일 하고 싶다면 상체, 하체로 나눠서 실시한다. 이때는 근력 운동 시간이 적기 때문에 유산소 운동을 40분까지 해도 된다.

저근육형 비만 일주일 식단

	아침		오전 간식		점심		오후 간식		저녁		총칼로리
월요일	현미콩밥 2/3 (67g) 두부김치구이 (144g) 멸치된장볶음 (35g) 미나리관자무침 (120g)	238 100 96 70	저지방 우유 (200g)	102	발아현미밥 2/3 (60g) 연어구이 (70g) 부추된장무침 (47g) 우엉채볶음 (69g) 청국장우거지무침 (83g)	221 112 32 78 36	달걀, 삶은 것 흰자 2개 (50g)	24	닭가슴살, 구운 것 2쪽 (90g) 양배추토마토샐러드 (180g) (오리엔탈드레싱) 고구마, 찐 것 1/2개 (70g)	148 62 87.5	1406.5
칼로리	504		102		479		24		297.5		
화요일	현미콩밥 2/3 (67g) 조개탕 (107g) 연근구이 (54g) 데친 새우 (80g) 멸치된장볶음 (35g)	238 59 60 74 96	달걀, 삶은 것 1개 (50g)	75	양념참치채소비빔밥 (240g) 데친양배추무침 (82g) 오징어미역무침 (84g) 브로콜리, 데친 것 (70g)	313 45 69 19	저지방 요구르트 (150g)	97	해산물샐러드 (130g) (오리엔탈드레싱) 닭가슴살, 구운 것 1쪽 (45g) 고구마, 찐 것 1/2개 (70g)	113 74 87.5	1419.5
칼로리	527		75		446		97		274.5		
수요일	발아현미밥 2/3 (60g) 시금치바지락국 (113g) 조기구이 (70g) 미역연두부무침 (96g) 청국장우거지무침 (83g)	221 71 96 42 36	저지방 요구르트 (150g)	97	현미콩밥 2/3 (67g) 쇠고기야채구이 (150g) 미역오이샐러드 (63g) 배추김치 (60g)	238 148 25 10	달걀, 삶은 것 1개 (50g)	75	양배추새우샐러드 (160g) (오리엔탈드레싱) 닭가슴살, 구운 것 2쪽 (90g) 고구마, 찐 것 1/2개 (70g)	123 148 87.5	1417.5
칼로리	466		97		421		75		358.5		
목요일	현미콩밥 2/3 (67g) 닭고기야채냉채 (137g) 멸치된장볶음 (35g) 부추된장무침 (47g) 무해파리무침 (121g)	238 104 96 32 40	저지방 우유	102	발아현미밥 2/3 (60g) 대구무맑은탕 (143g) 연근구이 (54g) 미역연두부무침 (96g) 데친양배추무침 (82g)	221 98 60 42 45	달걀, 삶은 것 1개 (50g)	75	양상추토마토샐러드 (180g) (오리엔탈드레싱) 닭가슴살, 구운 것 2쪽 (90g) 고구마, 찐 것 1/2개 (70g)	56 148 87.5	1444.5
칼로리	510		102		466		75		291.5		
금요일	현미콩밥 2/3 (67g) 연어구이 (70g) 우엉채볶음 (69g) 오이실채나물 (77g) 부추된장무침 (47g)	238 112 78 25 32	달걀, 삶은 것 흰자 2개 (50g)	24	발아현미밥 2/3 (60g) 녹차다시마달걀찜 (91g) 미역오이샐러드 (63g) 미나리관자무침 (120g) 배추김치 (60g)	221 132 25 70 10	저지방 요구르트 (150g)	97	닭가슴살, 구운 것 2쪽 (90g) 양배추토마토샐러드 (180g) (오리엔탈드레싱) 달걀, 삶은 것 흰자 2개 (50g) 고구마, 찐 것 1/2개 (70g)	148 62 24 87.5	1385.5
칼로리	485		24		458		97		321.5		
토요일	현미콩밥 2/3 (67g) 닭고기야채냉채 (137g) 청국장우거지무침 (83g) 미나리관자무침 (120g) 배추김치 (60g)	238 104 36 70 10	저지방 요구르트 (150g)	97	발아현미밥 2/3 (60g) 얼갈이배추된장국 (99g) 조기구이 (70g) 무해파리무침 (121g) 브로콜리, 데친 것 (70g)	221 48 96 40 19	달걀, 삶은 것 1개 (50g)	75	연어샐러드 (120g) (올리브유드레싱) 닭가슴살, 구운 것 1쪽 (45g) 고구마, 찐 것 1/2개 (70g)	186 74 87.5	1401.5
칼로리	458		97		424		75		347.5		
일요일	현미콩밥 2/3 (67g) 두부버섯구이 (103g) 오징어미역무침 (84g) 새우마늘종볶음 (65g) 배추김치 (60g)	238 77 69 95 10	저지방 우유 (200g)	102	발아현미밥 2/3 (60g) 해물찌개 (162g) 연근구이 (54g) 청국장우거지무침 (83g)	221 110 60 36	달걀, 삶은 것 흰자 2개 (50g)	24	해산물샐러드 (130g) (오리엔탈드레싱) 닭가슴살, 구운 것 2쪽 (90g) 고구마, 찐 것 1/2개 (70g)	113 148 87.5	1390.5
칼로리	489		102		427		24		348.5		

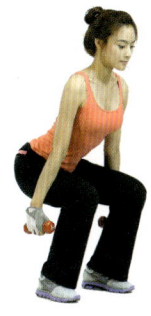

저근육형 비만을 위한 웨이트 트레이닝

▶ 웨이트 트레이닝 전에 근육 부상을 막기 위해 5~10분 정도 가볍게 걸은 뒤 스트레칭을 한다.

▶ 한 동작을 3초 수축, 3초 이완으로 총 6초 실시하고 15회 내외로 1세트 실시한다. 1세트 후 10~30초 쉬고 다음 세트를 실시한다.

▶ 한 동작이 완전히 끝난 후에는 다른 동작을 실시할 때 1분 정도 쉰다.

▶ 동작을 제대로 하기 힘들면 헬스클럽에 있는 웨이트 머신을 이용한다.

▶ 1주, 4주, 8주에 자신의 최대 근력을 측정해서 60~70% 정도로 중량을 정한다.

▶ 근육을 크게 키우고 싶다면 중량을 늘리고 1세트 10회 이내 실시한다. 근피로가 높아지기 때문에 세트간 휴식 시간도 늘려야 한다.

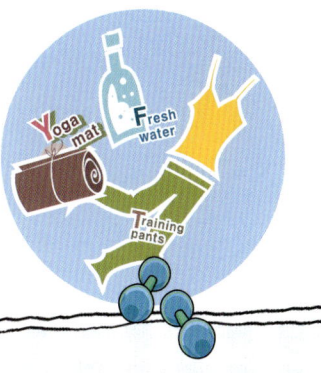

| 저근육형 비만을 위한 웨이트 트레이닝 | 숄더 프레스 : 어깨 운동

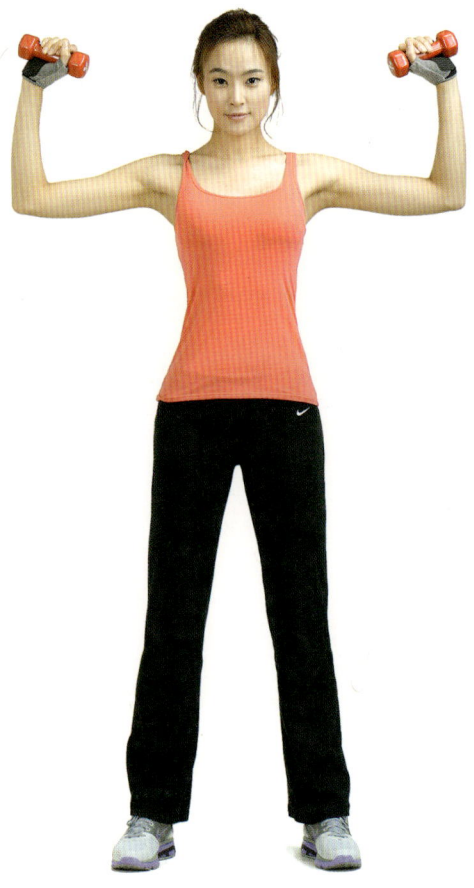

1. 양발을 어깨너비로 벌리고 손바닥을 정면으로 향한 채 덤벨을 들고 팔을 90도 각도로 구부린다.

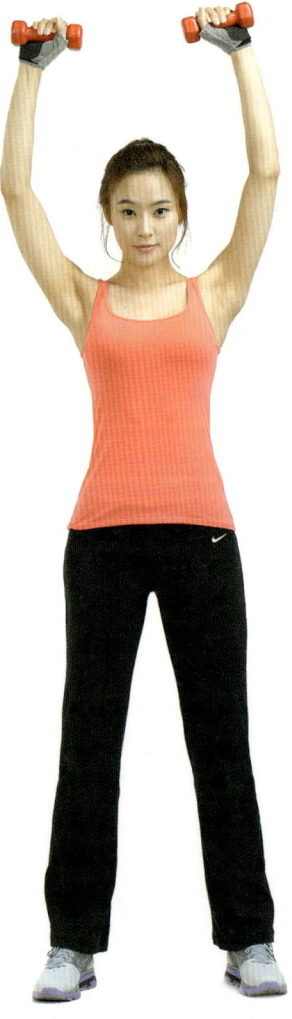

2. 덤벨을 머리 위로 들어 올려 서로 맞닿기 직전까지 잡아당긴다. 잠시 멈춘 후 천천히 내린다.

| 스탠딩 덤벨 컬 : 이두근 운동 | 저근육형 비만을 위한 웨이트 트레이닝 |

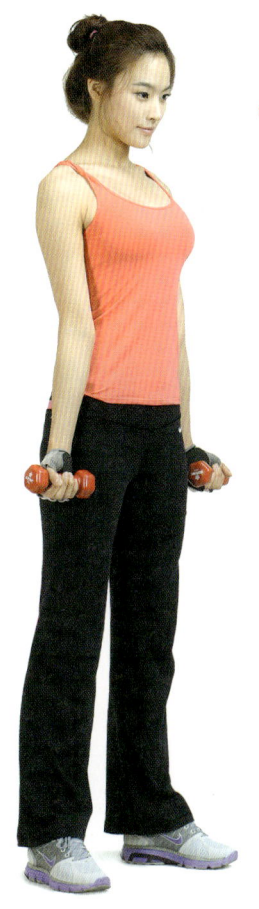

1. 발을 어깨너비로 벌리고 선 후 덤벨을 잡는다.
팔꿈치를 편 상태에서 팔을 몸에 붙인다.

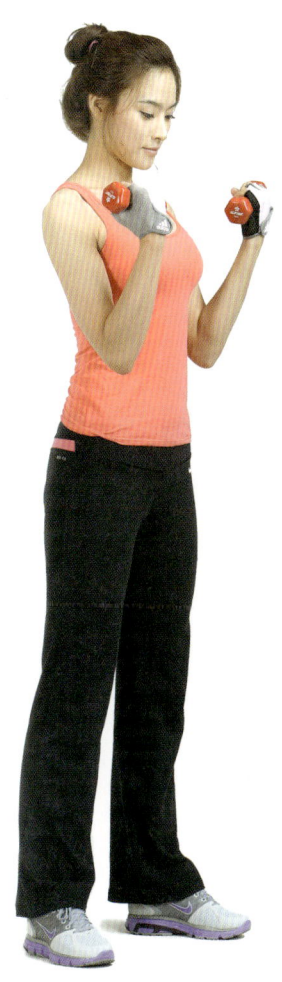

2. 이두근에 집중하면서 덤벨을 올렸다가 내린다.
각 동작은 3초씩 한다.

| 저근육형 비만을 위한 웨이트 트레이닝 | 오버 헤드 덤벨 익스텐션 : 삼두근 운동

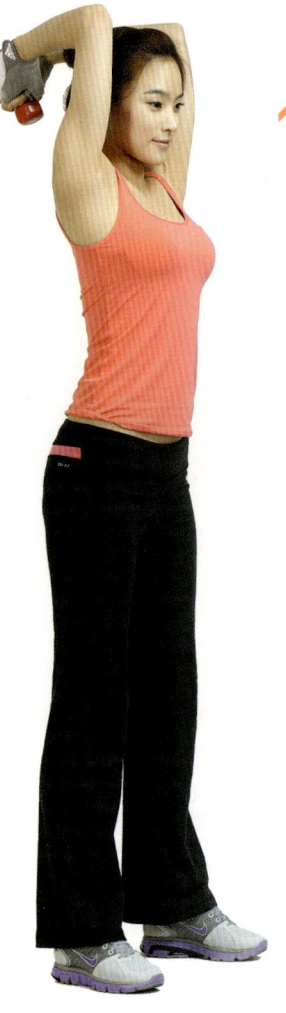

1. 안쪽을 감싸듯이 양손으로 덤벨 들고 머리 뒤로 내린다.
이때 팔꿈치는 귀 옆에 붙인다.

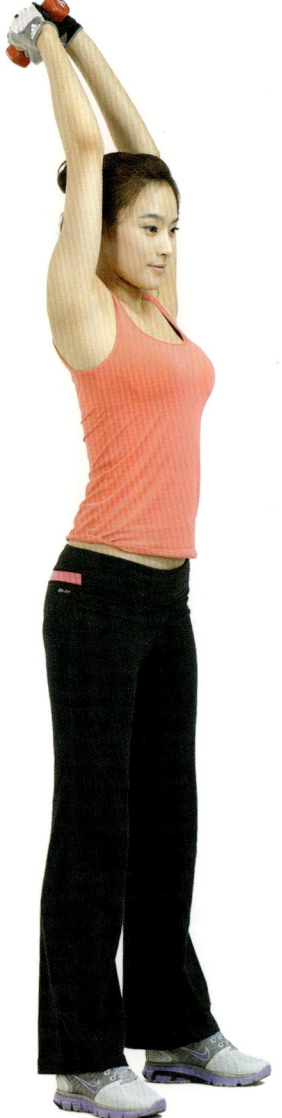

2. 삼두근에 집중하면서 양 팔꿈치가 벌어지지 않게 주의하며 덤벨을 들어 올린다.

벤트 오버 로 : 등 운동 | 저근육형 비만을 위한 웨이트 트레이닝 |

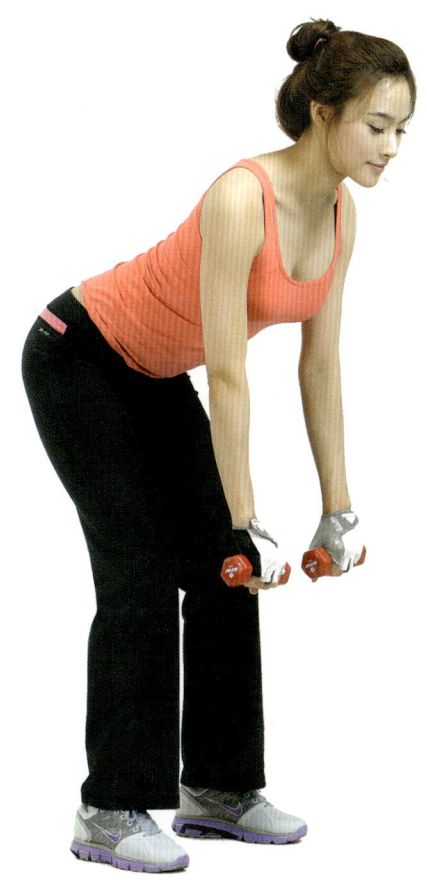

1. 양손에 덤벨을 들고 무릎을 살짝 구부린다. 상체를 앞으로 숙여 덤벨을 늘어뜨린다.

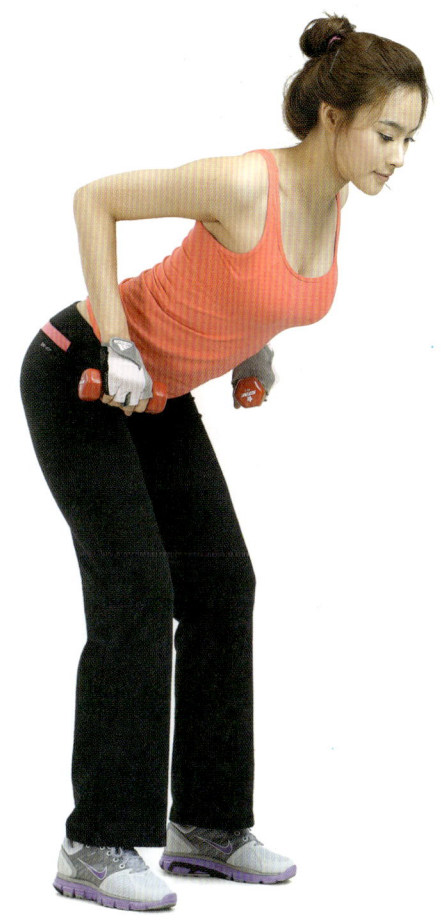

2. 덤벨을 복부 앞쪽으로 당겼다가 시작 자세로 돌아간다.

| 저근육형 비만을 위한 웨이트 트레이닝 | 스탠딩 사이드 다운 : 옆구리 운동 |

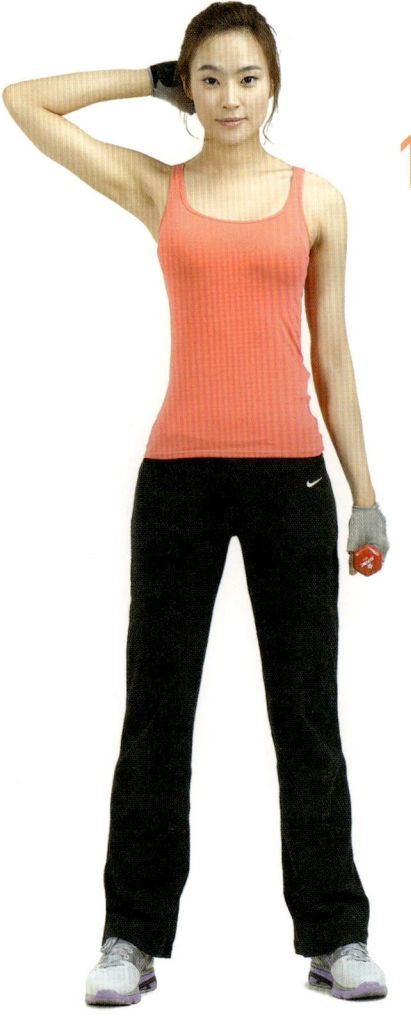

1. 덤벨을 든 손은 아래로 자연스럽게 내리고 다른 손은 목 뒤를 감싼다.

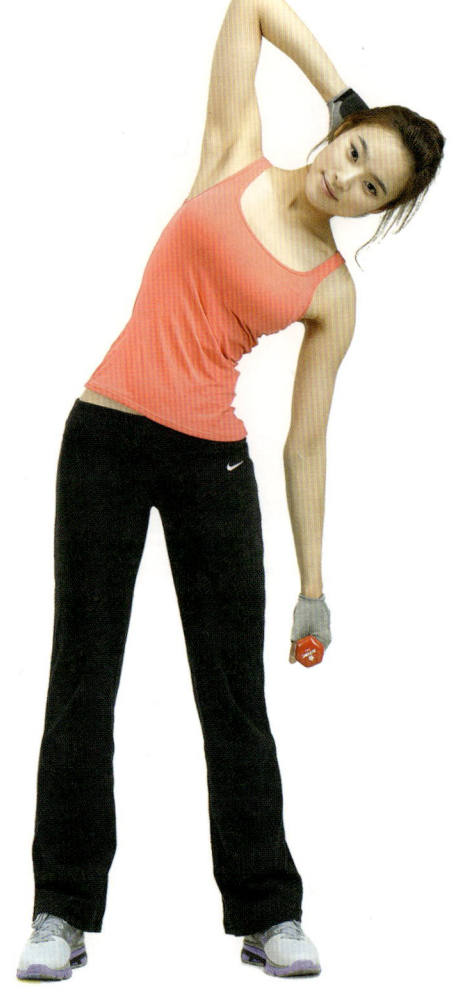

2. 덤벨을 든 쪽으로 몸을 천천히 기울인다. 반대편도 똑같이 실시한다.

덤벨 스쿼트 : 엉덩이, 허벅지 운동 | 저근육형 비만을 위한 웨이트 트레이닝 |

1. 덤벨을 양손에 잡는다.
엉덩이를 뒤로 빼고 등과 허리를 편 채
천천히 무릎을 구부려
90도 각도의 앉는 자세를 취한다.

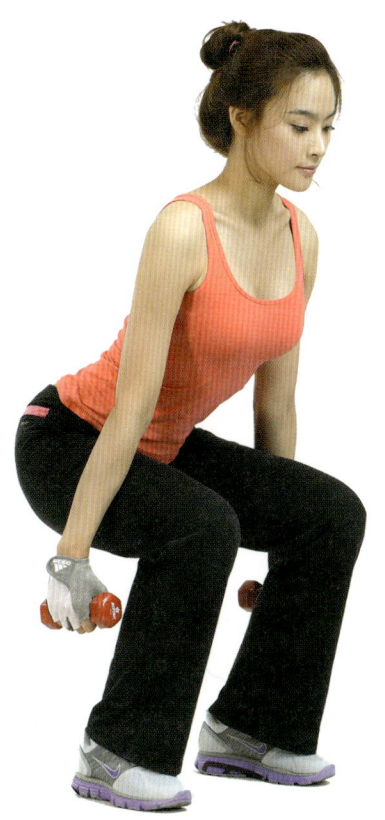

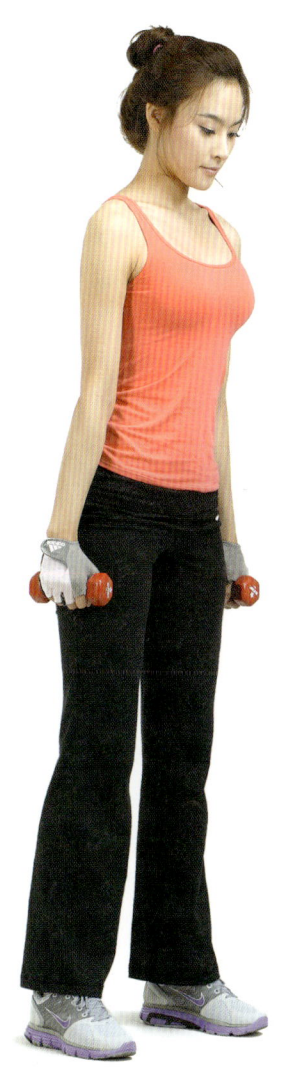

2. 천천히 일어났다가 시작 자세로 돌아간다.

TAKE ACTION • 221

| 저근육형 비만을 위한 웨이트 트레이닝 | 덤벨 런지 : 엉덩이, 허벅지 운동 |

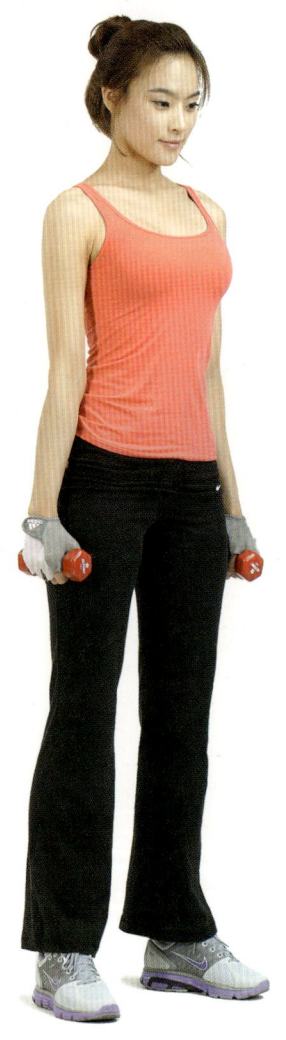

1. 덤벨을 양손에 잡고 선다. 시선은 앞을 향한다.

2. 등과 허리를 똑바로 펴고 한 발을 내밀면서 자세를 낮춘다. 한쪽 무릎은 90도로 구부리고 반대편 무릎은 바닥 가까이 댔다가 하체 힘으로 천천히 시작 자세로 돌아온다. 반대쪽도 똑같이 실시한다.

| 스탠딩 카프레이즈 : 종아리 운동 | 저근육형 비만을 위한 웨이트 트레이닝 |

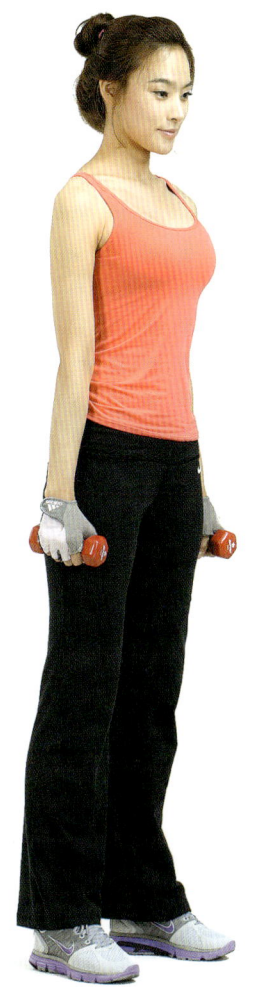

1. 발끝을 바깥으로 약간 벌린 후 양손에 덤벨을 잡고 시선은 앞을 향한다.

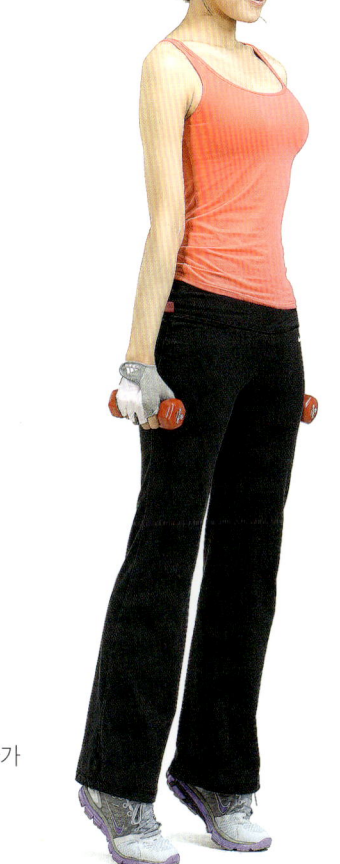

2. 발가락으로 바닥을 딛고 양발 뒤꿈치를 천천히 올렸다가 천천히 내린다.

TAKE ACTION • 223

| 저근육형 비만을 위한 웨이트 트레이닝 | 라잉 시트 업 : 복부 운동

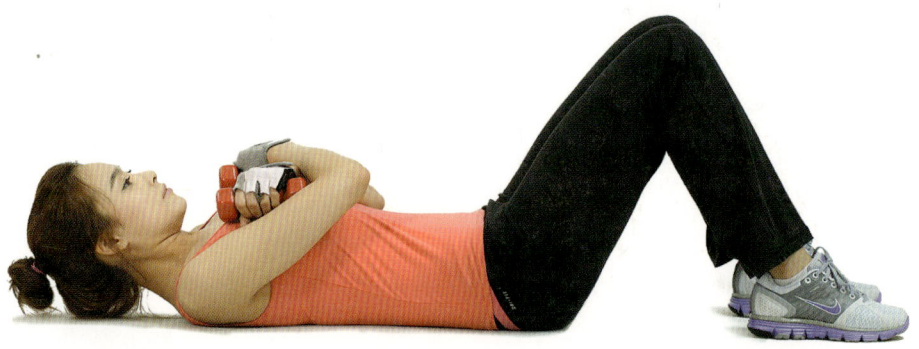

1. 천장을 보고 누워 무릎을 세운다.
양손에 덤벨을 든 채 가슴 위로 교차한다.

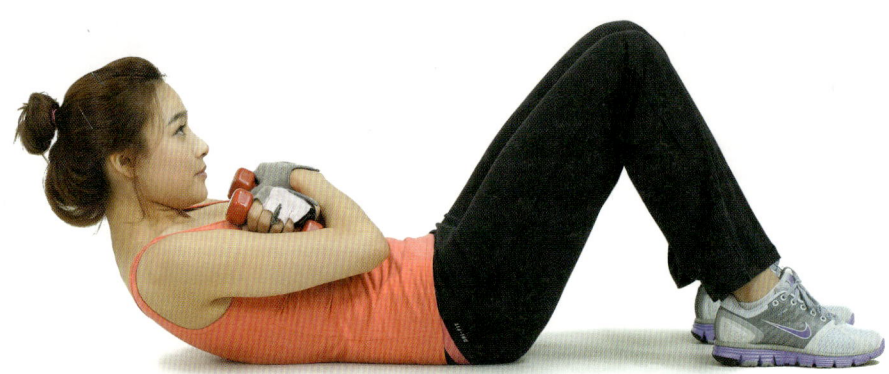

2. 천천히 어깨를 일으켰다가 시작 자세로 돌아간다.

_# 4 오동통이 귀여운 건 아니지 '비만'
저칼로리식＋밴드 트레이닝＋파워 워킹

체질량지수가 25~30이거나 체지방률이 남자의 경우 20~25%, 여자의 경우 28~35%일 때 비만용 전략을 선택한다. 키가 작은 경우에는 표준 체중을 20~40% 초과한 경우 비만용 전략을 선택한다.

비만을 위한 상차림 전략

① 평균 1200칼로리의 저열량 칼로리 식단으로, 근육량이 많거나 활동량이 많은 경우 4주 정도 실시하고 과체중용 상차림으로 업그레이드한다. 그렇지 않은 경우에는 12주간 실시한다.
② 탄수화물과 단백질, 지방의 비율을 60 대 20 대 20 정도로 한다. 지방은 불포화지방산이 많은 생선으로 섭취한다.
③ 아침, 점심은 전통적인 균형식으로 하되 흰쌀밥을 피하고 잡곡밥 중심으로 먹는데 아침은 3분의 2공기, 점심은 2분의 1공기로 한다.
④ 반찬은 찌개, 국을 포함해 다섯 가지 이하로 한다. 국과 찌개는 하루 한 끼만 먹는데 저녁은 피한다.
⑤ 저녁은 콩, 두부, 닭가슴살, 달걀 등 단백질이 풍부한 식품으로 구성한다. 배고픔을 줄이기 위해 식이섬유가 많은 고구마나 토마토, 야채 샐러드를 곁들인다.
⑥ 간식은 오전에는 사과나 자몽, 키위처럼 혈당지수가 낮은 과일로 하고 오후에는 달걀,

저지방 우유, 저지방 요구르트 같은 단백질로 구성한다. 그래도 배가 고프면 삶은 달걀흰자나 저지방 우유를 추가한다.

❼ 돼지고기를 제외한 쇠고기, 닭고기, 해산물, 두부 등으로 단백질 반찬을 구성한다.
❽ 곤약, 묵, 해조류 등 식이섬유가 많은 저칼로리 식품 중심으로 구성한다.
❾ 비타민과 무기질이 풍부한 나물 반찬은 꼭 넣는다.
❿ 주 1회 밀가루를 섭취하되 메밀국수나 호밀빵 등 혈당지수가 낮은 식품을 선택한다.
⓫ 골다공증을 예방하기 위해 멸치나 마른 새우가 들어간 반찬을 활용한다.

★ **주의 사항** 비만용 상차림의 칼로리가 기초대사량보다 적다면 단백질 식품을 간식으로 먹는다. 초기 4주 정도만 실시하고 그 후에는 과체중용 상차림으로 전환한다. 점심과 저녁 메뉴를 바꾸어도 좋다.

비만을 위한 운동 전략 : 밴드 트레이닝+파워 워킹

비만인 역시 고도 비만과 마찬가지로 무릎 상태를 고려해 줄넘기, 달리기, 에어로빅 대신 파워 워킹부터 시작한다. 기초대사량을 증가시키기 위해 근력 운동이 중요한데 밴드 트레이닝을 통한 가벼운 근력 운동을 병행한다.

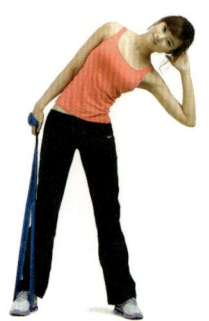

비만을 위한 12주 운동 트레이닝 프로그램

1~3주 (주 5회 중 밴드 트레이닝 2회)	준비운동 10분 +본운동(저강도 밴드 트레이닝 15~20분+파워 워킹 40분) +정리운동 10분
4~7주 (주 5회 중 밴드 트레이닝 3회)	준비운동 10분 +본운동(중강도 밴드 트레이닝 15~20분+파워 워킹 1시간) +정리운동 10분
8~12주 (주 5회 중 밴드 트레이닝 3회)	준비운동 10분 +본운동(고강도 밴드 트레이닝 30~35분+파워 워킹 1시간) +정리운동 10분
12주 후	과체중용 운동 프로그램으로 업그레이드

1~3주	주 5회 파워 워킹 중 주 2회 밴드 트레이닝 병행
A 파워 워킹	약속에 늦었을 때 허겁지겁 가는 속도. 최대 심박수의 60% 내외로 20분 이상 지속할 것. 운동 자각도는 12단계로 힘들기 직전의 약간 버거운 느낌. 파워 워킹 전 저강도 밴드 트레이닝을 먼저 할 것.
B 저강도 밴드 트레이닝	밴드를 양손에 두 번 정도 감고 1세트 실시.

▼

4~7주	주 5회 파워 워킹 중 주 3회 밴드 트레이닝 병행
A 파워 워킹	속력을 1~3주보다 조금 높일 것. 최대 심박수의 65~70% 정도로 20분 이상 지속할 것. 운동 자각도는 13단계로 힘들기 직전의 약간 버거운 느낌. 파워 워킹 전 중강도 밴드 트레이닝을 먼저 할 것.
B 중강도 밴드 트레이닝	밴드를 양손에 3~4번 정도 감고 1세트 실시.

▼

8~12주	주 5회 파워 워킹 중 주 3회 밴드 트레이닝 병행
A 파워 워킹	속력을 4~7주보다 조금 높여 빠른 속력으로 걷기. 최대 심박수의 75% 내외로 20분 이상 지속할 것. 운동 자각도는 14~15단계로 운동 중반부터 힘든 느낌. 파워 워킹 전 고강도 밴드 트레이닝을 먼저 할 것.
B 고강도 밴드 트레이닝	밴드를 반으로 접은 후 양손에 3~4번 정도 감고 2세트 실시.

▼

12주 후	과체중 프로그램인 파워 워킹과 줄넘기를 병행할 것

★ **주의 사항** 좀 더 운동량을 늘리고 싶다면 하루 두 번 나눠서 실시하고 총 2시간이 넘지 않도록 한다.

| 비만 일주일 식단 |

	아침		오전 간식		점심		오후 간식		저녁		총칼로리
월요일	현미밥 2/3 (60g) 시금치바지락국 (113g) 오징어미역초무침 (84g) 멸치된장볶음 (35g) 배추김치 (60g)	213 71 69 96 10	사과 1/2개 (119g)	54	현미잡곡밥 1/2 (50g) 청국장우거지무침 2/3 (56g) 모둠채소볶음 2/3 (60g) 데친 새우 2/3 (54g)	175 24 56 49	저지방 우유 (200g)	102	고구마 찐 것 1개 (140g) 닭가슴살 구운 것, 1쪽 (45g) 토마토 1개 (28g)	175 74 28	1196
칼로리	459		54		304		102		277		
화요일	현미콩밥 2/3 (67g) 도토리묵무침 (130g) 부추된장무침 (47g) 참치구이 (100g)	238 64 32 114	자몽 1/2개 (200g)	60	현미밥 1/2 (45g) 양상추두부샐러드 2/3 (127g) 멸치된장볶음 2/3 (23g) 우엉채볶음 2/3 (46g) 가지나물 2/3 (55g)	159 72 64 52 23	저지방 요구르트 (150g)	97	달걀, 삶은 것, 흰자 2개 (50g) 콩샐러드 (70g) (오리엔탈드레싱) 고구마, 찐 것 1/2개 (70g)	24 139 87.5	1225.5
칼로리	448		60		370		97		250.5		
수요일	현미잡곡밥 2/3 (67g) 버섯구이 (84g) 멸치된장볶음 (35g) 파프리카브로콜리구이 (86g) 오이실채나물 (77g)	235 44 96 62 25	키위 1/2개 (100g)	54	현미밥 1/2 (45g) 도토리묵무침 2/3 (87g) 연어구이 2/3 (48g) 호박된장찌개 2/3 (75g) 미역연두부무침 2/3 (64g)	159 43 75 57 28	달걀, 삶은 것 1개 (50g)	75	참치샐러드 (100g) (올리브유드레싱) 고구마 찐 것, 1개 (140g)	125 175	1253
칼로리	462		54		362		75		300		
목요일	현미잡곡밥 2/3 (67g) 호박나물 (81g) 오징어미역초무침 (84g) 멸치된장볶음 (35g) 배추김치 (60g)	235 54 69 96 10	사과 1/2개 (119g)	54	현미콩밥 1/2 (50g) 조갯살청국장찌개 2/3 (94g) 닭고기야채냉채 2/3 (92g) 콩나물무침 2/3 (52g) 우엉채볶음 2/3 (46g)	178 81 70 26 52	저지방 요구르트 (150g)	97	양상추토마토샐러드 (180g) (오리엔탈드레싱) 고구마, 찐 것 1개 (140g) 삶은 달걀, 흰자 1개 (25g)	56 175 12	1265
칼로리	464		54		407		97		243		
금요일	현미팥밥 2/3 (67g) 두부김치구이 (144g) 멸치된장볶음 (35g) 데친양배추무침 (82g)	234 100 96 45	사과 1/2개 (119g)	54	현미밥 1/2 (45g) 쇠고기야채구이 2/3 (100g) 콩나물무침 2/3 (52g) 오이실채나물 2/3 (52g) 배추김치 2/3 (40g)	159 99 26 17 7	저지방 우유 (200g)	102	연어샐러드 (120g) (오리엔탈드레싱) 고구마, 찐 것 1/2개 (70g) 토마토 1개 (200g)	186 87.5 28	1240.5
칼로리	475		54		308		102		301.5		
토요일	현미잡곡밥 2/3 (67g) 연근구이 (54g) 오징어미역무침 (84g) 새우마늘종볶음 (65g) 배추김치 (60g)	235 60 69 95 10	키위 1/2개 (100g)	54	현미콩밥 1/2 (50g) 연어구이 2/3 (48g) 멸치된장볶음 2/3 (23g) 미나리관자무침 2/3 (80g) 호박나물 2/3 (54g)	178 75 64 47 36	달걀, 삶은 것 1개 (50g)	75	양상추두부샐러드 (190g) (오리엔탈드레싱) 고구마, 찐 것 1/2개 (70g) 토마토 1개 (200g)	108 87.5 28	1221.5
칼로리	469		54		400		75		223.5		
일요일	현미잡곡밥 2/3 (67g) 오이실채나물 (77g) 마파두부 (124g) 얼갈이배추된장국 (99g) 멸치된장볶음 2/3 (23g)	235 25 144 48 64	자몽 1/2개 (200g)	60	메밀국수 2/3 (96g) 깍두기 2/3 (34g)	209 11	저지방우유 (200g)	102	고구마, 찐 것 2/3개 (94g) 닭가슴살샐러드 (125g) 토마토 1개 (200g)	117 117 28	1160
칼로리	516		60		220		102		262		

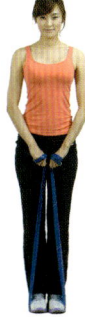

비만을 위한 밴드 트레이닝 전략

밴드 트레이닝은 고무 장력의 저항을 이용하는 것으로, 강도를 높이려면 밴드를 짧게 잡거나 이중으로 접어 잡는다.

예) 저강도: 2번 감기, 중강도: 3~4번 감기, 고강도: 반으로 접어 3~4번 감기

▶ 동작별로 15~20회 반복하는 것이 1세트로, 이를 기본 강도로 정한다.

▶ 척추와 가슴을 쭉 펴고 호흡에 주의한다. 근육 수축 시 숨 내쉬기 3초, 근육 이완 시 숨 들이마시기 3초를 유지한다.

▶ 밴드의 남은 길이를 3배 이상 잡아당기지 않는다.

▶ 밴드 사용할 때 반지, 목걸이 등 액세서리에 걸리지 않도록 주의한다. 안경은 쓰지 않는다.

▶ 밴드를 얼굴에 가까이 대지 않고, 튕기지 않도록 주의한다.

▶ 맨발로 운동하고 미끄러운 바닥은 피한다.

▶ 사용 후 땀이 젖은 밴드는 순한 비누로 닦아 그늘에 말린다.

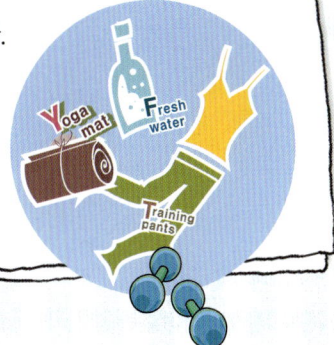

| 비만을 위한 밴드 트레이닝 | 가슴 운동 : 예쁜 가슴 만들기

1. 발은 어깨너비로 벌리고 가슴은 편다.
밴드가 등과 어깨를 지나게 해 잡는다.
팔꿈치는 어깨보다 15도 정도 내린다.

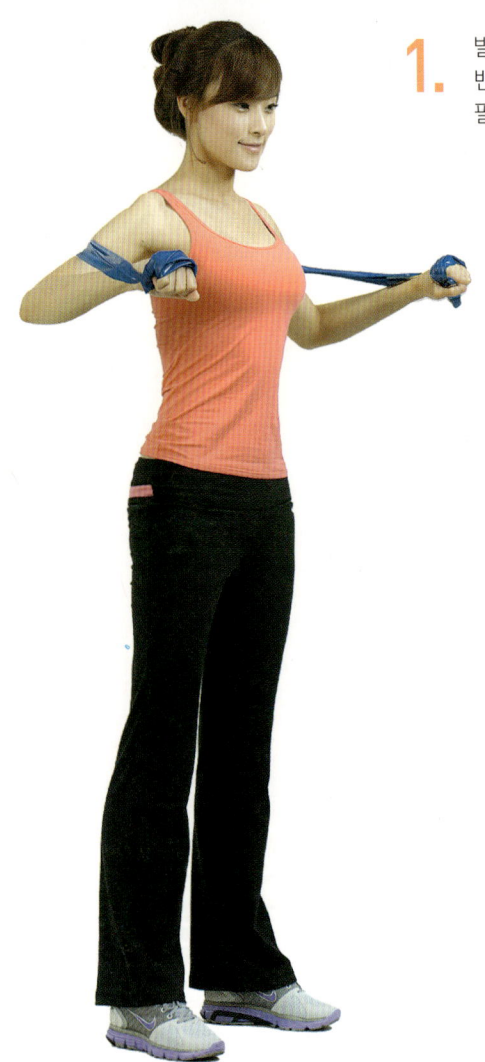

2. 숨을 내쉬며 팔을 뻗고 숨을 들이쉬며
시작 자세로 돌아간다.
1세트 15~20회 실시한다.

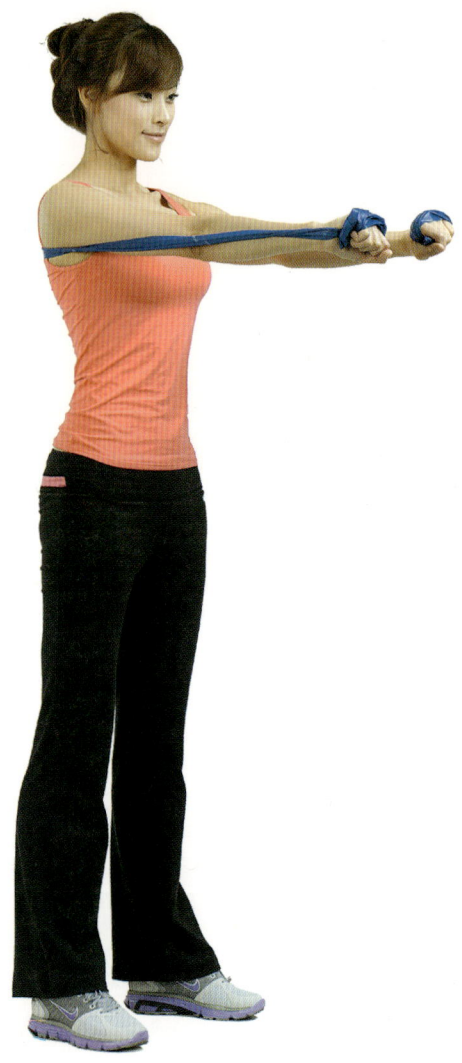

삼두근 운동 : 탄력 있는 뒤쪽 팔 만들기 | 비만을 위한 밴드 트레이닝 |

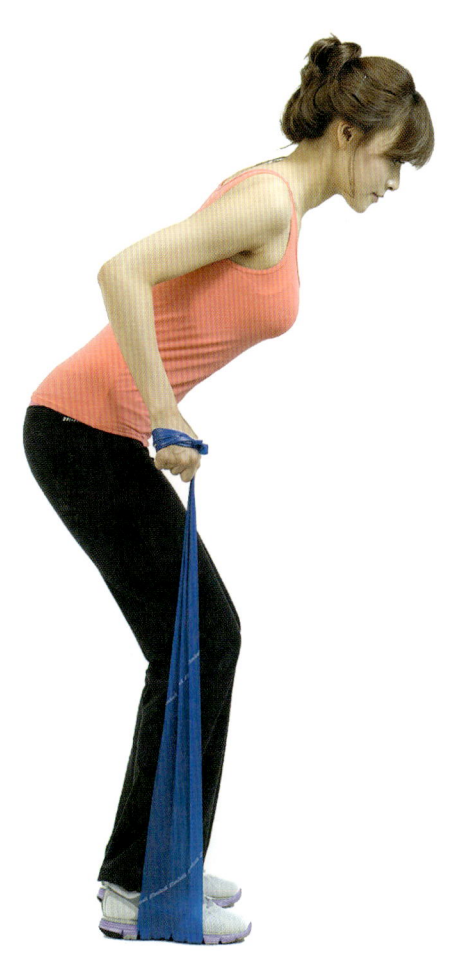

1. 양발을 모아 밴드 가운데를 밟고 상체를 45도 구부린다. 팔꿈치는 몸통에 붙인다.

2. 숨을 내쉬며 뒤쪽으로 팔꿈치를 펴서 어깨와 팔이 수평이 되게 한다. 숨을 들이쉬며 시작 자세로 돌아간다. 이때 허리는 곧게 편다. 1세트 15~20회 실시한다.

| 비만을 위한 밴드 트레이닝 | 이두근 운동 : 강한 앞쪽 팔 만들기 |

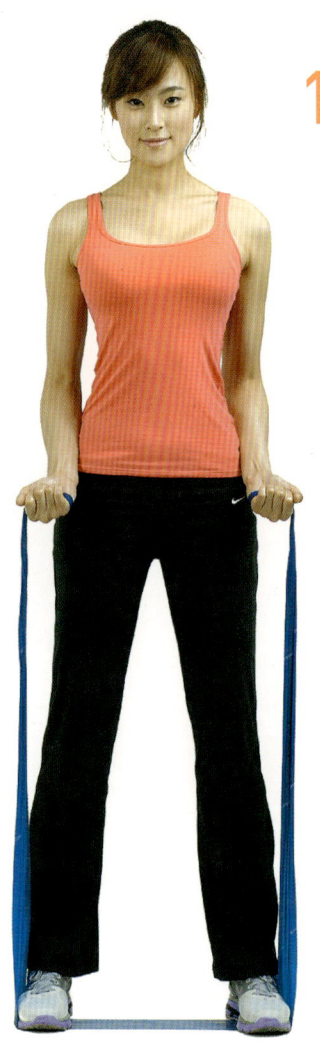

1. 어깨너비로 발을 벌리고 밴드 중앙에 발을 고정한 후 가슴을 편다. 양손으로 밴드를 잡아 골반 옆에 붙인다.

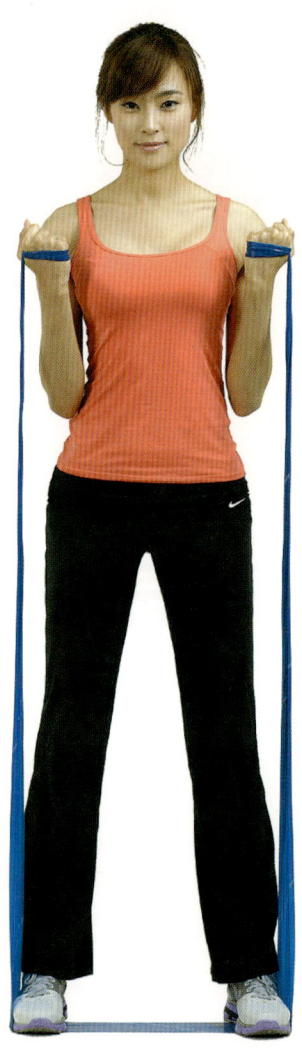

2. 숨을 내쉬며 팔꿈치를 옆구리에 붙인 채 손을 어깨 높이로 올린다. 숨을 들이쉬며 시작 자세로 돌아간다. 1세트 15~20회 실시한다.

어깨 운동 : 멋진 어깨 만들기 | 비만을 위한 밴드 트레이닝 |

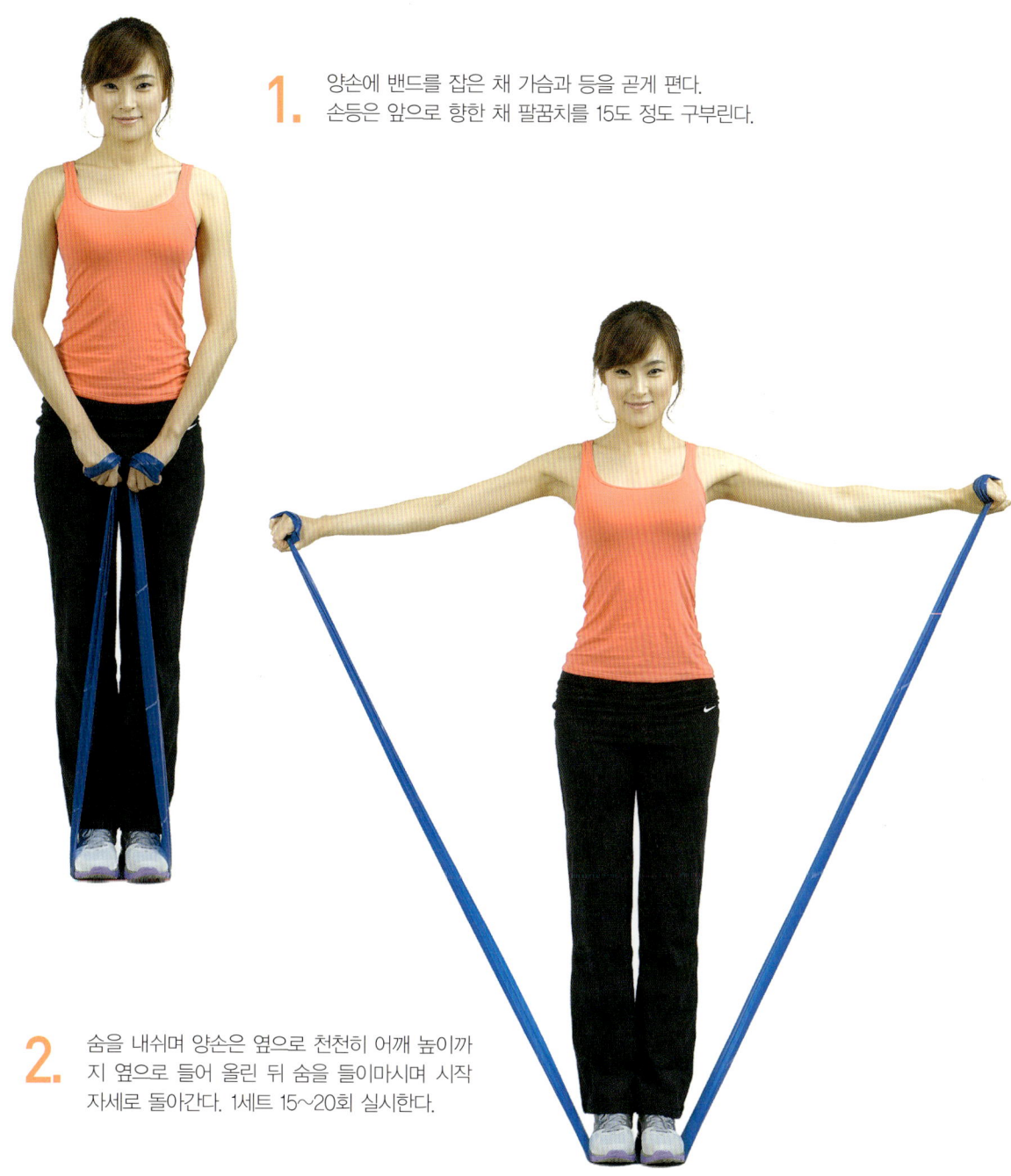

1. 양손에 밴드를 잡은 채 가슴과 등을 곧게 편다.
   손등은 앞으로 향한 채 팔꿈치를 15도 정도 구부린다.

2. 숨을 내쉬며 양손은 옆으로 천천히 어깨 높이까지 옆으로 들어 올린 뒤 숨을 들이마시며 시작 자세로 돌아간다. 1세트 15~20회 실시한다.

| 비만을 위한 밴드 트레이닝 |　옆구리 운동 : 섹시한 옆구리 만들기

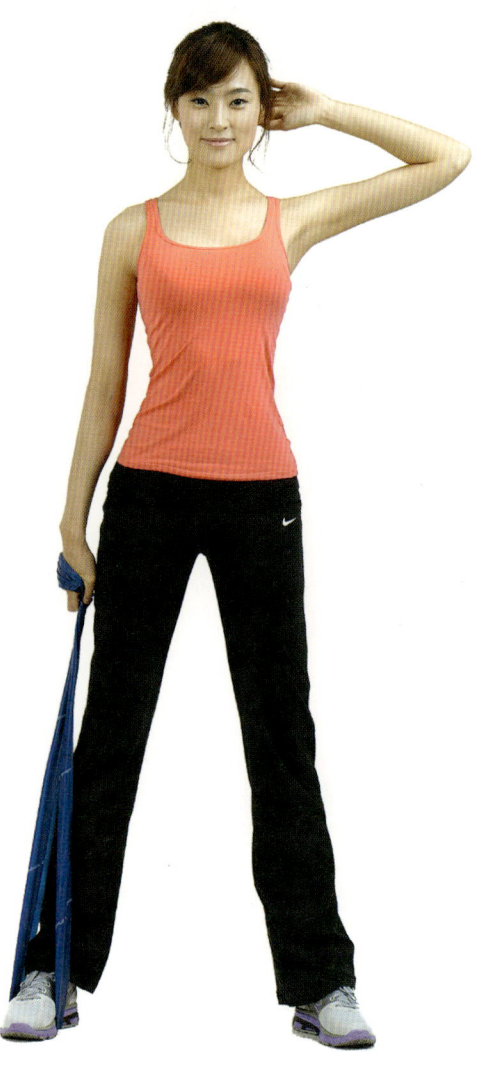

1. 한쪽 발로 밴드 가운데를 밟고 서서 한 손으로 밴드를 잡는다. 다른 손은 뒷머리에 대고 가슴과 등을 쫙 편다.

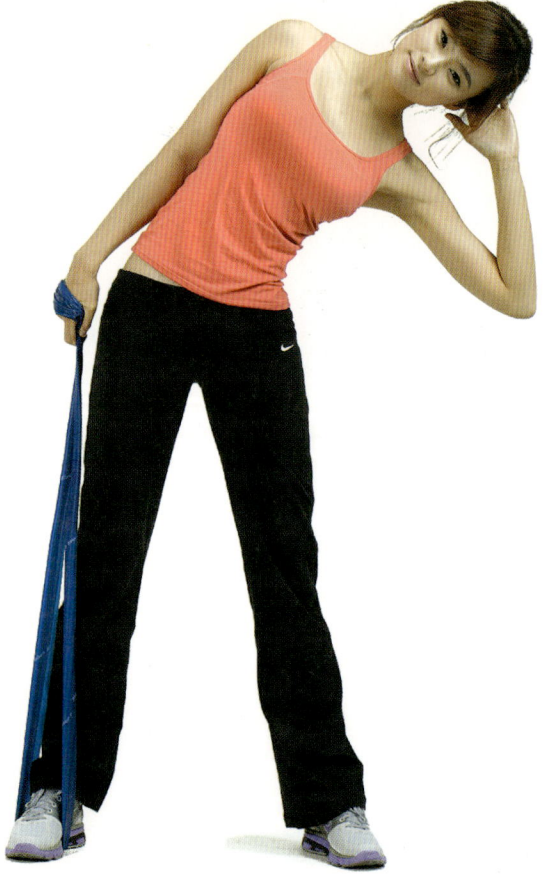

2. 숨을 내쉬면서 옆으로 45도 기울였다가 숨을 들이마시면서 시작 자세로 돌아온다. 좌우 번갈아 실시한다. 1세트 15~20회 실시한다.

다리 운동 : 탄력 있는 다리 만들기 | 비만을 위한 밴드 트레이닝 |

1. 밴드 중앙을 밟은 채 가슴을 펴고 양손으로 밴드를 잡는다.

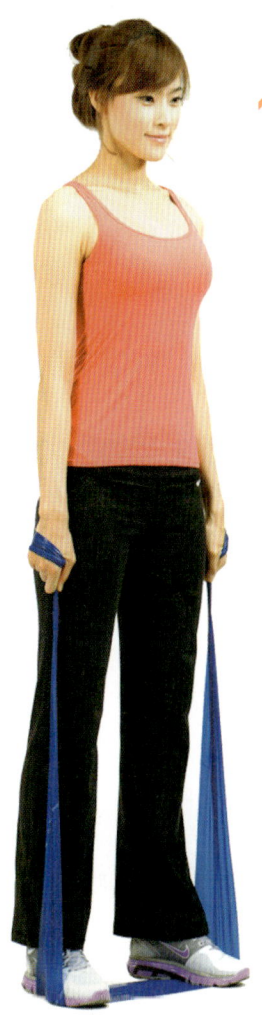

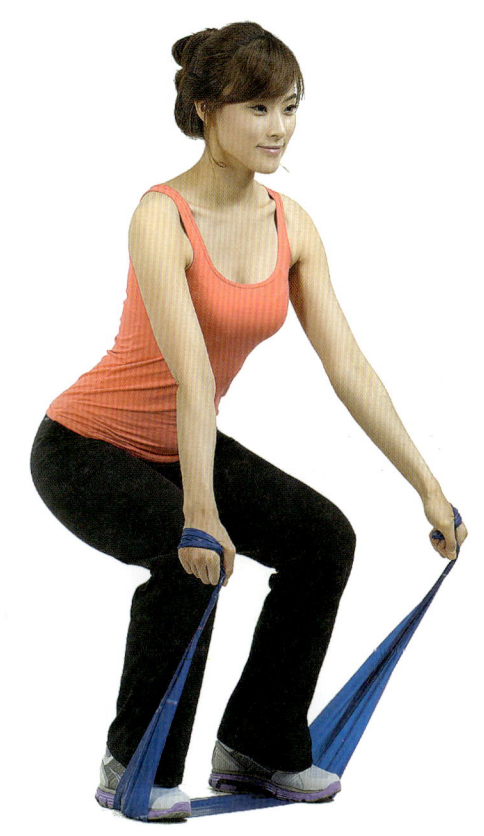

2. 숨을 내쉬며 허벅지가 마루와 수평이 되게 무릎을 구부린다. 숨을 들이마시면서 시작 자세로 돌아온다. 1세트 15~20회 실시한다.

TAKE ACTION • 235

| 비만을 위한 밴드 트레이닝 | 힙 운동 : 힙 업 만들기

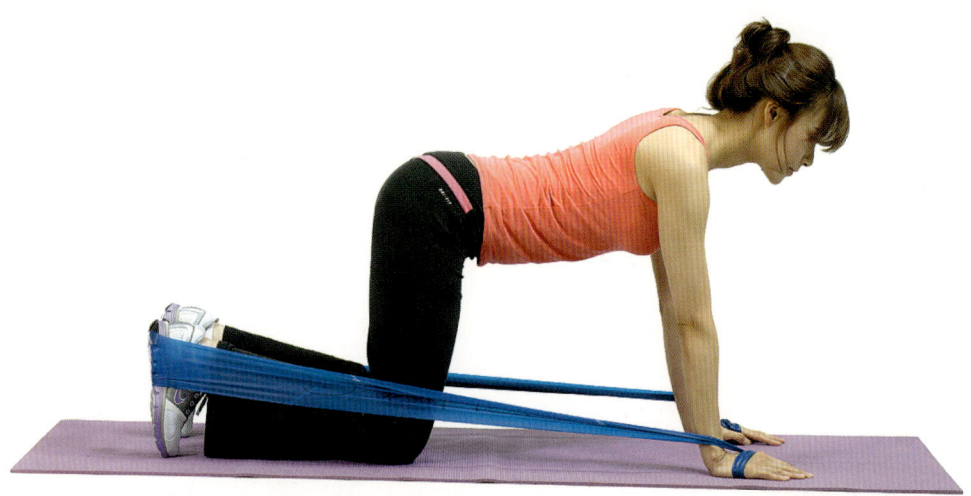

1. 무릎을 구부려 앉은 뒤 밴드를 오른쪽 발바닥에 걸치고 양손으로 밴드를 잡은 후 허리를 쭉 편다.

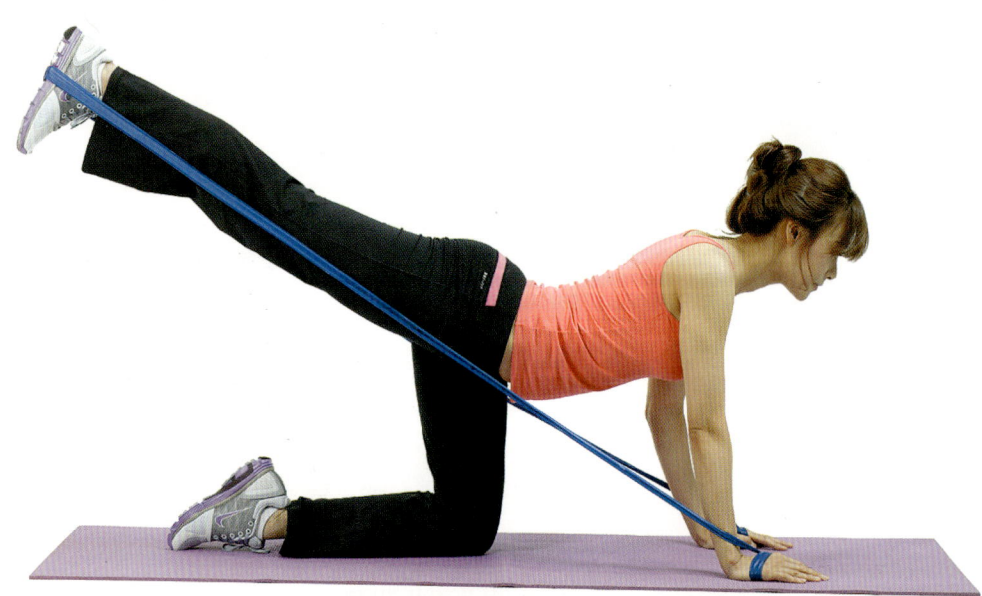

2. 숨을 내쉬며 오른발을 뒤로 올렸다가 숨을 들이쉬며 시작자세로 돌아온다. 1세트 15~20회 실시한다.

복근 운동 : 납작한 아랫배 만들기 | 비만을 위한 밴드 트레이닝 |

1. 누운 채 밴드 중앙에 발바닥을 대고 양손으로 밴드를 잡는다. 팔꿈치를 편 상태에서 다리를 수직으로 들어 올리며 발목을 90도로 구부린다.

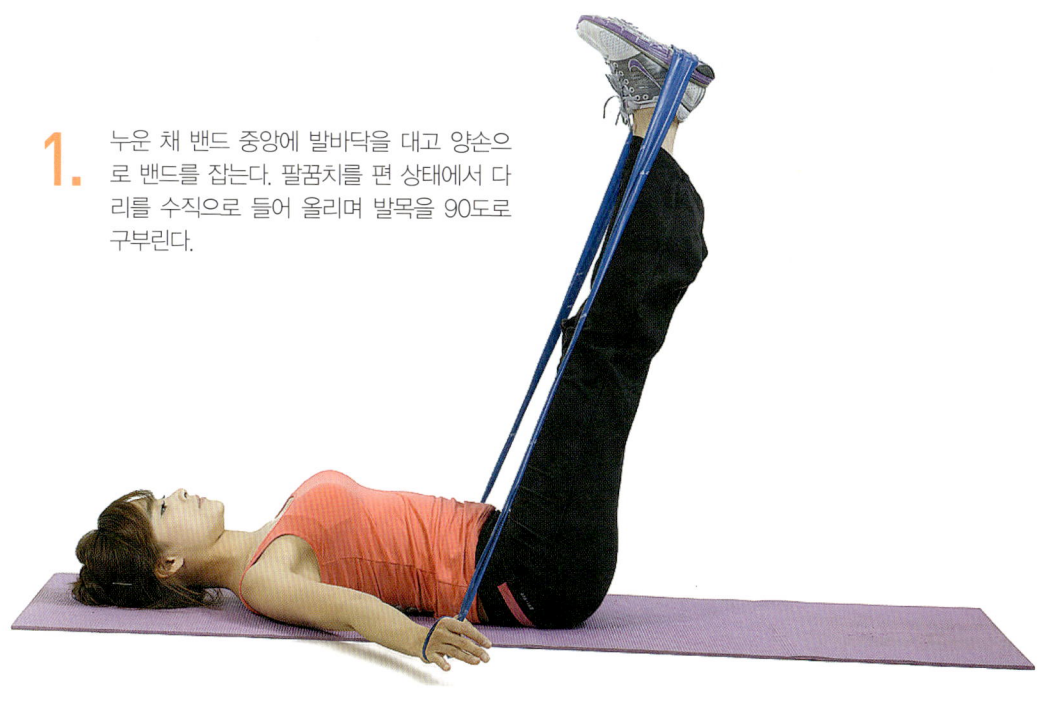

2. 숨을 내쉬면서 바닥으로 다리를 내렸다가 숨을 들이마시면서 시작 자세로 돌아온다. 1세트 15~20회 실시한다.

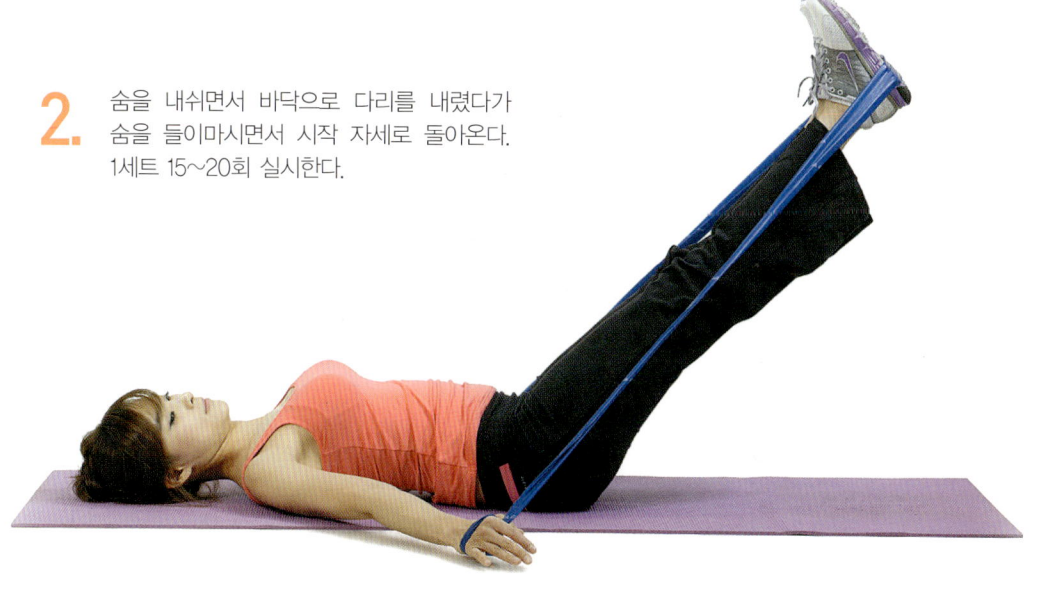

TAKE ACTION • 237

5 앉아 있으면 억울해 '상체 비만'
고섬유식+자전거 트레이닝+수영

상체 비만을 위한 상차림 전략

고도 비만이 아닌 비만이나 과체중 상태에서 특히 상체 즉 복부, 등, 어깨 등에 군살이 많은 경우 상체 비만용 전략을 선택한다. 상체의 지방 무게를 하체 근육이 지탱하지 못하는 경우가 많아 몸무게에 비해 골격근의 건강 상태가 나쁜 경우가 많다. 남성의 경우 자주 나타나며, 중년기 이후 여성들에게도 많이 생긴다. 비만과 상체 비만 모두 겹치는 경우에는 비만 전략을 주로 하고 상체 비만용 전략은 보조로 참고해서 응용한다.

❶ 평균 1200칼로리의 저열량 칼로리 식단으로 본인의 기초대사량보다 낮은 경우 4주 이상 하지 않는다.
❷ 탄수화물과 단백질, 지방의 비율을 60 대 20 대 20으로 하고, 지방은 불포화지방산이 많은 생선을 섭취한다.
❸ 아침, 점심은 전통적인 균형식으로 하되 흰 쌀밥은 피하고 잡곡밥 중심으로 먹는다. 아침은 3분의 2공기, 점심은 반 공기로 한다.
❹ 반찬은 찌개, 국을 포함해 다섯 가지 이하로 한다. 국과 찌개는 하루 한 끼만 먹는데 저녁은 피한다.
❺ 저녁은 콩, 닭가슴살, 달걀, 두부 등 단백질이 풍부한 식품으로 구성한다. 배고픔을 줄이기 위해 식이섬유가 많은 고구마나 토마토, 야채 샐러드를 곁들인다.

❻ 간식은 오전에는 장 청소에 효과적인 고구마를 먹고, 오후에는 토마토, 사과, 자몽 등 혈당지수가 낮은 과일과 야채를 먹는다. 그래도 배가 고프면 저지방 우유나 달걀흰자를 추가한다.
❼ 포화지방산이 많은 돼지고기, 쇠고기는 피하고 닭고기 중심으로 섭취한다.
❽ 상체의 열을 내릴 수 있는 녹두로 만든 청포묵을 이용한 요리나 곤약 등 식이섬유가 많은 요리를 많이 활용한다.
❾ 호두 6알, 아몬드 10알, 땅콩 20알 중 하나를 선택해서 공복감을 달랜다.
❿ 주 1~2회 밀가루를 섭취하되 혈압을 내리는 데 도움이 되는 메밀국수나 포만감을 주는 호밀 잡곡빵 등 혈당지수가 낮은 식품을 선택한다.

★ 주의 사항 공복감이 빨리 오므로 견과류나 식이섬유가 풍부한 음식을 간식으로 먹는다. 상체 비만은 운동요법보다 식이요법이 더 중요하다.

상체 비만을 위한 운동 전략 : 자전거 트레이닝+수영

상체 비만은 하체 근력이 약한 경우가 많기 때문에 스쿼시, 에어로빅, 줄넘기, 조깅 등 하체 과부하가 많은 운동은 피한다. 상체 비만은 운동 중 열이 많이 나기 때문에 가벼운 면 옷이나 통풍과 열 순환이 잘 되는 기능성 운동복을 준비한다. 하체 근력을 강화하면서 전신 유산소 운동 효과가 있는 자전거 트레이닝을 기본으로 하고 상체 열을 빨리 식혀 주는 수영을 보조 프로그램으로 한다. 수영을 하지 못한다면 수영장에서 걸어도 도움이 된다.

상체 비만을 위한 12주 운동 트레이닝 프로그램

1~3주 (주 5회 중 2회 수영)	준비운동 10분 +본운동(수영 30분+자전거 30분) +정리운동 10분
4~7주 (주 5회 중 3회 수영)	준비운동 10분 +본운동(수영 40분+자전거 30분) +정리운동 10분
8~12주 (주 5회 중 3회 수영)	준비운동 10분 +본운동(수영 1시간+자전거 30분) +정리운동 10분
12주 후	8~12주 프로그램 실시

1~3주 | 주 5회 자전거 트레이닝 중 주 2회 수영 병행

A	수영	300m 거리를 15분 정도에 갈 수 있도록 수영. 최대 심박수의 60~70%로 최소한 20분 수영, 남은 시간 10분은 수영장 걷기. 수영과 자전거 타기는 연달아 하지 말 것(피로도 높음). 수영은 주 2회, 수영을 하지 않은 날은 자전거+산책 1시간
B	자전거 트레이닝	운동 거리 6.4km, 목표 시간 24분. 최대 심박수의 60% 목표로 실시.

4~7주 | 주 5회 자전거 트레이닝 중 주 3회 수영 병행

A	수영	400m 거리를 15분 정도에 갈 수 있도록 수영. 최대 심박수의 60~70%로 최소한 30분 수영. 남은 시간 10분은 수영장 걷기. 수영과 자전거 타기는 연달아 하지 말 것(피로도 높음). 수영은 주 3회, 수영을 하지 않은 날은 자전거+파워 워킹 1시간.
B	자전거 트레이닝	운동 거리 8km, 목표 시간 30분. 최대 심박수의 60% 목표로 실시.

8~12주 | 주 5회 자전거 트레이닝 중 주 3회 수영 병행

A	수영	800m 거리를 25분에 갈 수 있도록 수영. 최대 심박수의 60~70%로 최소한 30분 이상 실시, 남은 시간은 수영장 걷기. 수영과 자전거 타기는 연달아 하지 말 것(피로도 높음). 수영은 주 3회, 수영을 하지 않은 날은 자전거+파워 워킹 1시간.
B	자전거 트레이닝	운동 거리 10km, 목표 시간 30분. 최대 심박수의 60% 목표로 실시.

12주 후 | 8~12주 프로그램 계속 실시

★ **주의 사항** 수영은 체력 소모가 심한 운동이므로 수영 후 휴식을 취하고 자전거 타기를 한다. 두 가지 운동을 오전, 오후로 나눠서 실시한다. 수영은 자전거에 비해 체력 소모가 크고 피로도가 높기 때문에 컨디션이 좋은 시간대에 실시한다.

| 상체 비만 일주일 식단 |

	아침		오전 간식		점심		오후 간식		저녁		총칼로리
월요일	현미콩밥 2/3 (67g) 얼갈이배추된장국 (99g) 멸치된장볶음 (35g) 우엉채볶음 (69g) 배추김치 (60g)	238 48 96 78 10	고구마, 찐 것 1/2개 (70g) 토마토 주스 (100g)	87.5 13	현미밥 1/2 (45g) 미나리관자무침 2/3 (80g) 청포묵무침 2/3 (87g) 연근구이 2/3 (36g)	159 47 40 40	자몽 1/2개 (200g)	60	양상추두부샐러드 (180g) (오리엔탈드레싱) 고구마, 찐 것 1/2개 (70g) 닭가슴살, 구운 것 1쪽 (45g)	108 87.5 74	1186
칼로리	470		100.5		286		60		269.5		
화요일	현미잡곡밥 2/3 (67g) 청포묵냉국 (92g) 오징어미역무침 (84g) 두부김치구이 (144g) 콩나물무침 (78g)	235 41 69 100 39	고구마, 찐 것 1/2개 (70g)	87.5	현미밥 1/2 (45g) 조기구이 2/3 (48g) 데친양배추무침 2/3 (55g) 청국장우거지무침 2/3 (56g) 배추김치 2/3 (40g)	159 64 30 24 7	키위 1/2개 (100g)	54	연어샐러드 (120g) (올리브유드레싱) 토마토 1개 (200g) 고구마, 찐 것 1/2개 (70g)	186 28 87.5	1211
칼로리	484		87.5		284		54		301.5		
수요일	현미밥 2/3 (60g) 버섯구이 (84g) 무해파리무침 (121g) 곤약부추무침 (147g) 멸치된장볶음 (35g)	213 44 40 54 96	고구마, 찐 것 1/2개 (70g)	87.5	현미팥밥 1/2 (50g) 청포묵냉국 2/3 (62g) 연어구이 2/3 (48g) 우엉채볶음 2/3 (46g) 미역연두부무침 2/3 (64g)	174 28 75 52 28	토마토 1개 (200g)	28	해산물샐러드 (130g) (오리엔탈드레싱) 고구마, 찐 것 1개 (140g)	113 175	1207.5
칼로리	447		87.5		357		28		288		
목요일	현미콩밥 2/3 (67g) 청포묵냉국 (92g) 두부김치구이 (144g) 콩나물무침 (78g) 청국장우거지무침 (83g)	238 41 100 39 36	고구마, 찐 것 1/2개 (70g)	87.5	현미잡곡밥 1/2 (50g) 도토리묵무침 2/3 (87g) 연근구이 2/3 (36g) 오징어미역무침 (56g) 배추김치 2/3 (40g)	175 43 40 46 7	사과 1/2 (119g)	54	닭가슴살, 구운 것 2쪽 (90g) 양상추토마토샐러드 (180g) (오리엔탈드레싱) 고구마, 찐 것 1/2개 (70g)	148 56 87.5	1198
칼로리	454		87.5		311		54		291.5		
금요일	현미잡곡밥 2/3 (67g) 해물찌개 (162g) 오이실채나물 (77g) 우엉채볶음 (69g) 부추된장무침 (47g)	235 110 25 78 32	고구마, 찐 것 1/2개 (70g)	87.5	현미콩밥 1/2 (50g) 청포묵냉국 2/3 (62g) 닭고기야채냉채 2/3 (92g) 데친양배추무침 2/3 (55g) 가지나물 2/3 (55g)	178 28 70 30 23	자몽 1/2개 (200g)	60	참치샐러드 (100g) (올리브유드레싱) 고구마, 찐 것 1/2개 (70g) 토마토 1개 (200g)	125 87.5 28	1199
칼로리	480		89.5		329		60		240.5		
토요일	현미팥밥 2/3 (67g) 시금치바지락국 (113g) 곤약부추무침 (147g) 멸치된장볶음 (35g) 브로콜리, 데친 것 (70g)	234 71 54 96 19	고구마, 찐 것 1/2개 (70g) 자몽 주스 (100g)	87.5 35	메밀국수 2/3 (96g) 깍두기 2/3 (34g)	209 11	키위 1/2개 (100g)	54	청포묵야채샐러드 (180g) (오리엔탈드레싱) 닭가슴살, 구운 것 1쪽 (45g) 고구마, 찐 것 1/2개 (70g)	79 74 87.5	1111
칼로리	474		122.5		220		54		240.5		
일요일	현미잡곡밥 2/3 (67g) 모둠채소볶음 (89g) 우엉채볶음 (69g) 청포묵무침 (130g) 배추김치 (60g)	235 83 78 60 10	고구마, 찐 것 1/2개 (70g)	87.5	현미콩밥 1/2 (50g) 연어구이 2/3 (48g) 멸치된장볶음 2/3 (23g) 청국장우거지무침 2/3 (56g) 양송이버섯볶음 2/3 (59g)	178 75 64 24 50	사과 1/2개 (119g)	54	양배추새우샐러드 (160g) (오리엔탈트레싱) 토마토 1개 (200g) 고구마, 찐 것 1/2개 (70g)	123 28 87.5	1237
칼로리	466		87.5		391		54		238.5		

6 조금만 노력하면 나도 착한 몸매 '과체중'
균형식+줄넘기 트레이닝+파워 워킹

체질량지수가 23~25%이거나 체지방률이 남자의 경우 15~20%, 여자의 경우 23~28%일 때 과체중용 전략을 선택한다. 키가 작은 경우 표준 체중을 10~20% 초과할 경우 과체중용 전략을 선택한다.

과체중을 위한 상차림 전략

❶ 평균 1400칼로리의 저열량 칼로리 식단으로, 성장기 청소년이나 활동량이 많은 남성의 경우에는 초기 8주 정도 실시하고, 그렇지 않은 경우에는 12주까지 실시한다.

❷ 탄수화물과 단백질, 지방의 비율을 57 대 23 대 20으로 한다. 지방은 불포화지방산이 많은 생선과 견과류를 섭취한다.

❸ 아침, 점심은 전통적인 균형식으로 하되 흰 쌀밥은 피하고 잡곡밥 중심으로 먹는다. 아침과 점심 모두 3분의 2공기로 한다.

❹ 반찬은 찌개, 국을 포함해 다섯 가지 이하로 한다. 국과 찌개는 하루 한 끼만 먹는데 되도록 저녁은 피한다.

❺ 저녁은 콩, 닭가슴살, 달걀 등 단백질이 풍부한 식품으로 구성한다. 배고픔을 줄이기 위해 식이섬유가 많은 고구마나 토마토, 야채 샐러드를 곁들인다.

❻ 간식은 오전에는 사과나 자몽, 키위처럼 혈당지수가 낮은 과일로 하고 오후에는 달걀, 저지방 우유, 저지방 요구르트와 같은 단백질 식품으로 한다. 그래도 배가 고프면 삶

은 달걀흰자나 저지방 우유를 추가한다.
❼ 돼지고기를 포함한 모두 육류를 사용해도 좋다.
❽ 비타민과 무기질이 풍부한 제철 나물로 반찬을 구성한다.
❾ 호두 6알, 아몬드 10알, 땅콩 20알 중 하나를 선택해서 공복감을 달래 준다.
❿ 주 1~2회 밀가루를 섭취하되 되도록 메밀국수나 호밀빵 등 혈당지수가 낮은 식품을 선택한다.

★ 주의 사항 성장기 청소년이나 근육량과 활동량이 많은 남성의 경우 8주 정도만 하고 이것을 기본으로 해서 아침 식사량이나 간식량을 추가한다.

과체중을 위한 운동 전략 : 줄넘기 트레이닝+파워 워킹

과체중 단계에서는 줄넘기나 에어로빅 같은 무릎에 충격을 가할 수 있는 운동도 할 수 있다. 하지만 자신의 무릎 상태를 고려해서 줄넘기 횟수를 조절한다.

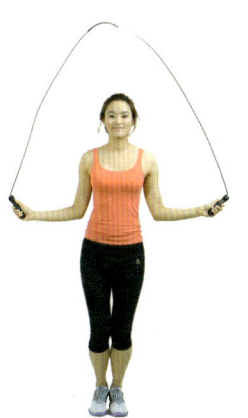

과체중을 위한 12주 운동 트레이닝 프로그램

1~3주 (주 5회 중 줄넘기 트레이닝은 3회)	준비운동 10분 +본운동(파워 워킹 30분+줄넘기 20분) +정리운동 10분
4~7주 (주 5회 중 줄넘기 트레이닝은 3회)	준비운동 10분 +본운동(파워 워킹 20분+줄넘기 20분+파워 워킹 20분) +정리운동 10분
8~12주 (주 5회 중 줄넘기 트레이닝은 5회)	준비운동 10분 +본운동(파워 워킹 20분+줄넘기 20분+파워 워킹 20분) +정리운동 10분
12주 후	줄넘기 대신 달리기로 대체

1~3주 | 주 5회 파워 워킹 중 주 3회 줄넘기 병행

A	파워 워킹	약속에 늦었을 때 허겁지겁 가는 속도. 최대 심박수의 60% 내외로 20분 이상 지속할 것. 운동 자각도는 12단계로 상당히 가벼운 느낌. 파워 워킹 후 다리 스트레칭을 하고 줄넘기 트레이닝 실시. 줄넘기는 주 3회만 실시. 줄넘기를 하지 않는 날에는 파워 워킹만 실시.
B	줄넘기 트레이닝	1분에 105회 이상, 1분 뛰는 것을 목표로 함. 1분 뛰기+2분 휴식=1세트 3분, 총 3~4세트 실시.

▼

4~7주 | 주 5회 파워 워킹 중 주 3회 줄넘기 병행

A	파워 워킹	속력을 1~3주보다 조금 높일 것. 최대 심박수의 65% 정도로 20분 이상 지속할 것. 운동 자각도는 13단계로 힘들기 직전의 약간 버거운 느낌. 파워 워킹 중간에 줄넘기 실시. 줄넘기를 하기 전에 다리 스트레칭 할 것. 줄넘기는 주 3회만 실시. 줄넘기를 하지 않는 날에는 파워 워킹만 실시.
B	줄넘기 트레이닝	2분에 210회 이상, 2분 뛰는 것을 목표로 함. 2분 뛰기+1분 휴식=1세트 3분, 총 4~5세트 실시.

▼

8~12주 | 주 5회 파워 워킹+줄넘기 병행

A	파워 워킹	속력을 4~7주보다 조금 높여 뛰기 직전 속력으로 실시. 최대 심박수의 65% 내외로 20분 이상 지속할 것. 운동 자각도는 13단계로 힘들기 직전의 약간 버거운 느낌. 파워 워킹 중간에 줄넘기 실시, 줄넘기 전 다리 스트레칭.
B	줄넘기 트레이닝	2분 30초에 260회 이상, 2분 30초 뛰는 것을 목표로 함. 2분 30초 뛰기+30초 휴식=1세트 3분, 총 4~5세트 실시.

12주 후 | 줄넘기 대신 달리기로 운동 종목 변경

★ **주의 사항** 운동량을 늘리고 싶다면 하루 두 번 나눠서 실시하되 총 2시간이 넘지 않도록 한다.

| 과체중 일주일 식단 |

		아침		오전 간식		점심		오후 간식		저녁		총칼로리
월요일		현미잡곡밥 2/3 (67g)	235	자몽 1/2개 (200g)	60	양념참치채소비빔밥 2/3 (160g)	210	삶은 달걀 1개 (50g)	75	닭가슴살, 구운 것 2쪽(90g)	148	
		호박된장찌개 (112g)	86			우엉채볶음 (68g)	78			고구마, 찐 것 1개 (140g)	175	
		조기구이 (70g)	96			콩나물무침 (78g)	39			토마토 1개 (200g)	28	
		연근구이 (54g)	60			오이실채나물 (77g)	25					
		배추김치 (60g)	10			무해파리무침 (121g)	40					
	칼로리	487		60		392		75		351		1365
화요일		현미밥 2/3 (60g)	213	고구마, 찐 것 1/2 (70g)	87.5	현미밥 2/3 (60g)	213	저지방 우유 (200g)	102	참치샐러드 (100g) (올리브유드레싱)	125	
		도토리묵무침 (130g)	64	토마토주스 (100g)	13	멸치된장볶음 (35g)	96			고구마 찐 것, 1개 (140g)	175	
		양송이버섯볶음 (88g)	75			돼지고기안심구이&미역쌈 (130g)	117					
		미나리관자무침 (120g)	70			무해파리무침 (121g)	40					
		가지나물 (82g)	35									
	칼로리	457		100.5		466		102		300		1425.5
수요일		현미팥밥 2/3 (67g)	234	사과 1/2개 (119g)	54	현미밥 2/3 (60g)	213	삶은 달걀 1개 (50g)	75	연어샐러드 (120g) (올리브유드레싱)	186	
		멸치된장볶음 (35g)	96			삼치구이 (70g)	124			고구마, 찐 것 1개 (140g)	175	
		쇠고기야채구이 (150g)	148			오이실채나물 (77g)	25			토마토 1개 (200g)	28	
		브로콜리, 데친 것 (70g)	19			우엉채볶음 (69g)	78					
		미역오이샐러드 (63g)	25			배추김치 (60g)	10					
	칼로리	522		54		450		75		389		1490
목요일		현미잡곡밥 2/3 (67g)	235	자몽 1/2개 (200g)	60	현미밥 2/3 (60g)	213	저지방 요구르트 (150g)	97	고구마 찐 것, 1개 (140g)	175	
		대구무맑은탕 (143g)	98			연어구이 (70g)	112			닭가슴살샐러드 (125g)	117	
		두부김치구이 (144g)	100			멸치된장볶음 (35g)	96			토마토 1개 (200g)	28	
		무해파리무침 (121g)	40			미역오이샐러드 (63g)	25					
						배추김치 (60g)	10					
	칼로리	473		60		456		97		320		1406
금요일		현미밥 2/3 (60g)	213	고구마 찐 것 1/2개 (70g)	87.5	현미잡곡밥 2/3 (67g)	235	삶은 달걀 1개 (50g)	75	양상추두부샐러드 (190g) (오리엔탈드레싱)	108	
		참치구이 (100g)	114			브로콜리, 데친 것 (70g)	19			고구마, 찐 것 1개 (140g)	175	
		우엉채볶음 (69g)	78			녹차다시마달걀찜 (91g)	132			토마토 1개 (200g)	28	
		배추김치 (60g)	10			청국장우거지무침 (83g)	36					
		데친양배추무침 (82g)	45									
	칼로리	460		87.5		422		75		311		1355.5
토요일		현미잡곡밥 2/3 (67g)	235	사과 1/2 (119g)	54	닭고기호밀빵샌드위치(201g)	332	저지방우유 (200g)	102	양배추토마토샐러드 (180g) (오리엔탈드레싱)	62	
		버섯구이 (84g)	44			토마토주스 (200g)	26			고구마, 찐 것 1개 (140g)	175	
		멸치된장볶음 (35g)	96							닭가슴살, 구운 것 2쪽(90g)	148	
		도토리묵무침 (130g)	64									
		해초샐러드 (110g)	21									
	칼로리	460		54		358		102		385		1359
일요일		현미팥밥 2/3 (67g)	234	고구마, 찐 것 1/2개 (70g)	87.5	현미콩밥 2/3 (67g)	238	저지방우유 (200g)	102	양상추토마토샐러드 (180g) (오리엔탈드레싱)	56	
		조기구이 (70g)	96	토마토주스 (100g)	13	조갯살청국장찌개 (140g)	121			닭가슴살, 구운 것 1쪽 (45g)	74	
		배추김치 (60g)	10			무해파리무침 (121g)	40			고구마, 찐 것 1개 (140g)	175	
		연근구이 (54g)	60			파프리카브로콜리구이 (86g)	62					
		양송이버섯볶음 (88g)	75									
	칼로리	475		100.5		461		102		305		1443.5

과체중을 위한 줄넘기 트레이닝 전략

▶ 최대 강도의 70%선을 유지한다
분당 양발 모아 뛰기를 최대한 몇 회까지 뛸 수 있는지 확인해 본다. 1분에 160회를 뛸 수 있다면 70% 수준, 즉 1분에 112회 뛰면 된다. 3주 정도 지나면 심폐 기능이 좋아져서 1분에 뛰는 횟수를 변경할 수 있다.

▶ 줄넘기 트레이닝은 주 3~5회가 적당하다.

▶ 무릎 상태가 좋지 않다면 체중을 더 줄인 후 시도한다.

▶ 야외에서 할 때는 콘크리트나 아스팔트 같은 딱딱한 곳은 피한다. 흙이 있거나 육상 트랙이 있는 곳이 좋다.

▶ 발목을 감는 쿠션 있는 운동화를 선택한다.

▶ 처음부터 무리하지 말고 1분 뛰고 2분 쉬는 형식으로 3분을 1세트로 하고 3세트를 시작으로 5세트까지 늘린다.

▶ 초보자의 경우 한 발로 줄 가운데를 밟고 줄의 끝이 겨드랑이 쪽으로 오도록 하고 숙달되면 줄의 길이를 줄여 배꼽 정도에 오도록 한다.

▶ 가볍게 조깅하는 자세처럼 등을 펴고 몸을 약간 앞쪽으로 해서 시선이 정면을 향하도록 하고 어깨에서 힘을 뺀다. 상체가 앞이나 뒤로 젖혀지지 않도록 신경 쓴다.

▶ 줄을 넘길 때 손잡이를 잡은 손이 허리 쪽으로 오도록 한다.

▶ 모든 줄넘기의 기본 동작은 양발 모아 뛰기다. 이 동작부터 연습한다.
양발 모아 뛰기는 줄넘기 동작 중 지구력을 키우는 데 가장 도움이 된다.

| 양발 모아 뛰기 | 과체중을 위한 줄넘기 트레이닝 |

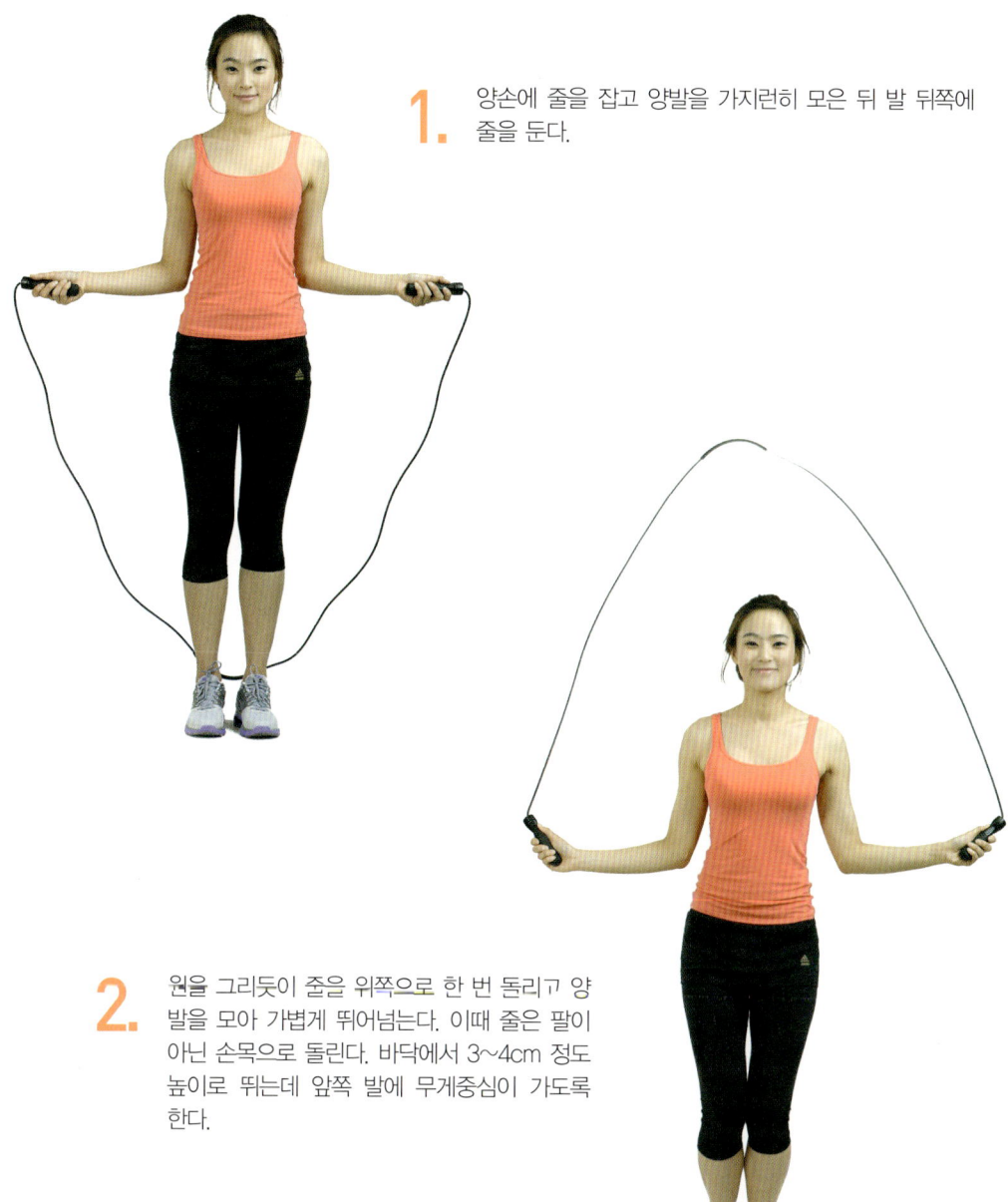

1. 양손에 줄을 잡고 양발을 가지런히 모은 뒤 발 뒤쪽에 줄을 둔다.

2. 원을 그리듯이 줄을 위쪽으로 한 번 돌리고 양발을 모아 가볍게 뛰어넘는다. 이때 줄은 팔이 아닌 손목으로 돌린다. 바닥에서 3~4cm 정도 높이로 뛰는데 앞쪽 발에 무게중심이 가도록 한다.

TAKE ACTION

| 과체중을 위한 줄넘기 트레이닝 | 제자리 구보 뛰기

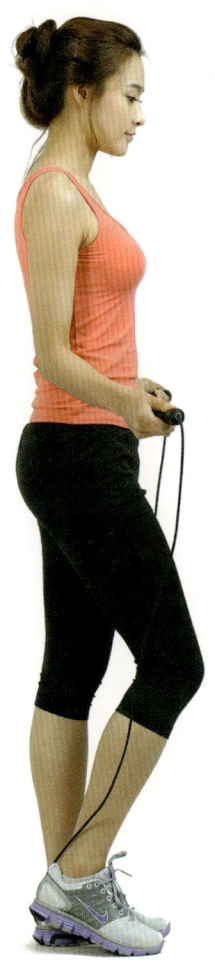

1. 제자리에서 뛰면서 줄을 돌린다.

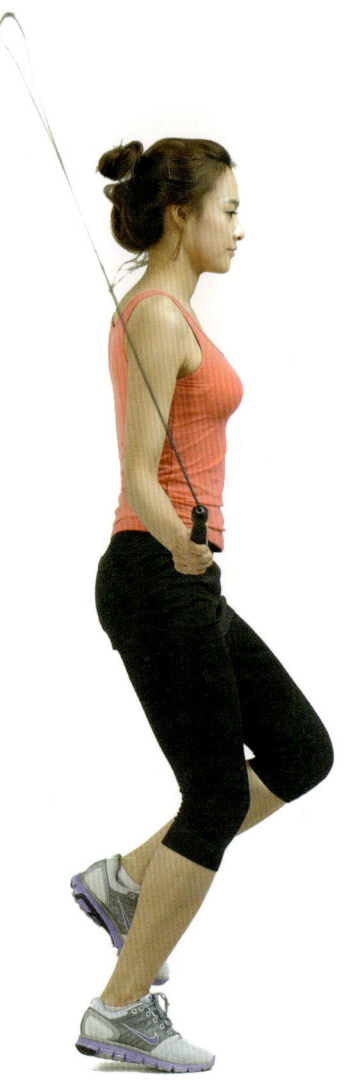

2. 한 발씩 번갈아 뛴다. 무릎은 45도 정도로 구부리고 팔이 몸에서 많이 떨어지지 않도록 한다.

| 넓적다리 들면서 뛰기 | 과체중을 위한 줄넘기 트레이닝 |

1. 왼발 뒤쪽에 줄을 들고 오른발은 무릎을 구부려 살짝 들어 올린다.

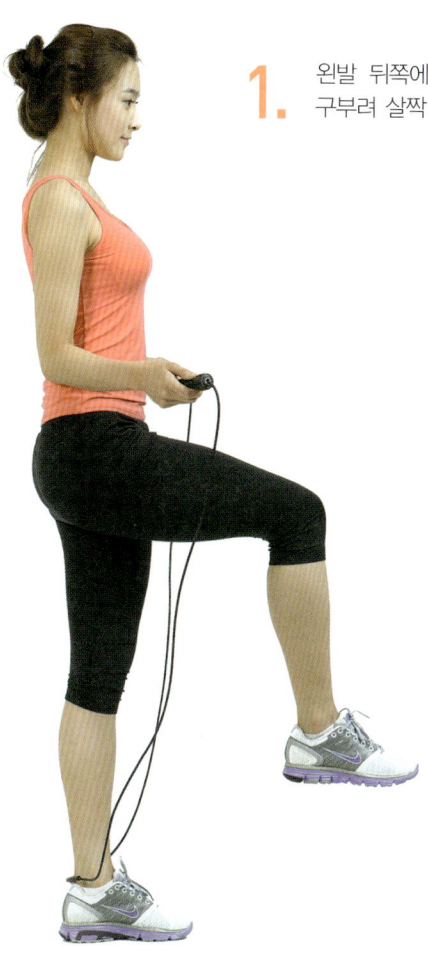

2. 허벅지와 종아리가 직각이 되도록 유지하면서 줄을 넘는다. 무릎을 높이 올릴수록 운동 효과가 높아진다.

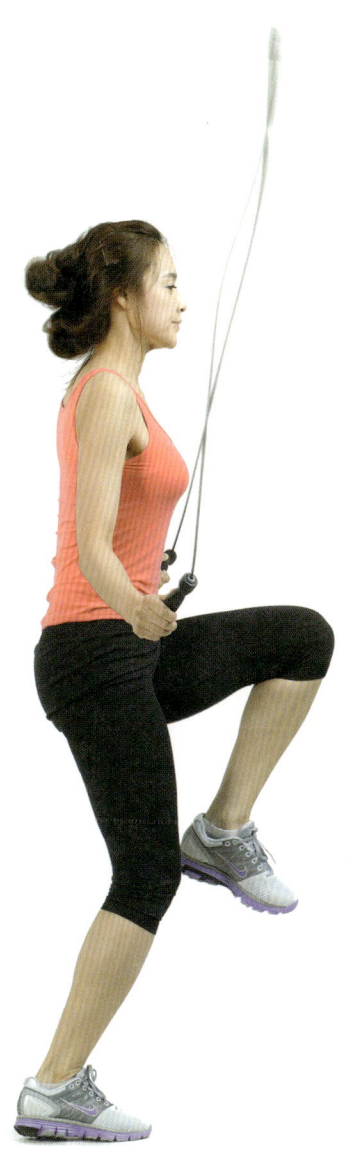

7 내 몸에 맞게 뺀다 '고도 비만'
초저열량식+워킹+하체 근육 운동

체질량지수가 30이 넘는 중등도 비만에서 고도 비만, 초고도 비만까지 이 전략 프로그램을 활용하면 된다. 체질량 지수가 30을 넘지 않아도 체지방률이 남자의 경우 25%, 여자의 경우 35%가 넘으면 고도 비만용 전략을 선택한다.

고도 비만을 위한 상차림 전략

❶ 평균 800칼로리의 초저열량 식단이므로 2~4주만 실시하고 이후는 비만용 상차림으로 교체한다.

❷ 탄수화물과 단백질, 지방의 비율을 60 대 20 대 20으로 하고, 지방은 불포화지방산이 많은 생선으로 섭취한다.

❸ 아침, 점심은 전통적인 균형식으로 하되 흰쌀밥 대신 잡곡밥으로 구성한다.

❹ 반찬은 찌개, 국을 포함해 다섯 가지 이하로 한다. 국과 찌개는 하루 한 끼만 먹는데 저녁은 피한다.

❺ 저녁은 콩, 두부, 닭가슴살, 달걀 등 단백질 식품으로 구성한다. 배고픔을 줄이기 위해 식이섬유가 많은 고구마나 토마토, 야채 샐러드를 곁들인다.

❻ 간식은 오전, 오후 중 배가 고플 때 한 번 먹는다. 그래도 배가 고프면 삶은 달걀 흰자, 무지방 우유를 먹어도 좋다.

❼ 콜레스테롤과 포화지방산이 많은 육류를 제외하고 해산물, 닭고기, 두부로 씹는 맛

을 즐긴다.
⑧ 곤약, 묵, 해조류 등 식이섬유가 많아 포만감을 주는 저칼로리 식품 중심으로 구성한다.
⑨ 반찬은 비타민과 무기질이 풍부한 나물 반찬을 꼭 넣는다.
⑩ 탄수화물 중독증을 높이는 빵 섭취는 피한다.

> ★ **주의 사항** 고도 비만은 단기간에 초저열량 다이어트를 해도 크게 문제가 없지만 4주 이상 지속하면 근육량이 손실된다. 지나친 저지방 다이어트는 공복감을 생기게 해 다이어트 실패 원인이 될 수 있으니 주의한다. 요요 현상이 많았던 경우에는 비만용 상차림을 적용한다. 경우에 따라 저녁과 점심 메뉴를 바꾸어도 좋다.

고도 비만을 위한 운동 전략 : 워킹+하체 근육 운동

고도 비만인은 무릎 상태를 고려해서 줄넘기, 러닝, 에어로빅보다 일단 걷기부터 시작한다. 하지만 걷기 역시 하체의 근력이 확보되지 않으면 20분 이상 하기 어렵기 때문에 하체 근육 운동을 병행한다. 운동이 부족해 몸이 많이 굳어 있는 상태이기 때문에 준비운동과 정리운동 시간을 조금 더 늘린다.

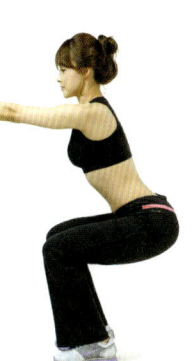

고도 비만을 위한 12주 운동 트레이닝 프로그램

1~3주 (주 3회)	준비운동 15분 +본운동(하체 근력 운동 2세트, 천천히 걷기 20~30분) +정리운동 15분
4~7주 (주 4~5회 중 근력 트레이닝 3회)	준비운동 15분 +본운동(하체 근력 운동 3세트, 보통 속도 걷기 30~40분) +정리운동 15분
8~12주 (주 5회 중 근력 트레이닝 3회)	준비운동 15분 +본운동(하체 근력 운동 4세트, 파워 워킹 40분~1시간) +정리운동 15분
12주 후	비만용 운동 프로그램으로 업그레이드

1~3주 | 주 3회 워킹+하체 근력 운동

A	천천히 걷기	산책하듯이 걷는 속도. 최대 심박수의 45% 내외로 10분 이상 지속할 것. 운동 자각도는 9단계로 매우 가볍다는 느낌. 걷기 전 하체 근력 운동 먼저 실시.
B	하체 근력 운동	2세트(상태에 따라 중량 없이 실시).

4~7주 | 주 4~5회 워킹 중 주 3회 근력 트레이닝 병행

A	보통 속도 걷기	산책보다는 빠르게, 파워 워킹보다 느리게. 최대 심박수의 50% 내외로 20분 이상 지속할 것. 운동 자각도는 10단계로 매우 가볍다는 느낌. 걷기 전 하체 근력 운동 먼저 실시.
B	하체 근력 운동	3세트(상태에 따라 중량 없이 실시).

8~12주 | 주 5회 파워 워킹 중 주 3회 근력 트레이닝 병행

A	파워 워킹	약속에 늦었을 때 허겁지겁 가는 속도. 최대 심박수의 60% 내외로 20분 이상 지속할 것. 운동 자각도는 12단계로 힘들다는 느낌이 들지 않을 정도. 파워 워킹 전 하체 근력 운동 먼저 실시.
B	하체 근력 운동	4세트(상태에 따라 중량 없이 실시).

12주 후 | 비만용 프로그램인 파워 워킹과 밴드 트레이닝 병행

★ **주의 사항** 좀 더 운동량을 늘리고 싶다면 하루 두 번 나눠서 실시하고 한번에 운동 시간을 지나치게 늘리지 않는다.

| 고도 비만 일주일 식단 |

	아침		오전 간식		점심		오후 간식		저녁		총칼로리
월요일	현미밥 1/2 (45g) 부추된장무침 2/3 (32g) 미역연두부무침 2/3 (64g) 양송이버섯볶음 2/3 (59g) 멸치된장볶음 2/3 (23g)	159 21 28 50 64	·		현미콩밥 1/2 (50g) 연근구이 2/3 (36g) 배추김치 2/3 (40g) 가지나물 2/3 (55g)	178 40 7 23	무지방 우유 (200g)	60	고구마, 찐 것 1/2개 (70g) 콩샐러드 (70g) (오리엔탈드레싱)	87.5 139	856.5
칼로리	322		·		248		60		226.5		
화요일	현미콩밥 1/2 (50g) 호박된장찌개 2/3 (75g) 오이실채나물 2/3 (52g) 두부김치구이 2/3 (96g) 연근구이 2/3 (36g)	178 57 17 67 40	자몽주스 (100g)	35	현미밥 1/2 (45g) 조기구이 2/3 (48g) 배추김치 2/3 (40g) 부추된장무침 2/3 (32g)	159 64 7 21	·		닭가슴살, 구운 것 1쪽 (45g) 고구마, 찐 것 1/2개 (70g) 토마토 1개 (200g)	74 87.5 28	834.5
칼로리	359		35		251		·		189.5		
수요일	현미잡곡밥 1/2 (50g) 참치구이 2/3 (67g) 콩나물무침 2/3 (52g) 우엉채볶음 2/3 (46g) 브로콜리, 데친 것 2/3 (47g)	175 76 26 52 13			현미밥 1/2 (45g) 도토리묵무침 2/3 (87g) 호박나물 2/3 (54g) 멸치된장볶음 2/3 (23g)	159 43 36 64	무지방 우유 (200g)	60	달걀, 삶은 것, 흰자 2개 (50g) 고구마, 찐 것 1/2개 (70g) 토마토 1개 (200g)	24 87.5 28	843.5
칼로리	342		·		302		60		139.5		
목요일	현미콩밥 1/2 (50g) 배추김치 2/3 (40g) 녹차다시마달걀찜 2/3 (61g) 곤약부추무침 2/3 (98g) 미나리관자무침 2/3 (80g)	178 7 88 36 47	·		현미밥 1/2 (45g) 근대된장국 2/3 (63g) 데친양배추무침 2/3 (55g) 버섯구이 2/3 (56g)	159 29 30 29	토마토주스 (100g)	13	닭가슴살, 구운 것 2쪽 (90g) 양상추토마토샐러드 (180g) (오리엔탈 드레싱)	148 56	820
칼로리	309		·		294		13		204		
금요일	현미콩밥 1/2 (50g) 연어구이 2/3 (48g) 호박나물 2/3 (54g) 연근구이 2/3 (36g)	178 75 36 40	·		현미잡곡밥 1/2 (50g) 무해파리무침 2/3 (81g) 부추된장무침 2/3 (32g) 가지나물 2/3 (55g)	175 27 21 23	무지방 우유 (200g)	60	고구마, 찐 것 1/2개 (70g) 참치샐러드 (100g) (오리엔탈샐러드) 토마토 1개 (200g)	87.5 125 28	875.5
칼로리	329		·		246		60		240.5		
토요일	현미밥 1/2 (45g) 우엉채볶음 2/3 (46g) 달걀국 2/3 (26g) 배추김치 2/3 (40g) 오징어미역무침 2/3 (56g)	159 52 36 7 46	·		현미잡곡밥 1/2 (50g) 양송이버섯볶음 2/3 (59g) 청국장우거지무침 2/3 (56g) 도토리묵무침 2/3 (87g)	175 50 24 43	무지방 우유 (200g)	60	달걀, 삶은 것, 흰자 2개(50g) 고구마, 찐 것 1/2개 (70g) 양배추토마토샐러드 (180g) (오리엔탈드레싱)	24 87.5 62	825.5
칼로리	300		·		292		60		173.5		
일요일	현미콩밥 1/2 (50g) 배추김치 2/3 (40g) 오징어미역무침 2/3 (56g) 시금치바지락국 2/3 (76g)	178 7 46 48	·		양념참치채소비빔밥 2/3 (160g) 청국장우거지무침2/3 (56g)	210 24	무지방 우유 (200g) 토마토 1개 (28g)	60 28	고구마, 찐 것 1/2개 (70g) 닭가슴살샐러드 (125g)	87.5 117	805.5
칼로리	279		·		234		60		232.5		

고도 비만을 위한 파워 워킹 전략

▶ 걸을 때는 가슴을 펴고 아랫배에 힘을 주고 엉덩이를 앞쪽으로 민다.
▶ 무릎을 완전히 펴서 보폭을 넓게 한다. 하체에 힘이 없는 경우 무릎 관절에 무리가 갈 수 있으므로 억지로 펴지 않는다.
▶ 양쪽 어깨가 수평이 되게 하고 한쪽으로 가방을 들지 않는다.
▶ 착지 시 발뒤꿈치와 지면의 각도는 35~40도가 적당하다.
▶ 발등과 정강이는 90도를 유지한다.
▶ 팔꿈치를 90도로 유지하며 옆구리를 스치듯이 몸 쪽으로 붙인다.
▶ 호흡할 때는 코로 들이마시고 입으로 뱉는다. 들숨보다 날숨을 길게 한다.
▶ 11자 걸음으로 스탠스(오른발과 왼발 사이 거리)를 일정하게 유지한다.
▶ 보폭(앞쪽 발뒤꿈치에서 뒤쪽 발뒤꿈치까지 거리)은 '어깨너비+10cm(여자는 어깨너비)'를 유지한다. 보폭이 너무 좁으면 운동 효과가 떨어지고 너무 넓으면 운동 수행이 힘들어진다.
▶ 눈은 전방 20m를 주시하고 머리는 땅과 수직이 되게 한다.

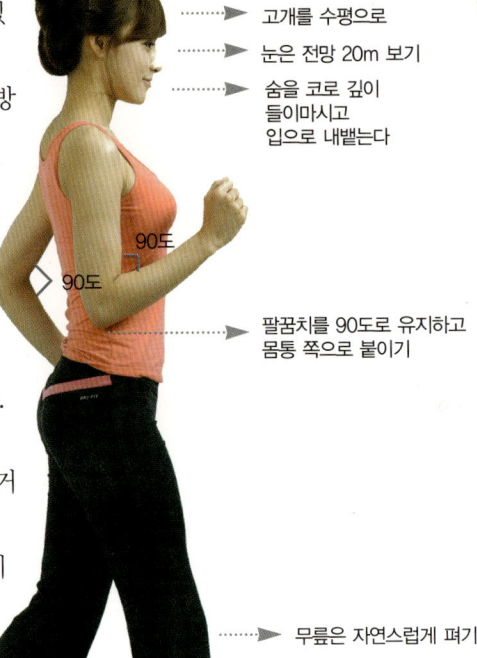

- 고개를 수평으로
- 눈은 전망 20m 보기
- 숨을 코로 깊이 들이마시고 입으로 내뱉는다
- 팔꿈치를 90도로 유지하고 몸통 쪽으로 붙이기
- 무릎은 자연스럽게 펴기
- 발등과 정강이 뼈 90도로 만들기
- 보폭=어깨너비+10cm
- 뒤꿈치가 먼저 닿게 하기

| 스쿼트 | 고도 비만을 위한 하체 근력 트레이닝 |

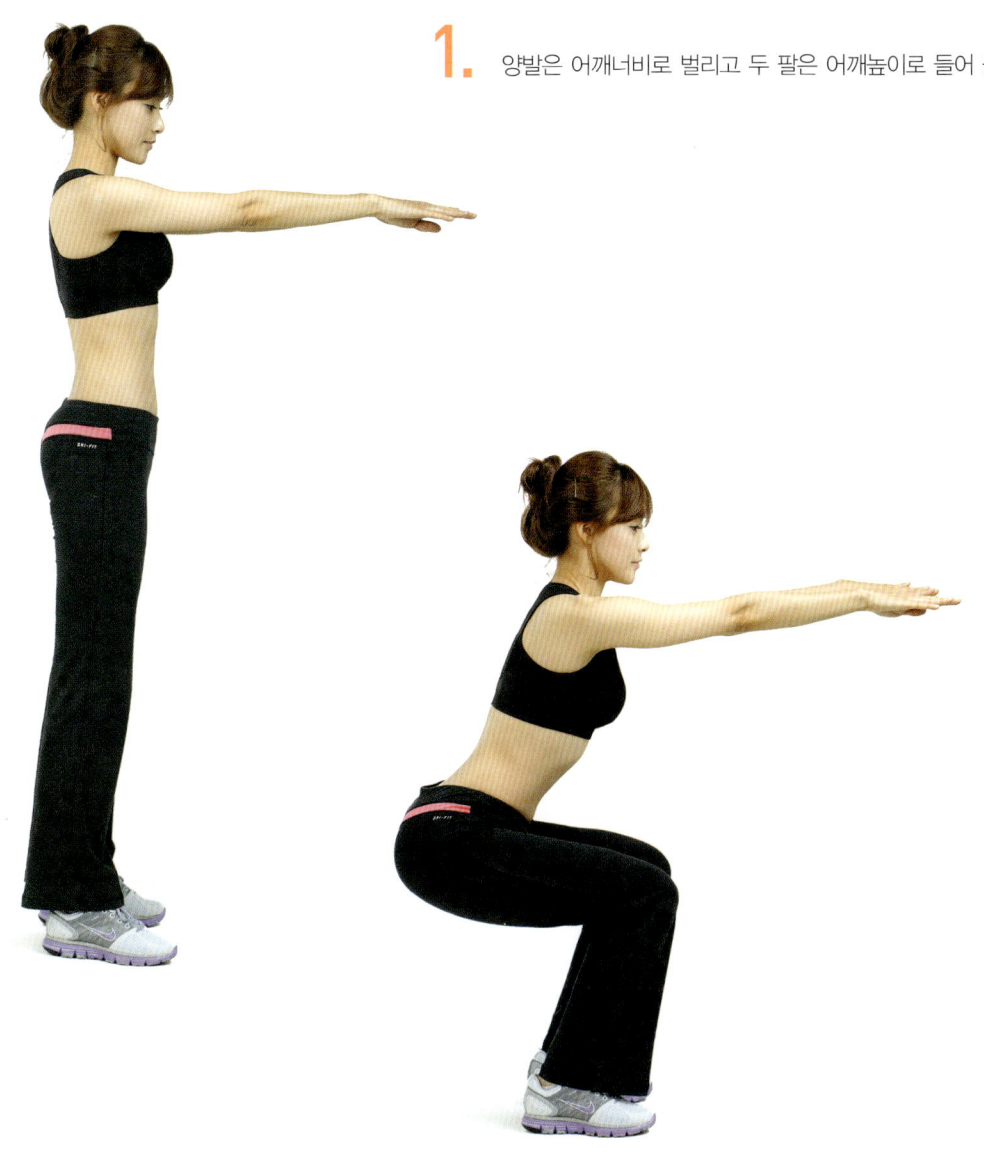

1. 양발은 어깨너비로 벌리고 두 팔은 어깨높이로 들어 올린다.

2. 허벅지가 바닥과 평행이 될 때까지 천천히 앉는다.
이때 등은 곧게 유지한다. 천천히 일어나 시작 자세로 돌아온다.

| 고도 비만을 위한 웨이트 트레이닝 | 런지 |

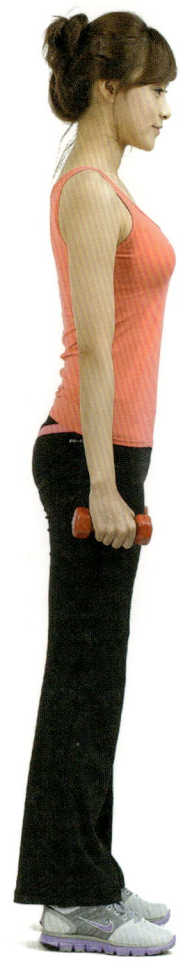

1. 양발을 모아 앞을 향한다.
양손에 덤벨을 들고 자연스럽게 늘어뜨린다.

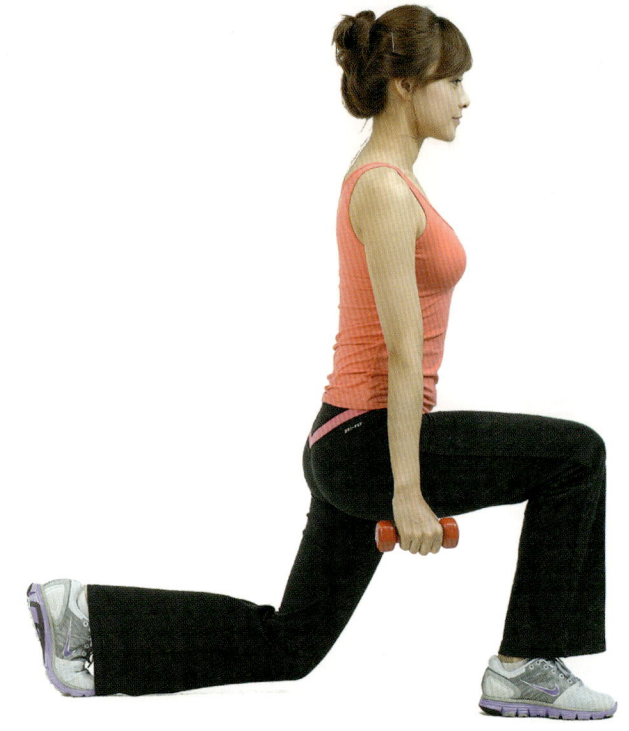

2. 오른쪽 무릎을 90도 각도로 구부리고 왼쪽 무릎을 바닥 가까이에 댄다.
천천히 일어나 10~15회 실시한다. 반대쪽은 똑같이 실시한다.

카프 레이즈 | 고도 비만을 위한 하체 근력 트레이닝 |

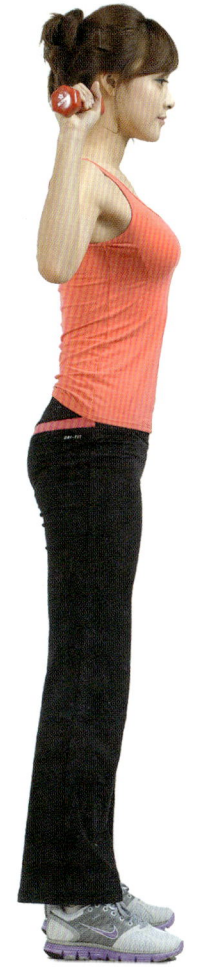

1. 양발을 어깨너비로 벌리고 덤벨을 든 양손을 귀까지 들어 올린다.

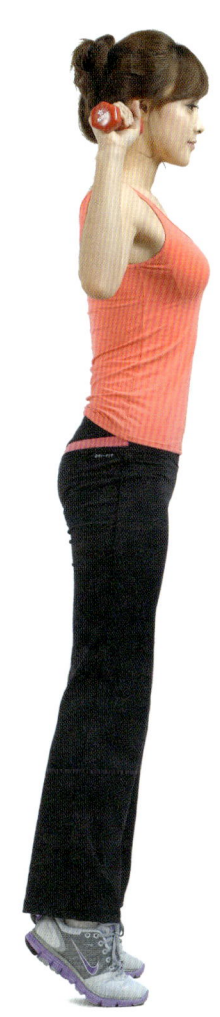

2. 발가락만으로 선다는 느낌으로 뒤꿈치를 들어 올렸다가 천천히 시작 자세로 돌아온다.

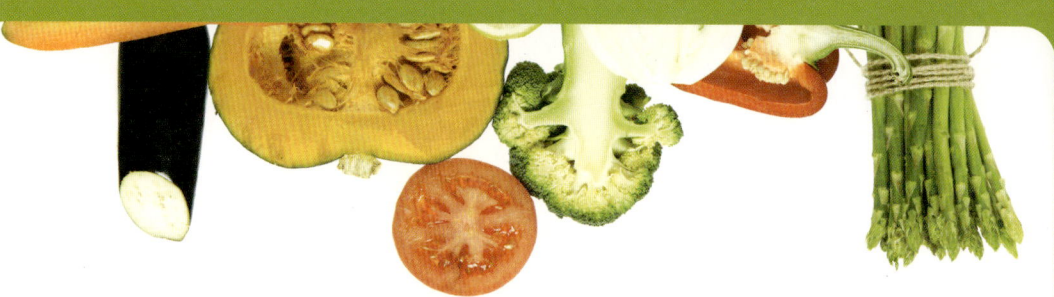

지금은 다이어트 비타민 시대

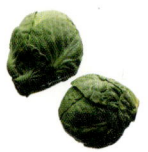

살 빼는데 웬 비타민 타령?

다이어트를 결심하게 되면 다이어트 효과가 확실하다고 광고하는 고가의 운동화를 사고 폼나는 운동복도 골라본다. 여기에 조금 더 여유가 생기면 식욕억제와 스트레스 완화에 좋은 아로마 오일도 구입해서 몇 번 발라본다. 하지만 대부분 다이어터들은 다이어트 시작 시점부터 부족할 수 있는 비타민의 추가 보충에 대한 고민은 하지 않는다. 다이어트를 하면서 식사량을 줄이다 보면 비타민 섭취량도 같이 줄어들 수 있다. 비타민은 인체에서 에너지 대사 시스템에 중요한 역할을 하는데 다이어트 중에는 에너지 대사 시스템이 좀더 활발하게 움직이게 된다. 에너지는 탄수화물, 단백질, 지방으로 구성되는데 이러한 에너지가 인체에서 대사하려면 비타민이라는 조수(어려운 말로 조효소라고 한다)가 필요하다. 결국 비타민이 부족하면 에너지 대사 시스템의 작용이 원활해지지 않기 때문에 다이어트 효과가 떨어질 수 있다. 무조건 적게 먹는 것이 능사가 아닌 이유 중에 비타민의 역할도 있는 것이다.

운동을 할 때는 에너지 대사 시스템에 속도가 붙기 때문에 체내 비타민 요구가 더 높아진다. 운동선수들이 비타민 보충제와 친한 것이 이러한 이유 때문이다. 다이어트를 위해 운동을 열심히 해도 비타민이 부족하면 지방 연소 효과가 떨어질 수 있다. 특히 수용성 비타민 B군이 부족하면 세포 속 지방 연소 공장인 미토콘드리아에서 지방 연소 효소들의 기능이 떨어지게 되고 피로물질도 쌓이게 된다.

비타민 B군은 8가지로 구성되어 있는데 고탄수화물 문화권에서 살아가는 한국인에게는 탄수화물 연소 효과를 높여주는 고마운 티아민(비타민 B1)의 충분한 섭취가 필요하다. 이 밖에도 에너지 대사를 도와주는 리보플라빈(비타민 B2), 니아신(비타민 B3), 판토텐산, 비타민 B6, 비타민B 12, 엽산, 비오틴 등의 균형 있는 섭취가 중요하다. 비타민 B군 8개 중에 특정 비타민을 강화해서 먹는 경우가 있는데 특정 비타민 B군을 강화하면 체내에서 비타민 B군끼리 경쟁하면서 흡수를 방해하기 때문에 골고루 섭취하는 것이 필요하다. 결국 살 빼는 데 칼로리 계산이 중요하지 웬 비타민 타령을 하느냐고 핀잔을 주는 것이 아니라 비타민 찬가라도 불러야 할 참이다.

노안 다이어트 막아주는 전사 비타민

스타들의 다이어트 전후 사진이 인터넷에 공개되어도 모두 칭찬을 받는 시대는

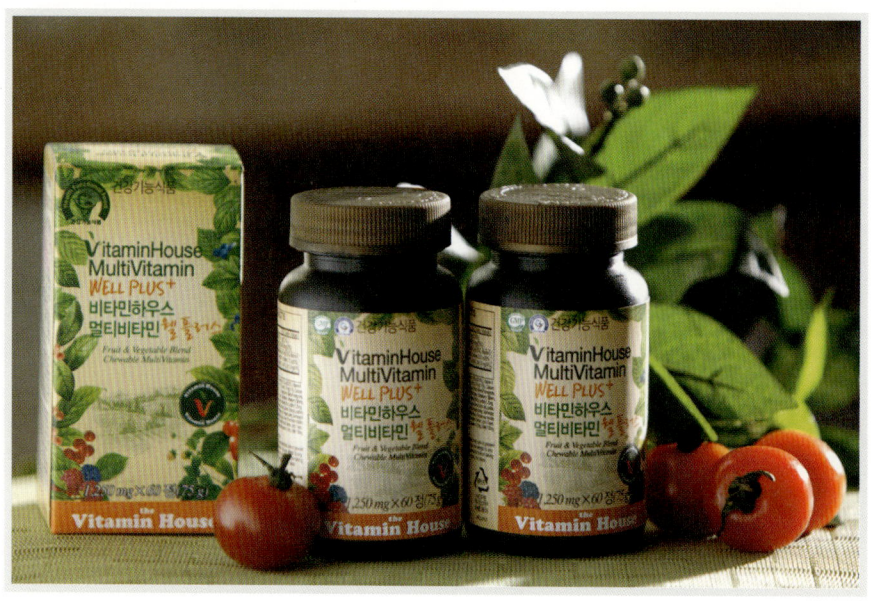

끝났다. 다이어트를 잘못 해서 오히려 늙어보인다는 억울한 비난(?)까지 받는 경우도 있다. 이제는 무조건 감량만을 목표로 하는 다이어트는 필요하지 않다. 날씬한 것도 중요하지만 동안 다이어트가 대세이다.

　다이어트 중 스트레스와 오버 트레이닝이 늘면서 우리 몸은 무서운 활성산소의 공격에 노출된다. 활성산소는 전자가 한 쌍인 일반 분자와 달리 한 개의 전자만 가지고 외롭게 태어나기 때문에 항상 다른 분자에게서 전자 한 개를 빼앗아 짝을 만들고 싶어한다. 결국 활성산소에 전자를 뺏긴 정상적인 분자는 다른 분자에게서 전자를 빼앗는 악순환이 이어지게 된다. 도미노 현상처럼 계속적인 산화적 공격은 암, 치매, 노화를 앞당기게 만든다.

이때 우리 세포를 당당히 지켜내는 전사가 있으니 바로 항산화 비타민이다. 항산화비타민은 자신을 희생해서 우리 몸을 산화적 공격에서 지켜낸다. 활성산소가 세포를 공격하면 우선 비타민 E가 최전방에서 세포를 방어한다. 그런데 활성산소의 공격을 막아낸 비타민 E는 안타깝게도 좀비가 되어버려 우리 몸은 또 다시 위기에 처한다. 이때 후방에 있던 비타민 C가 나타나 좀비가 된 비타민 E를 재생시켜주고 자신은 소변과 함께 사라져버린다. 친구를 도와주고 자신은 좀비가 되지 않고 세포 내에서 완전히 없어지는 것이 강한 전사 비타민 C의 본질인 것이다. 비타민 C와 비타민 E는 비익조처럼 함께 있을 때 가장 큰 힘을 낼 수 있기 때문에 비타민 C가 풍부한 토마토만 먹거나 비타민 E 함량이 높은 호두만 먹는 원푸드 다이어트는 의미가 없다. 비타민 C와 비타민 E 외에도 비타민 A(베타카로틴), 셀렌, 망간, 아연 등이 다이어트 중 몸이 노화되는 것을 막아주고 동안 다이어트를 가능하게 해준다.

피로 회복제가 듬뿍 들어 있는 활력 천사 비타민

스트레스와 과다한 업무에 시달리는 현대인의 몸은 항상 흥분 상태이다. 바로 교감신경의 끊임없는 자극에 우리 몸이 시달리고 있는 것이다. 흥분 작용을 하는 교감신경이 비정상적으로 활동을 많이 하게 되면 부교감 신경의 이완 작용을 방해하게 된다. 현대인의 주된 병의 원인이 되는 스트레스는 교감신경을 지나치게 자극해서 우리 몸은 흥분되고 예민해진다. 반면에 억제된 부교감신경은 장 운동을 방해하면서 변비는 현대인의 필수 병이 되어버렸다. 부교감신경은 수면

에도 깊은 관여를 하기 때문에 교감신경이 지나치게 작용하면 숙면에도 문제가 생긴다. 설상가상으로 다이어트에도 큰 부작용을 줄 수 있다. 교감신경의 지나친 자극은 수용성 비타민을 급속히 고갈되게 만드는데 식사량이 적어 섭취하는 비타민이 부족한 상태에서 다이어트로 예민해지면 고갈 속도가 더 빨라지는 것이다.

수용성 비타민은 신선한 야채와 과일에 많이 함유되어 있는데 열과 알칼리에 취약하다. 또한 수용성 비타민은 지용성 비타민과 달리 저장력이 떨어지기 때문에 꾸준히 섭취해줘야 한다. 하지만 우리 식탁에서 신선한 제철 나물과 과일, 바다향이 물씬 나는 생선, 꼭꼭 씹어 먹어야 하는 잡곡밥 등의 엄마표 밥상이 사라지면서 양질의 균형식을 먹기가 점점 어려워졌다. 부모님과 같이 살아도 하루 세끼 모두 외식을 하는 경우가 많고 혼자 사는 싱글들은 패스트 푸드보다 더 비싼 과일과 야채를 사기가 망설여진다. 과거에 비해 비타민은 더 쉽게 고갈되는데 비타민 섭취량은 줄어드는 것이다. 얼마 전 비타민 C 1000mg이나 되는 고용량(20대 비타민 C 권장량이 100mg인 것을 생각하면 고용량이 확실하다) 비타민 보충제 광고가 인기가 많았던 이유 역시 이런 현대인의 라이프 스타일 때문이다.

많은 직장인들이 아침 잠 때문에 새벽 운동은 포기한다. 퇴근 후에도 집에

오면 운동화를 신고 나갈 엄두가 나지 않는다. 낮에는 퇴근하고 운동을 꼭 해야지 하고 결심하지만 막상 집에 가면 하루 종일 쌓인 피로 때문에 손가락 까닥할 힘도 없다. 결국 냉장고에 있는 음식도 꺼내기 싫어서 야식을 시켜먹고 부른 배를 안고 기약 없는 내일의 다이어트를 꿈꾼다. 결국 교감신경에 녹 다운된 우리 몸은 쌓인 피로 때문에 운동할 기운도 없게 된다. 신경 써야 할 일이 태산 같이 많은 현대인들에게 수용성 비타민 고갈속도가 100년 전 선조들보다 빠르다는 사실을 잊지 말아야 한다. 결국 다이어트 의욕까지 없애는 스트레스와 피로를 이기려면 활력 천사 비타민의 도움이 필요하다.

다이어트 비타민으로 다이어트 효과 높이기

해외 여행을 하다보면 전문 비타민숍뿐만 아니라 슈퍼마켓, 약국, 오가닉 푸드점 등에서 다양한 비타민 제품들을 판매하는 것을 본 적이 있을 것이다. 미국이나 호주 등에서 보이는 비타민 사랑은 상상을 초월할 정도이다. 한국도 이제 비타민 보충제에 대한 관심이 점점 높아지고 있다. 최근에는 다양한 기능을 가진 비타민 제품들이 소개되고 있는데 이중에는 체중감량을 목표로 하는 비타민 제품도 선보이고 있다. 특히 식약청에서 다이어트 효과를 인정받은 HCA(hydroxycitric acid)나 카르니틴(L-카르니틴)이 첨가된 비타민 제품이 큰 사랑을 받고 있다. HCA는 인도에서 많이 자라는 가르시니아 캄보지아 나무의 열매 껍질에 많이 들어있다. 인도의 비만 남성이 숲속에서 길을 잃고 이 나무의 열매 껍질을 먹은 후 살이 빠지면서 다이어트 효과가 입소문이 나기 시작했다. 그 후 수 많은 연구들

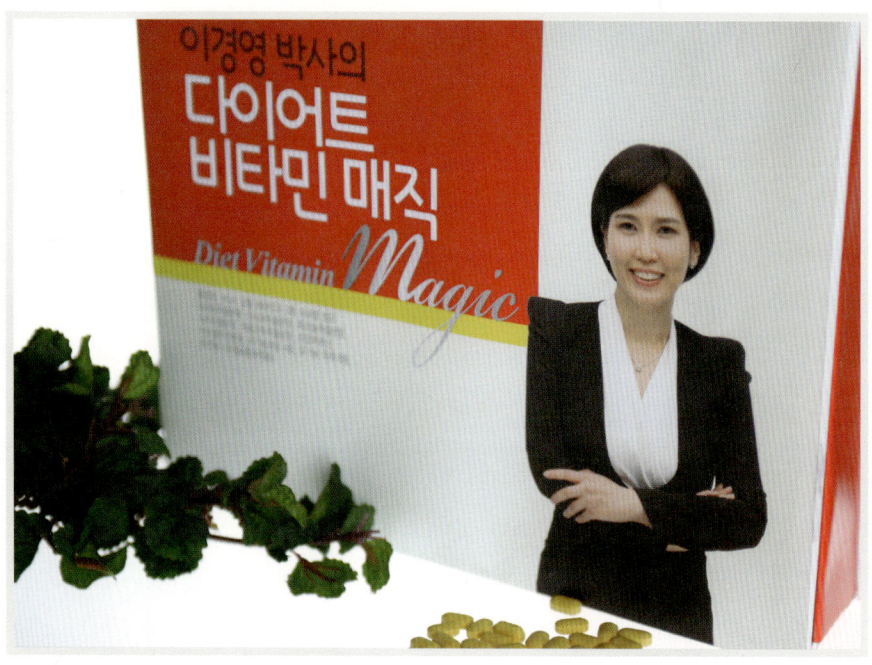

을 통해서 탄수화물이 지방으로 전환되는 것을 막는 과학적 효과가 입증되면서 이 나무의 값이 껑충 뛰었다고 한다. HCA는 천연식품에서 추출해서 부작용이 거의 없는 것으로 유명하고 고탄수화물 식사를 하는 동양인들의 다이어트에 효과적이다.

　아미노산의 일종인 카르니틴은 지방 연소 공장인 미토콘드리아로 지방을 이동하는 데 필요한 물질이다. 인체에 소량만 존재하기 때문에 카르니틴은 따로 섭취해야 하며 필수 아미노산인 라이신과 메티오닌을 통해 합성된다. 라이신은 대게, 메밀, 달걀에 많이 있고 메티오닌은 새우, 북어, 바지락에 풍부하다. 카르니틴은 비타민 C를 원료로 해서 만들기 때문에 비타민 C의 충분한 섭취가 먼저 선행되어야 한다.

　고기능성 다이어트 비타민 제품에는 다양한 식품 추출물도 첨가되어 있다. 아드레날린 분비를 촉진시켜 운동효과를 높이는 마늘의 알긴산, 에너지 대사율을 높이는 고추의 캡사이신, 포만감을 높이고 체내 콜레스테롤을 흡착시켜 빠져나가게 해주는 다시마의 알긴산, 지방 분해를 촉진하는 녹차의 카테킨, 노화 방지에 효과적인 토마토의 리코펜 등을 추가해서 다이어트 효과를 상승시킨다. 이처럼 체중감량용 비타민제를 선택할 때는 비타민의 충분한 보충과 함께 체중 조절용 소재들이 포함되어 있는 것을 선택하는 것이 효과적이다.

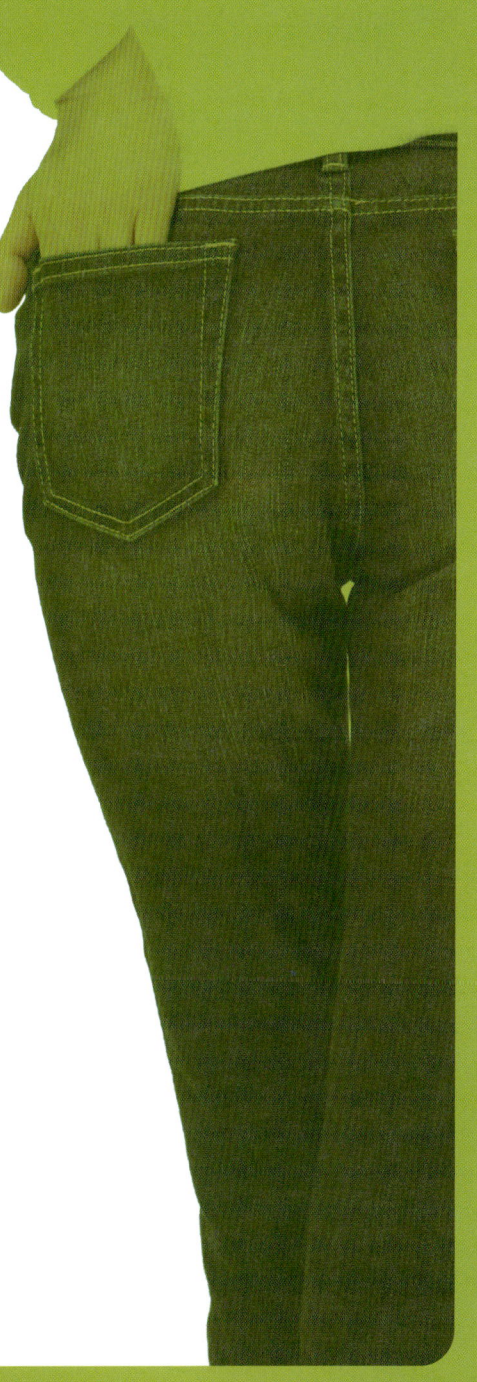

이제는 다이어트도 SNS 시대

요즘에는 자신의 다이어트 상황을 실시간으로 공개해 많은 사람들과 다이어트 정보를 공유하는 것이 대세다. 손안의 스마트폰을 통해서 언제 어디서나 자신이 필요한 다이어트 정보를 얻고 이를 잘 실천하는지 확인해주는 SNS 다이어트는 다이어트 방법도 크게 바꾸어놓고 있다. 다이어트 전문가와 온라인에서 만나 다이어트 정보와 상담을 언제 어디서든 쉽고 빠르게 받을 수 있는 SNS 다이어트가 앞으로 유행할 것이다.

SNS다이어트가 필요한 이유

그동안 주위에 비만클리닉센터가 없어 고민이거나 바쁜 생활 속에서 다이어트 상담을 받기 어려워 온갖 다이어트 서적과 기사 등으로만 다이어트 정보를 얻는 것에 만족해야 했다. 그러나 SNS를 활용하면 시간과 공간의 제약 없이 실시간으로 간편하게 다이어트 상담을 받을수 있다. 다이어트를 성공하려면 먼저 주위에 다이어트를 한다고 소문을 내라는 말이 있는 만큼 SNS 다이어트로 통해 자신의 다이어트 상황이 공식적으로 노출되면 쉽게 좌절하거나 그만두기 힘들어지므로 다이어트 성공의 열쇠가 된다. SNS 다이어트는 많은 장점을 가지고 있지만 익명성이 보장되지 않고 상담자들이 솔직한 내용을 올리지 않으면 정확한 상담이 불가능하다는 담점도 있다. 또한 비전문적인 다이어트 상담사를 만날 경우 오히려 건강을 해칠 수 있다는 점도 주의해야 한다.

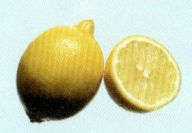
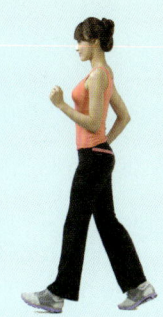

SNS를 이용한 다이어트 프로그램 이경영 다이어트 카톡

이에 이경영벤에세레에서 다이어트 프로그래머 선생님들과 함께 이경영 다이어트 카톡 프로그램을 시범적으로 운영해보았다. 이경영 다이어트 카톡 프로그램은 5명을 대상으로 한 달간 하루 30분씩 다이어트에 관한 자신의 진행 상황과 궁금증을 묻고 대답하는 방식으로 운영을 해보았는데 성과가 좋았다. 5명 중 4명이 체지방을 감소되었으며, 1명은 개인적인 사정으로 아쉽게 중도 탈락을 하였다. 하지만 4명이 좋은 성과를 가져온 것은 SNS를 이용한 다이어트도 성공할 수 있다는 좋은 사례가 되었다. 국내에서 처음 시도된 것이지만 SNS 다이어트 프로그램은 스마트폰의 보급과 함께 정착이 되면 좋은 다이어트 방법으로 자리 잡을 수 있을 것이다.

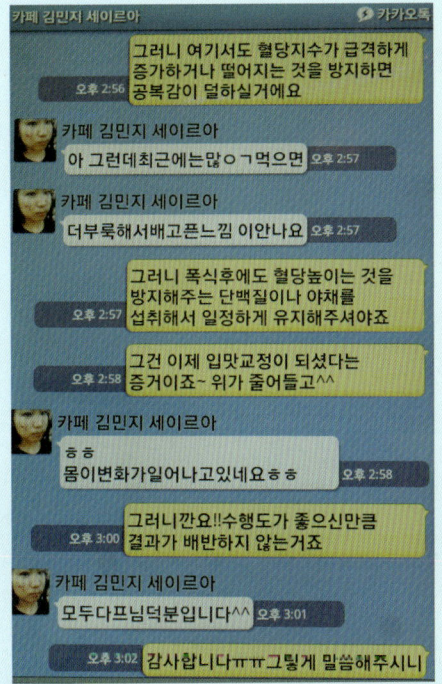

이경영 다이어트 카톡 프로그램 예시
그동안 다이어트에 대한 많은 정보로 혼란스러웠는데 이제는 나에게 맞는 맞춤 처방으로 즐겁게 다이어트할 수 있어요.

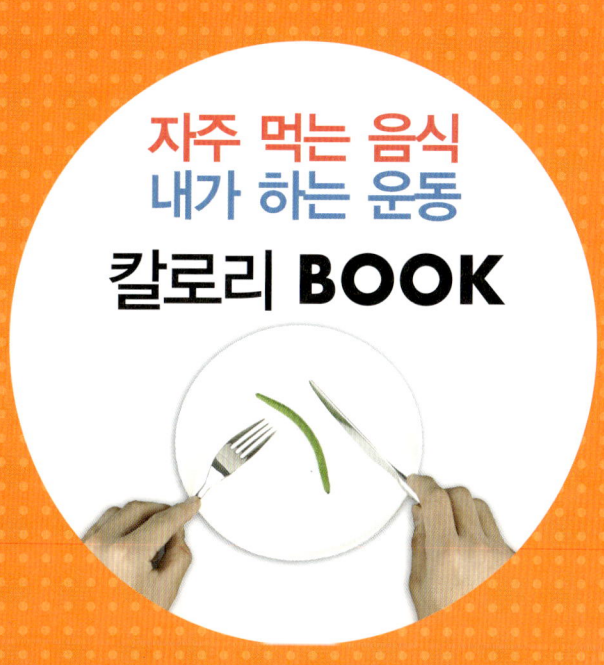

자주 먹는 음식
내가 하는 운동
칼로리 BOOK

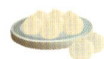 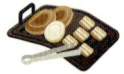   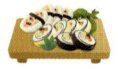

자주 먹는 밥류

음식명	단위	칼로리	음식명	단위	칼로리
쌀밥	1공기(210g)	313	쇠고기덮밥	1인분(277g)	447
잡곡밥	1공기(223g)	347	참치회덮밥	1인분(372g)	459
현미밥	1공기(210g)	318	한치회덮밥	1인분(372g)	436
보리밥	1공기(230g)	347	자장밥	1인분(373g)	487
녹두밥	1공기(230g)	346	닭고기덮밥	1인분(308g)	431
오곡밥	1공기(250g)	380	야채볶음밥	1인분(335g)	449
밤밥	1공기(221g)	327	버섯덮밥	1인분(328g)	405
팥밥	1공기(224g)	344	오징어덮밥	1인분(370g)	443
옥수수밥	1공기(222g)	346	두부덮밥	1인분(348g)	434
고구마밥	1공기(226g)	329	해물덮밥	1인분(310g)	379
완두콩밥	1공기(233g)	337	김치볶음밥	1인분(294g)	374
누룬밥	1공기(316g)	174	김치밥	1인분(230g)	325
감자밥	1공기(226g)	300	국밥	1인분(518g)	411
야채밥	1공기(245g)	314	순대국밥	1인분(531g)	416
김마끼	1인분(300g)	350	묵말이국밥	1인분(170g)	221
김밥	1줄(247g)	446	잡채밥	1인분(328g)	525
꼬마김밥	1인분(170g)	223	쌈밥	1인분(250g)	329
참치김밥	1줄(298g)	560	잡탕밥	1인분(376g)	521
영양밥(돌솥밥)	1인분(262g)	353	오므라이스	1인분(362g)	519
콩나물밥	1인분(269g)	332	돈육카레라이스	1인분(337g)	456
비빔밥	1인분(400g)	484	생선초밥	6개(368g)	518
열무비빔밥	1인분(324g)	368	김초밥	6개(337g)	451
야채볶음밥	1인분(335g)	449	유부초밥	6개(253g)	456
참치볶음밥	1인분(323g)	428	떡국	1인분(413g)	439
계란덮밥	1인분(338g)	466	미역조랭이떡국	1인분(460g)	234
새우볶음밥	1인분(308g)	397	주먹밥	2개(215g)	320

자주 먹는 면류

음식명	단위	칼로리	음식명	단위	칼로리
쫄면	1인분(417g)	559	국수장국	1인분(524g)	419
칡냉면(비빔면)	1인분(400g)	456	닭칼국수	1인분(465g)	233
회냉면	1인분(384g)	490	도토리국수	1인분(564g)	428
열무김치냉면	1인분(552g)	403	메밀국수	1인분(484g)	312
라면	1개(519g)	525	메밀쟁반국수	1인분(240g)	365
컵라면(작은 것)	1개(272g)	274	비빔국수	1인분(372g)	522
야채라면	1개(527g)	495	열무김치국수	1인분(346g)	437
울면(인스턴트)	1인분(427g)	431	유부국수	1인분(542g)	509
잔치국수	1인분(484g)	406	칼국수	1인분(566g)	285
스파게티(패스트푸드)	1접시(250g)	260	콩국수	1인분(565g)	481
스파게티와미트볼	1접시(248g)	332	우동	1인분(517g)	461
짬뽕	1인분(664g)	571	물냉면	1인분(579g)	435
자장면	1인분(452g)	607	비빔냉면	1인분(396g)	442

자주 먹는 국 & 찌개 & 전골 & 탕

음식명	단위	칼로리	음식명	단위	칼로리
북어국	1인분(267g)	147	시래기된장국	1인분(210g)	49
표고버섯북어국	1인분(302g)	124	쇠고기두부국	1인분(302g)	108
미역국	1인분(275g)	94	감자고비된장국	1인분(329g)	86
다시멸치미역국	1인분(246g)	28	감자국	1인분(298g)	76
당면국	1인분(311g)	140	열무감자국	1인분(294g)	59
감자두부된장국	1인분(329g)	99	김치수제비국	1인분(294g)	89
짬뽕국	1인분(363g)	173	어묵국	1인분(334g)	113
꽃게된장국	1인분(377g)	139	달래된장국	1인분(321g)	73
떡어묵국	1인분(297g)	130	건새우아욱국	1인분(314g)	77
우거지국	1인분(284g)	63	대구국	1인분(336g)	81
북어계란국	1인분(287g)	153	계란파국	1인분(258g)	80
북어콩나물국	1인분(275g)	128	호박잎된장국	1인분(292g)	55
닭무국	1인분(329g)	122	재치조개국	1인분(294g)	95
쇠고기탕국	1인분(316g)	95	쇠고기국	1인분(281g)	82

순대국	1인분(356g)	152	오징어무국	1인분(295g)	61
해물된장국	1인분(346g)	110	해물탕	1인분(362g)	110
두부어묵새우젓국	1인분(313g)	85	오징어국	1인분(295g)	77
감자수제비국	1인분(320g)	182	쇠고기무국	1인분(291g)	70
두부된장국	1인분(319g)	99	단배추된장국	1인분(317g)	83
경단미역국	1인분(250g)	106	조개살두부국	1인분(297g)	71
시금치조개국	1인분(313g)	68	열무두부국	1인분(297g)	71
선지곱창국	1인분(408g)	114	조개살배추국	1인분(324g)	68
감자된장국	1인분(294g)	72	홍합미역국	1인분(252g)	60
냉이된장국	1인분(309g)	78	숙음배추국	1인분(298g)	51
시금치된장국	1인분(270g)	44	홍합우거지국	1인분(310g)	49
대합미역국	1인분(226g)	27	버섯국	1인분(289g)	33
쑥국	1인분(334g)	52	콩나물무채국	1인분(269g)	24
쇠고기콩나물국	1인분(290g)	73	미역오이냉국	1인분(310g)	29
토란국	1인분(308g)	67	알탕	1인분(368g)	139
홍합무국	1인분(284g)	55	대구탕	1인분(350g)	89
선짓국	1인분(380g)	88	꽃게탕	1인분(345g)	120
조개된장국	1인분(322g)	73	조기매운탕	1인분(380g)	172
모시조개국	1인분(263g)	39	우럭매운탕	1인분(364g)	111
무새우젓국	1인분(294g)	54	복매운탕	1인분(385g)	132
감자미역국	1인분(253g)	56	메기매운탕	1인분(342g)	170
참치미역국	1인분(235g)	62	미꾸라지매운탕	1인분(364g)	152
두부김치국	1인분(302g)	56	내장탕	1인분(409g)	173
새우젓호박국	1인분(308g)	48	두부계란탕	1인분(336g)	135
아욱국	1인분(296g)	57	삼계탕	1인분(706g)	900
유부국	1인분(288g)	90	갈비탕	1인분(415g)	354
근대조개국	1인분(304g)	57	보신탕	1인분(363g)	209
무채어묵국	1인분(394g)	84	설렁탕	1인분(250g)	184
미역냉국	1인분(266g)	46	돈육개장	1인분(374g)	191
근대된장국	1인분(294g)	44	쇠고기육개장	1인분(373g)	247
황태맑은국	1인분(300g)	50	닭계장	1인분(331g)	168
감자호박국	1인분(294g)	49	채소육개장	1인분(300g)	96
일본식된장국	1인분(256g)	68	고등어찌개	1인분(306g)	240
콩나물국	1인분(263g)	43	굴두부찌개	1인분(300g)	117

음식명	단위	칼로리	음식명	단위	칼로리
참치김치국	1인분(276g)	33	도미찌개	1인분(316g)	132
가지냉국	1인분(292g)	27	동태찌개	1인분(318g)	137
감자당면국	1인분(276g)	69	병어찌개	1인분(315g)	179
청어찌개	1인분(313g)	233	오징어찌개	1인분(326g)	119
참치김치찌개	1인분(267g)	67	미더덕된장찌개	1인분(286g)	73
우거지찌개	1인분(312g)	135	곱창전골	1인분(267g)	214
호박달래찌개	1인분(315g)	88	쇠고기전골	1인분(269g)	146
조기찌개	1인분(314g)	165	양송이버섯전골	1인분(296g)	111
청국장찌개	1인분(301g)	116	표고버섯전골	1인분(322g)	113
돈육김치찌개	1인분(288g)	112	불낙전골	1인분(427g)	247
부대고기찌개	1인분(368g)	353	김치전골	1인분(352g)	172
두부채소전골	1인분(350g)	38	국수전골	1인분(272g)	174

자주 먹는 구이

음식명	단위	칼로리	음식명	단위	칼로리
가리비구이	1소접시(89g)	91	더덕구이	4개(40g)	81
갈치구이	1토막(72g)	101	도라지구이	1중접시(74g)	95
고등어구이	1토막(72g)	189	두부양념구이	3쪽(103g)	142
굴비구이	1토막(70g)	124	햄구이	1쪽(40g)	52
꽁치구이	1토막(72g)	183	청어구이	1토막(72g)	169
넙치구이	1토막(11g)	72	대하구이	1마리(80g)	74
도미구이	1토막(11g)	67	적어구이	1토막(40g)	60
노가리구이	1토막(29g)	92	갈매기살구이	1인분(180g)	265
민어구이	1토막(72g)	72	갈비구이	1인분(180g)	374
뱅어포구이	1장(41g)	93	삼겹살구이	1인분(180g)	600
병어고추장구이	1토막(89g)	173	불고기	1인분(180g)	228
병어구이	1토막(72g)	114	소등심구이	1인분(180g)	396
볼락구이	1토막(72g)	78	닭갈비	1인분(180g)	225
북어양념구이	1토막(46g)	138	전어구이	1토막(72g)	142
삼치구이	1토막(72g)	124	조기구이	1토막(72g)	96
삼치양념구이	1토막(98g)	170	조기양념구이	1토막(79g)	109
연어구이	1토막(72g)	112	감자구이	1개(131g)	71
오징어양념구이	1토막(92g)	102	장어구이	2토막(95g)	223

음식명	단위	칼로리
임연수구이	1토막(72g)	116

음식명	단위	칼로리
닭불고기	1인분(180g)	273

자주 먹는 조림 & 찜

음식명	단위	칼로리	음식명	단위	칼로리
마늘쫑조림	1소접시(31g)	27	애호박찜	1소접시(96g)	48
연근조림	1소접시(66g)	62	호박잎찜	1소접시(24g)	18
호박조림	1소접시(88g)	44	단호박두부찜	1소접시(150g)	128
깻잎조림	1소접시(48g)	28	양배추찜	1소접시(69g)	35
양송이버섯조림	1소접시(88g)	29	채소찜	1소접시(60g)	158
고등어조림	1소접시(161g)	234	돼지족발찜	1소접시(123g)	308
오징어포고추조림	1소접시(51g)	104	소갈비떡찜	1소접시(143g)	279
장어조림	1소접시(160g)	199	돼지갈비찜	1중접시(173g)	269
꽁치조림	1토막(149g)	214	갈비찜	1중접시(187g)	304
돼지고기갈비강정	1중접시(142g)	282	도가니수육	1소접시(91g)	134
삼치조림	1토막(133g)	159	돼지고기수육	1접시(100g)	170
병어조림	1토막(141g)	151	소고기수육	1접시(90g)	79
갈치조림	1토막(155g)	139	편육	1소접시(73g)	176
쥐포조림	1소접시(29g)	84	두부찜	1소접시(83g)	82
홍합조림	1소접시(96g)	83	자반고등어찜	1토막(95g)	182
곤약채소조림	1소접시(100g)	37	고등어찜	1토막(153g)	235
다시마조림	1소접시(15g)	12	꽃게찜	1마리(166g)	188
돼지고기완자조림	1소접시(123g)	251	소갈비찜	1중접시(137g)	284
소갈비조림	1중접시(180g)	307	갈치찜	1중접시(158g)	147
유부조림	1소접시(63g)	200	닭찜	1중접시(158g)	200
닭조림	1소접시(142g)	193	돼지갈비고구마찜	1중접시(233g)	333
돼지고기장조림	1소접시(98g)	166	아구찜	1중접시(192g)	99
소고기장조림	1소접시(87g)	105	꼬막찜	1소접시(122g)	127
새송이장조림	1소접시(40g)	47	대합찜	1소접시(149g)	176
콩자반	1소접시(32g)	108	바지락찜	1소접시(119g)	114
양미리조림	1소접시(113g)	120	도미찜	1토막(153g)	112
가자미조림	1소접시(143g)	127	홍어찜	1토막(162g)	108
미더덕찜	1소접시(205g)	87	알찜	1소접시(97g)	73
북어찜	1중접시(56g)	156	오징어순대	1소접시(143g)	95

음식명	단위	칼로리	음식명	단위	칼로리
우럭찜	1중접시(152g)	107	순대	1인분(93g)	133
우설찜	1중접시(82g)	125	참치계란찜	1소접시(59g)	87
가오리찜	1중접시(163g)	104	계란찜	1소접시(66g)	92
대구찜	1중접시(153g)	108	깻잎찜	1소접시(26g)	26
황태찜	1중접시(70g)	70	채소찜	1소접시(60g)	158
동태찜	1중접시(152g)	113	가자미찜	1소접시(153g)	135

자주 먹는 김치 & 나물

음식명	단위	칼로리	음식명	단위	칼로리
보쌈김치	1소접시(74g)	49	고비나물	1소접시(87g)	54
고들빼기김치	1소접시(60g)	39	콩나물	1소접시(78g)	39
파김치	1소접시(60g)	31	시금치나물	1소접시(85g)	53
부추김치	1소접시(61g)	26	시래기나물	1소접시(86g)	37
갓김치	1소접시(60g)	24	고사리나물	1소접시(88g)	72
무초절이	1소접시(86g)	22	깻잎나물	1소접시(84g)	46
오이소배기	1소접시(89g)	21	쑥갓나물	1소접시(77g)	40
유채김치	1소접시(60g)	17	배추나물	1소접시(90g)	38
깍두기	1소접시(50g)	16	비름나물	1소접시(80g)	56
총각김치	1소접시(50g)	15	근대나물	1소접시(83g)	36
무청김치	1소접시(60g)	13	숙주나물	1소접시(76g)	13
열무김치	1소접시(50g)	11	취나물	1소접시(79g)	41
동치미	1소접시(100g)	11	가지나물	1소접시(79g)	35
배추김치	1소접시(60g)	10	톳나물	1소접시(64g)	33
장김치	1소접시(102g)	10	미나리나물	1소접시(90g)	31
나박김치	1소접시(100g)	9	고추잎나물	1소접시(84g)	61
부추겉절이	1소접시(52g)	40	배추숙주나물	1소접시(80g)	36
양배추겉절이	1소접시(96g)	41	미역나물	1소접시(79g)	19
양파겉절이	1소접시(67g)	33	숙주부추나물	1소접시(75g)	18
상추겉절이	1소접시(90g)	42	씀바귀나물	1소접시(91g)	82
소고기무나물	1소접시(84g)	88	냉이나물	1소접시(91g)	65
도라지나물	1소접시(56g)	58	머위나물	1소접시(93g)	63

자주 먹는 장아찌 & 젓갈

음식명	단위	칼로리	음식명	단위	칼로리
깻잎장아찌	1종지(33g)	23	어리굴젓	1종지(15g)	12
마늘장아찌	1종지(20g)	10	아가미젓	1종지(15g)	12
오이숙장아찌	1종지(50g)	45	오징어젓	1종지(15g)	11
가다랭이내장젓	1종지(15g)	11	조개젓	1종지(15g)	10
갈치젓	1종지(15g)	27	조기젓	1종지(15g)	12
게알젓	1종지(15g)	36	창란젓	1종지(15g)	17
꼴뚜기젓	1종지(15g)	13	대구젓	1종지(15g)	9
명란젓	1종지(15g)	18	멸치젓	1종지(15g)	16
바지락젓	1종지(15g)	7	밴댕이젓	1종지(15g)	27
연어젓	1종지(15g)	21	전복젓	1종지(15g)	15

자주 먹는 무침

음식명	단위	칼로리	음식명	단위	칼로리
골뱅이무침	1소접시(126g)	103	다시마채무침	1소접시(35g)	14
편육무침	1소접시(125g)	131	잔파무침	1소접시(78g)	38
오징어무침	1소접시(154g)	115	오이양파무침	1소접시(82g)	44
도라지북어포무침	1소접시(57g)	115	콩나물미나리무침	1소접시(76g)	39
피조개무침	1소접시(159g)	110	파래무침	1소접시(88g)	24
달래무무침	1소접시(83g)	40	오징어묵무침	1소접시(80g)	70
오이지무침	1소접시(57g)	30	미나리무침	1소접시(80g)	28
열무무침	1소접시(92g)	53	단무지무침	1소접시(60g)	24
느타리콩나물무침	1소접시(79g)	44	어묵콩나물부추무침	1소접시(80g)	77
단배추된장무침	1소접시(96g)	65	미역오이초무침	1소접시(63g)	25
오징어미역초무침	1소접시(84g)	69	더덕무침	1소접시(69g)	73
미역초무침	1소접시(92g)	49	오이부추무침	1소접시(81g)	25
조개젓무침	1소접시(73g)	50	김무침	1소접시(5g)	15
토란대무침	1소접시(87g)	46	문어무침	1소접시(133g)	84
낙지무침	1소접시(142g)	57	창란젓무침	1소접시(71g)	54
두부톳무침	1소접시(74g)	53	고구마줄기무침	1소접시(87g)	42
풋마늘초무침	1소접시(66g)	53	숙주맛살무침	1소접시(78g)	20

음식명	단위	칼로리	음식명	단위	칼로리
부추양배추무침	1소접시(62g)	54	숙주미나리무침	1소접시(75g)	15
꼴뚜기무침	1소접시140g)	55	호박오가리무침	1소접시(38g)	93
마늘종무침	1소접시(31g)	33	새우무침	1소접시(27g)	88
멸치잔파무침	1소접시(36g)	70	홍합무침	1소접시(162g)	106
오이양배추무침	1소접시(82g)	44	소고기김무침	1소접시(75g)	102
소라무침	1소접시(89g)	89	노가리채무침	1소접시(32g)	102
오징어채무침	1소접시(32g)	104	굴무침	1소접시(92g)	92
북어채무침	1소접시(32g)	105	오징어풋마늘무침	1소접시(102g)	89
사태초무침	1소접시(102g)	112	도라지무침	1소접시(88g)	76
무말랭이무침	1소접시(50g)	95	도토리묵무침	1소접시(130g)	64
쥐포무침	1소접시(31g)	95	게맛살무침	1소접시(70g)	79
대구포무침	1소접시(32g)	94	오징어젓무무침	1소접시(75g)	47
홍어회무침	1소접시(144g)	84	육회	1소접시(91g)	129

자주 먹는 볶음 & 튀김

음식명	단위	칼로리	음식명	단위	칼로리
잡채	1소접시(154g)	171	잔멸치볶음	1소접시(41g)	88
떡잡채	1소접시(119g)	234	잔멸치소시지볶음	1소접시(53g)	146
도토리묵김치잡채	1소접시(106g)	65	쥐포볶음	1소접시(33g)	115
미역줄기잡채	1소접시(92g)	99	철판구이볶음	1소접시(157g)	151
부추잡채	1소접시(93g)	101	소고기버섯볶음	1소접시(115g)	185
콩나물잡채	1소접시(120g)	108	두부두루치기	1소접시(112g)	99
목이버섯잡채	1소접시(190g)	211	우엉볶음	1소접시(72g)	105
건꼴뚜기볶음	1소접시(35g)	119	느타리버섯볶음	1소접시(101g)	54
냉잡채	1소접시(80g)	133	채소꼬치	1소접시(100g)	41
마늘종잡채	1소접시(100g)	163	두부선	1소접시(110g)	110
우엉잡채	1소접시(50g)	63	감자풋고추볶음	1소접시(103g)	103
버섯잡채	1소접시(140g)	127	취나물볶음	1소접시(89g)	73
건새우볶음	1소접시(33g)	107	부추볶음	1소접시(68g)	83
건새우케참볶음	1소접시(38g)	112	감자채볶음	1소접시(121g)	97
고추멸치볶음	1소접시(54g)	113	무청볶음	1소접시(90g)	80
낙지볶음	1소접시(152g)	134	고춧잎볶음	1소접시(90g)	83
마늘종어묵볶음	1소접시(95g)	126	죽순볶음	1소접시(65g)	67

멸치야채볶음	1소접시(83g)	120	마늘종볶음	1소접시(86)	68
문어볶음	1소접시(170g)	149	고사리볶음	1소접시(75g)	68
뱅어포볶음	1소접시(31g)	85	깻잎나물볶음	1소접시(91g)	66
북어볶음	1소접시(36g)	120	돼지삼겹살볶음	1소접시(60g)	271
어묵볶음	1소접시(116g)	128	두부스테이크	1소접시(90g)	172
어묵양파볶음	1소접시(100g)	132	소시지야채볶음	1소접시(89g)	166
오징어떡볶음	1소접시(126g)	146	닭고추장볶음	1소접시(173g)	232
오징어버섯볶음	1소접시(125g)	103	돼지고기볶음	1소접시(143g)	236
오징어볶음	1소접시(145g)	153	돼지곱창볶음	1소접시(134g)	198
오징어묵볶음	1소접시(135g)	155	돼지고기고추장볶음	1소접시(110g)	228
오징어채볶음	1소접시(38g)	128	가자미튀김	1토막(87g)	187
오징어해물볶음	1소접시(113g)	126	갈치튀김	1토막(104g)	237
돈육두루치기	1소접시(125g)	225	대구튀김	1토막(104g)	198
소고기고추장볶음	1종지(105g)	139	도미튀김	1토막(104g)	202
베이컨볶음	1소접시(160g)	161	동태튀김	1토막(104g)	186
닭볶음	1인분(138g)	174	고등어튀김	1토막(104g)	325
계란햄말이	1중접시(68g)	130	굴비튀김	1토막(103g)	260
다시마두부말이	1중접시(90g)	72	병어튀김	1토막(99g)	234
근대볶음	1소접시(89g)	54	삼치튀김	1토막(94g)	227
두부튀김	1소접시(112g)	179	꽁치튀김	1토막(105g)	319
야채튀김	2개(156g)	225	연어튀김	1토막(104g)	248
풋고추튀김	1소접시(69g)	157	우럭튀김	1토막(104g)	198
닭고기탕수육	1소접시(164g)	247	임연수튀김	1토막(104g)	251
버섯연근탕수	1접시(150g)	303	조기튀김	1토막(104g)	232
파래야채튀김	1소접시(87g)	113	닭카레튀김	1소접시(74g)	185
미역야채튀김	1소접시(71g)	107	돈까스양념튀김	1인분(147g)	343
깻잎튀김	1소접시(29g)	106	돼지고기튀김	1소접시(85g)	246
미역튀각	1소접시(20g)	107	가지튀김	1소접시(107g)	152
다시마튀각	1소접시(19g)	101	감자연근튀김	1소접시(129g)	242
소시지튀김	1소접시(95g)	301	감자튀김	1소접시(140g)	142
탕수육	1소접시(158g)	335	고구마깻잎튀김	1소접시(124g)	251
쥐포튀김	1소접시(43g)	180	튀김만두	3개(282g)	473
식빵튀김	1조각(61g)	220	고구마채튀김	1소접시(83g)	166
멸치튀김	1소접시(89g)	183	김튀김	1소접시(16g)	75

음식명	단위	칼로리	음식명	단위	칼로리
뱅어포튀김	1소접시(13g)	73	도라지튀김	1소접시(89g)	176
어묵튀김	1개(78g)	180	연근튀김	1소접시(89g)	168
홍합튀김	1소접시(124g)	210	옥수수튀김	1소접시(108g)	214

자주 먹는 떡 & 강정 & 전

음식명	단위	칼로리	음식명	단위	칼로리
찰시루떡	4조각(100g)	248	녹두빈대떡	1장(92g)	194
수수경단	4개(100g)	219	두부빈대떡	1장(142g)	231
찹쌀경단	5개(100g)	240	김치빈대떡	1장(116g)	216
단호박경단	5개(100g)	122	파전	1장(150g)	207
가래떡(떡볶이용)	8쪽(100g)	239	해물파전	1장(156g)	213
깨송편	4개(100g)	212	부추파전	1장(106g)	151
개피떡	4개(100g)	210	파전	1장(151g)	205
쑥개피떡	4개(100g)	208	풋고추표고전	1소접시(121g)	200
증편	4개(100g)	177	홍합전	1소접시(131g)	186
시루떡(붉은팥)	4조각(100g)	205	양파전	1소접시(82g)	120
송편-검정콩속	4개(100g)	202	호박전	1소접시(103g)	109
송편-팥고물속	4개(100g)	214	굴전	1소접시(113g)	187
찹쌀떡	4개(100g)	236	맛살전	1소접시(103g)	110
인절미(콩고물)	5개(100g)	217	새우전	1소접시(108g)	168
인절미(팥고물)	5개(100g)	208	어묵전	1소접시(76g)	142
절편	4개(100g)	220	동태전	1소접시(106g)	160
약식	4조각(100g)	259	돼지고기완자전	5개(133g)	251
백설기	5조각(100g)	234	소고기완자전	5개(133g)	233
쑥설기	5조각(100g)	253	가지전	1소접시(97g)	104
콩강정	1소접시(30g)	132	감자전	1소접시(106g)	142
쌀강정	1소접시(30g)	114	김치전	1소접시(129g)	152
들깨강정	1소접시(30g)	153	메밀김치전	1장(200g)	179
땅콩강정	1소접시(30g)	162	깻잎전	1소접시(76g)	171
보리강정	1소접시(30g)	114	야채전	1소접시(101g)	151
엿강정	1소접시(30g)	114	두부전	1소접시(101g)	139
닭강정	1소접시(111g)	274	연근전	1소접시(71g)	110
부추전	1소접시(151g)	190			

자주 먹는 샐러드 & 채

음식명	단위	칼로리	음식명	단위	칼로리
콩샐러드	1소접시(105g)	243	오이생채	1소접시(79g)	32
감자샐러드	1소접시(60g)	242	파래무생채	1소접시(85g)	30
떡맛샐러드	1소접시(121g)	204	해파리냉채	1소접시(171g)	136
참치야채샐러드	1소접시(130g)	141	코울슬로	1소접시(70g)	103
버섯샐러드	1소접시(70g)	118	팔보채	1소접시(149g)	178
양배추샐러드	1소접시(107g)	117	무생채	1소접시(79g)	31
양상추샐러드	1소접시(86g)	97	삼색냉채	1소접시(91g)	27
참치샐러드	1소접시(120g)	165	무미역생채	1소접시(78g)	23
과일샐러드	1소접시(130g)	171	쑥갓생채	1소접시(82g)	42
옥수수샐러드	1소접시(83g)	158	닭고기냉채	1소접시(138g)	152
치킨샐러드	1소접시(205g)	200	겨자채	1소접시(152g)	148
닭가슴살샐러드	1소접시(120g)	216	두부냉채	1소접시(144g)	158
두부샐러드	1소접시(90g)	80	편육겨자채	1소접시(103g)	111
참치양상추샐러드	1소접시(70g)	87	굴무생채	1소접시(133g)	99
탕평채	1소접시(156g)	72	콩나물겨자채	1소접시(103g)	71
월남쌈	1인분(200g)	143			

자주 먹는 견과류 & 과일

음식명	단위	칼로리	음식명	단위	칼로리
잣(볶은것)	1종지(13g)	86	블루베리	10알(100g)	56
피칸(볶은것)	1종지(13g)	84	키위	1개(100g)	54
브라질너트(볶은것)	1종지(13g)	83	석류	1개(100g)	67
해바라기씨(볶은것)	1종지(13g)	79	망고	1개(100g)	68
아몬드(조미한것)	1종지(13g)	77	금귤(낑깡)	7개(100g)	68
땅콩(볶은것)	1종지(13g)	73	파인애플	1조각(100g)	23
호두(볶은것)	1종지(13g)	84	포도	1/3송이(100g)	60
은행(삶은것)	1종지(13g)	21	거봉	9알(200g)	56
수박	1쪽(200g)	62	토마토	1개(200g)	28
자두	1개(100g)	34	배	3쪽(100g)	39
앵두	5개(100g)	29	아보카도	1개(100g)	191

과일명	단위	칼로리	과일명	단위	칼로리
귤	1개(100g)	38	멜론	1/4개(100g)	114
바나나	1개(100g)	93	딸기	10개(200g)	52
대추(말린것)	5개(12g)	31	자몽	1/4개(100g)	30
복숭아(황도)	1개(100g)	26	오렌지	1/3개(100g)	40
복숭아(백도)	1개(100g)	34	레몬	1개(100g)	31
방울토마토	12개(60g)	32	단감	1/2개(100g)	44
사과(부사)	1개(100g)	57	연시	1개(100g)	66
사과(아오리)	1/2개(100g)	44	참외	1/2개(100g)	31
과일꼬치	2개(55g)	23	과일빙수	1인분(300g)	163
과일화채	1인분(150g)	44	팥빙수	1인분(200g)	361

자주 먹는 음료

음식명	단위	칼로리	음식명	단위	칼로리
블랙커피	1잔(100ml)	3	그레이프환타	1잔(100ml)	46
믹스커피	1잔(100ml)	42	녹차	1잔(100ml)	3
설탕커피	1잔(100ml)	22	유자차	1잔(100ml)	69
프림커피	1잔(100ml)	23	결명자차	1잔(100ml)	16
캔커피	1캔(100ml)	41	보리차	1잔(100ml)	1
과일탄산음료	1잔(100ml)	49	쌍화차	1잔(100ml)	56
두유	1잔(100ml)	59	커피우유(저지방)	1잔(100ml)	63
우유	1잔(100ml)	60	초코우유	1잔(100ml)	83
저지방우유	1잔(100ml)	51	초코우유(저지방)	1잔(100ml)	63
레몬주스	1잔(100ml)	24	현미차	1잔(100ml)	0
요구르트(액상)	1잔(100ml)	64.7	홍삼차	1잔(100ml)	23
라임주스(캔)	1캔(100ml)	22	홍차	1잔(100ml)	1
오렌지주스(캔)	1캔(100ml)	38	율무차	1잔(25ml)	99
포도주스(캔)	1캔(100ml)	57	이온음료	1잔(100ml)	25
자몽주스	1잔(100ml)	35	식혜(캔)	1캔(100ml)	52
사과주스	1잔(100ml)	44	구아바음료	1잔(100ml)	46
파인애플주스(캔)	1캔(100ml)	52	레모네이드	1잔(100ml)	43
토마토주스	1잔(100ml)	13	레몬라임소다	1잔(100ml)	41
당근주스(캔)	1캔(100ml)	40	막걸리	1잔(200ml)	110
콜라	1잔(100ml)	40	소주	1잔(50ml)	70

음식명	단위	칼로리	음식명	단위	칼로리
라이트콜라	1잔(100ml)	1	생맥주	1잔(500ml)	175
사이다	1잔(100ml)	40	백포도주	1잔(100ml)	84
마운틴듀	1잔(100ml)	49	적포도주	1잔(100ml)	84
매실주	1잔(45ml)	63	핫초코	1잔(100ml)	50
샴페인	1잔(50ml)	17			

자주 먹는 양식

음식명	단위	칼로리	음식명	단위	칼로리
퀘사딜라(TGI)	5개(208g)	625	애플파이(버거킹)	1개(84g)	251
맥너겟(맥도날드)	4개(68g)	185	에그타르트(KFC)	1개(61g)	188
안심스테이크	1인분(369g)	618	허니비스켓(KFC)	1개(65g)	246
함박스테이크정식	1인분(241g)	376	핫윙(KFC)	1조각(23g)	75
연어스테이크	1인분(369g)	556	텐더 트립스(KFC)	1조각(34g)	91
돈까스정식	1인분(289g)	537	오리지널너겟(KFC)	1조각(91g)	93
비후까스정식	1인분(289g)	506	트위스터(KFC)	1개(169g)	393
돈까스	1인분(124g)	360	상하이버거(맥도날드)	1개(225g)	440
비후까스	1인분(144g)	375	빅맥(맥도날드)	1개(213g)	525
콘샐러드(롯데리아)	1소접시(100g)	164	에그맥머핀(맥도날드)	1개(145g)	330
캐이준치킨샐러드(TGI)	1인분(705g)	475	소시지맥머핀(맥도날드)	1개(106g)	290
크림스파게티	1인분(160g)	921	불고기와퍼(버거킹)	1개(278g)	682
미트소스스파게티	1인분(248g)	690	와퍼(버거킹)	1개(278g)	619
오븐스파게티	1접시(300g)	585	갈릭치즈버거(버거킹)	1개(140g)	356
더블바비큐 팬피자	1조각(L-115g)	218	치킨텐더(버거킹)	6조각(92g)	244
바비큐치킨 팬피자	1조각(L-115g)	218	스파이시비비큐(버거킹)	1개(131g)	323
슈퍼슈프림 팬피자	1조각(L-107g)	222	스파이시텐더킹(버거킹)	1개(145g)	354
직화불고기 팬피자	1조각(L-108g)	216	데리버거(롯데리아)	1개(132g)	343
베이컨포테이토팬피자	1조각(L-120g)	234	불새버거(롯데리아)	1개(191g)	506
까망베르피자(피자헛)	2조각(151g)	360	불갈비버거(롯데리아)	1개(192g)	491
크림치킨피자(피자헛)	2조각(181g)	383	치킨버거(롯데리아)	1개(140g)	367
바질씨푸드피자(피자헛)	2조각(165g)	360	새우버거(롯데리아)	1개(158g)	421
불고기버거(롯데리아)	1개(154g)	390	오징어버거(롯데리아)	1개(140g)	347
치즈버거(롯데리아)	1개(143g)	355			

자주 먹는 빵 & 간식

음식명	단위	칼로리	음식명	단위	칼로리
롤케이크	1조각(85g)	310	롤빵(소프트롤)	1개(80g)	223
도넛(링)	1개(80g)	329	롤빵(하드롤)	1개(80g)	240
도넛(팥)	1개(80g)	319	호밀빵	1개(100g)	265
핫케익	1장(90g)	222	패스트리	1개(80g)	320
비스킷(패스트푸드)	1개(74g)	274	시리얼(콘첵스)	1소접시(90g)	353
크로와상	1개(80g)	344	시리얼(코코링)	1소접시(90g)	344
모카빵	1개(80g)	291	군고구마	1.5개(140g)	168
옥수수빵	1개(100g)	311	쵸코케이크	1조각(90g)	393
생크림케이크	1조각(85g)	207	햄치즈샌드위치	1개(150g)	361
곰보빵	1개(80g)	300	닭가슴살샌드위치	1인분(270g)	430
크림빵	1개(80g)	219	김치만두	1인분(270g)	401
와플	1개(90g)	231	고기만두	1인분(260g)	424
팥빵	1개(80g)	234	군만두	8개(265g)	468
찐빵(단팥)	1개(80g)	197	튀김만두	8개(282g)	473
카스테라	1개(100g)	323	물만두	14개(290g)	462
찐빵(고기)	1개(80g)	203	군밤	2개(30g)	48
고로케	1.5개(155g)	458	떡볶이	1소접시(120g)	229
핫도그(패스트푸드)	1개(98g)	242	수제비	1대접(208g)	372
고구마파이	1조각(114g)	233	쥐포구이	1장(18g)	59
체리파이	1조각(118g)	307	푸딩	1개(80g)	116
블랙베리파이	1조각(118g)	280	건포도	1종지(26g)	71
블루베리파이	1조각(118g)	280	옥수수구이	1개(100g)	140
머핀	1개(80g)	240	오사쯔	1봉지(52g)	295
피칸파이	1조각(113g)	389	치토스-매콤한맛	1봉지(45g)	250
잉글리쉬머핀	1개(63g)	189	포테이토칩	1/2봉지(30g)	159
약과	1개(30g)	135	포스틱	1봉지(70g)	280
치즈케이크	1조각(90g)	270	알새우칩	1봉지(45g)	230
까메오	1봉지(44g)	215	마가렛트	1봉지(19g)	95
미쯔	1봉지(45g)	215	오징어집	1봉지(55g)	285
뺑이요	1봉지(42g)	200	빅파이	1봉지(10g)	40
엄마손파이	1봉지(13g)	70	새우깡	1봉지(85g)	435

보리건빵	1봉지(140)	417	양파링	1봉지(70g)	330
카스타드	1봉지(23g)	110	죠리퐁	1/3봉지(30g)	125
구운양파	1봉지(27g)	345	쨩구	1봉지(75g)	390
빠다코코낫	1봉지(50g)	250	오잉	1/2봉지(36g)	200
누드빼빼로	1봉지(46g)	225	초코홈런볼	1봉지(46g)	265
칸쵸	1봉지(50g)	250	인디안밥	1봉지(55g)	285
제크	1봉지(50g)	260	고구마깡	1봉지(55g)	255
빼빼로	1봉지(30g)	145	땅콩강정	1/3봉지(30g)	135
초코송이	1봉지(41g)	220	꿀꽈배기	1/3봉지(30g)	145
쿠쿠다스화이트	4봉지(32g)	175	바나나킥	1봉지(50g)	205
국희땅콩샌드	1봉지(23g)	120	버터링	1개(80g)	145
아몬드빼빼로	1봉지(32g)	170	스니커즈	1개(53g)	270
갈릭파이	3봉지(26g)	135	트윅스	1개(52g)	255
감자깡	1봉지(50g)	235	가나초코바	1개(48g)	230
웨하스(바닐라)	1봉지(56g)	295	핫브레이크	1개(36g)	180
에이스	1봉지(121g)	650	자유시간	1개(40g)	200
고소미	1봉지(47g)	245	아트라스	1개(34g)	155
촉촉한초코칩	1개(20g)	100	해바라기씨	1봉지(35g)	110
땅콩카라멜	2개(10g)	40	예감(오리지날)	1/2봉지(30g)	145
화이트하임	2봉지(32g)	170	꽃게랑	1봉지(46g)	250
초코하임	2봉지(32g)	175	사또밥	1봉지(45g)	245
초코다이제	2개(26g)	135	청포도사탕	1개(9g)	30
다이제	3개(29g)	140	썬키스트사탕	2개(11g)	35
초코칩쿠키	5개(29g)	145	엔초	1개(70ml)	215
프링글스(오리지날)	1통(110g)	488	메타콘(딸기라떼)	1개(160ml)	240
오징어땅콩	1봉지(90g)	420	별난바	1개(80ml)	235
맛동산	1봉지(70g)	410	와-바닐라	1개(190ml)	230
크라운산도 딸기	1봉지(20g)	100	붕어싸만코	1개(150ml)	200
카라멜콘 땅콩	1/2봉지(30g)	155	돼지바	1개(80ml)	195
초코파이	1봉지(35g)	155	옥동자	1개(80ml)	170
후레쉬베리	1봉지(25g)	115	메가톤바	1개(85ml)	160
썬칩	1봉지(38g)	195	누가바	1개(80ml)	140
포카칩(오리지날)	1봉지(56g)	300	죠스바	1개(85ml)	90
오감자(스윗칠리)	1봉지(62g)	255	스크류바	1개(85ml)	95

콘칩	1봉지(34g)	185	토네이도	1개(80ml)	90
스윙칩	1봉지(56g)	310	수박바	1개(85ml)	95
오징어땅콩	1봉지(67g)	140	탱크보이	1개(120ml)	70
구운양파	1봉지(56g)	345	월드콘	1개(160ml)	255
박하사탕(비단)	3개(10g)	35	비비빅	1개(80ml)	140
새콤달콤	3개(11g)	40	구구콘	1개(155ml)	235
마이쮸	3개(12g)	50	보석바	1개(80ml)	70
목캔디	2개(8g)	54	더위사냥	1개(150ml))	130
키위아작	1개(85ml)	95	메로나	1개(85ml)	130

자주 먹는 죽 & 스프

음식명	단위	칼로리	음식명	단위	칼로리
찹쌀콩죽	1대접(200g)	173	브로콜리스프	1인분(200g)	67
잣죽	1대접(210g)	270	옥스스프	1인분(200g)	206
호박죽	1대접(210g)	298	크림스프	1인분(100g)	162

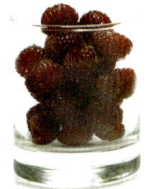 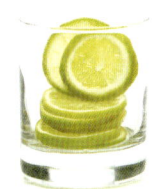 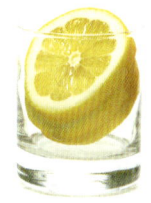 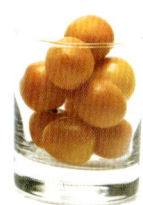

몸무게에 따른 운동량 칼로리 표(1시간)

(단위 : kcal)

		50kg	56kg	62kg	68kg	74kg	80kg	86kg	92kg	98kg
	배드민턴	294	324	360	396	432	468	498	534	570
	당구	126	144	156	168	174	180	198	210	222
	볼링	288	324	360	396	432	462	504	534	570
자전거	중강도(8.9km)	192	216	240	264	282	306	330	354	378
	고강도(15.1km)	300	336	372	408	444	480	516	552	588
	농구(게임)	420	498	552	606	660	714	768	822	876
	축구	366	414	456	498	546	588	630	678	720
	골프(라운딩)	288	324	360	390	426	462	498	534	564
	골프(실내)	234	264	294	324	348	378	408	432	462
조깅	중강도(8.4km)	408	456	504	552	600	654	702	750	798
	고강도(10.7km)	582	648	720	786	858	924	996	1068	1134
걷기	천천히(3.4km/h)	156	180	198	216	234	252	270	294	312
	보통(4.8km/h)	228	252	276	300	330	354	390	414	438
	빠르게(6.2km/h)	294	324	360	396	432	468	504	534	570
	인라인(야외)	372	420	462	504	552	594	642	684	732
줄넘기	저강도(70회/분)	486	546	600	660	720	780	834	894	954
	중강도(125회/분)	534	594	666	720	786	852	912	978	1038

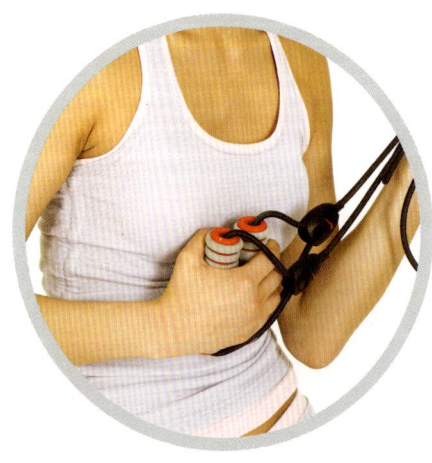

(단위 : kcal)

	50kg	56kg	62kg	68kg	74kg	80kg	86kg	92kg	98kg
스키	294	330	366	402	438	468	504	540	576
스쿼시	630	708	780	858	930	1008	1086	1158	1236
요가	186	210	228	252	276	300	318	342	366
탁구	204	228	252	276	300	324	348	378	402
테니스	330	366	408	444	486	522	564	600	642
복싱	414	462	516	564	612	660	714	762	810
기구(웨이트)	258	288	318	348	378	408	444	474	504
수영 자유영	468	522	582	636	690	750	804	864	918
수영 평영	468	546	600	660	720	780	834	894	954
수영 접영	516	576	642	702	762	822	852	948	1008
수영 배영	510	570	630	690	750	810	870	930	996
에어로빅	288	336	372	402	432	468	504	546	582
등산	474	534	594	648	702	762	822	876	936
스쿠버다이빙	672	708	744	780	816	852	888	924	960
수상스키	360	402	450	492	546	588	630	672	720
검도	582	648	720	792	858	930	1002	1068	1140
유도	528	588	654	714	780	840	906	966	1032
배구	396	444	486	534	582	630	678	726	774

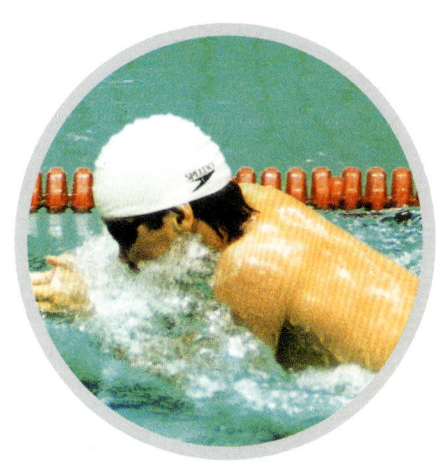

이경영 박사의
119 다이어트

지은이 | 이경영
펴낸이 | 김경태
펴낸곳 | 한국경제신문 한경BP
등록 | 제 2-315(1967. 5. 15)

제1판 1쇄 인쇄 | 2012년 6월 12일
제1판 1쇄 발행 | 2012년 6월 20일

주소 | 서울특별시 중구 중림동 441
홈페이지 | http://www.hankyungbp.com
전자우편 | bp@hankyungbp.com
기획출판팀 | 02-3604-553~6
영업마케팅팀 | 02-3604-595, 283   FAX | 02-3604-599
T | @hankbp   F | www.facebook.com/hankyungbp

ISBN 978-89-475-2853-5   13510
값 15,000원

파본이나 잘못된 책은 바꿔 드립니다.